Impressum, Herausgeber & Autoren:

Beate Daneyko-Mayer, Fritz-Reichle-Ring 28, 78315 Radolfzell a. B.

Herbert Weiss, Martin-Luther-Str. 23.5, 77933 Lahr/Schw.

Layout - Umschlaggestaltung: Herbert Weiss und Beate Daneyko-Mayer

Internet: www.heilpraxis-daneykomayer.de * Email: kontakt@heilpraxis-daneykomayer.de

Internet: www.naturheilpraxis-weiss.com * Email: info@naturheilpraxis-weiss.com

(C) 2024 Herstellung und Verlag: Tredition GmbH, Hamburg

978-3-384-22010-3 (Paperback)
978-3-384-22011-0 (Hardcover)
978-3-384-22012-7 (e-Book)

1. Auflage 2024

Hinweis: Das Buch wurde mit großer Sorgfalt und dem gegenwärtigen Wissens- und Erfahrungsstand entsprechend verfasst. Die Erkenntnisse unterliegen einem ständigen Wandel und Fortschritt. Jeder, der die dargestellten Anwendungsmöglichkeiten in seiner eigenen Praxis als Therapeut oder für sich selbst privat nutzen möchte, tut dies auf eigene Gefahr und in eigener Verantwortung nach Prüfung, ob und inwieweit die jeweiligen Hinweise im konkreten Fall ohne Risiken anwendbar sind; eventuelle Kontraindikationen sind zu beachten.

Die Darstellungen ersetzen keinesfalls eine fachlich qualifizierte Untersuchung bzw. Bestätigung beruflich auf dem Gebiet der Blut-Dunkelfeldanalyse nach Prof. Dr. Enderlein besonders spezialisierte Personen. Der Autor bittet um Mitteilung eventuell auffälliger Ungenauigkeiten sowie um Hinweise zu möglicherweise präziseren Beschreibungen zu den einzelnen Darstellungen, um diese in der nächsten Auflage ggf. mit berücksichtigen zu können.

Widmung

Dieses Buch ist vor allem unseren Patienten und all denjenigen gewidmet, die sich im Interesse ihrer eigenen Gesundheit für die wirklich interessanten Möglichkeiten und der Aussagekraft einer Blut-Dunkelfelduntersuchung interessieren, um ihre körperliche Gesundheit zu verbessern oder zu erhalten.

Viele Symptome können mit dem Zustand bzw. mit der Qualität des Blutes in Zusammenhang gebracht werden, weil es ALLE für das Funktionieren der Organe erforderlichen Zellen mit den notwendigen Stoffen wie z.B. Vitamine, Mineralien, Nährstoffe, Sauerstoff etc. versorgt - und die in den Organzellen produzierten Stoffe über den Blutkreislauf wiederum in den gesamten Körper verteilt.

Der Zustand unseres Blutes in seiner Funktion als zentrales Ver- und Entsorgungsmedium entscheidet in erheblichem Maße über unsere körperliche Gesundheit. Bei einer durchschnittlichen Herzfrequenz von z.B. 70 Herzschlägen pro Minute fließt das normalerweise vorhandene Blutvolumen von ca. 5 bis 6 Liter Blut innerhalb 1 Minute komplett durch den Blutkreislauf - pro Tag ergeben sich demnach rd. 8.000 Liter; das ist eine hohe sportliche Leistung.

Deshalb sollten wir unserem Blut unsere besondere Aufmerksamkeit schenken.

Inhalt

Vorwort

Beim Thema Blut-Dunkelfelduntersuchung nach der von Prof. Dr. Enderlein (1872 – 1968) vor über 100 Jahren entwickelten Methode geht es um UNSER Blut und damit um die Gesundheit UNSERES Körpers. Das Blut versorgt mit seiner Transportfunktion unseren Körper von Kopf bis Fuß mit Sauerstoff, Nährstoffen, Mineralien, Vitaminen, Spurenelementen und mit vielem anderem. Und es verteilt im ganzen Körper alle von den Organzellen produzierten Stoffe wie z.B. Hormone, Antikörper, ATP (Adenotriphosphat – den in den Mitochondrien produzierten Kraftstoff, der uns die Energie für das Funktionieren unseres Körpers bereitstellt).

In unserem Blutfluss sucht das Immunsystem ständig nach Eindringlingen, die aufgrund von Umweltfaktoren und unserer Lebensweise über den Verdauungskanal, Atemwege oder über körperliche Kontaktflächen in unseren Körper hineingelangen wie z.B. Bakterien, Viren, Parasiten, Pilze, Schwermetalle (z.B. Zahnfüllungen aus Amalgam) sowie Toxine. Sie können alle Organe befallen und ihre physiologischen Funktionen verändern, was insbesondere im Gehirn, in der Leber als Entgiftungszentrale und bei den Nieren für erhebliche Funktionseinschränkungen bis hin zu schweren Erkrankungen und Tod führen kann.

Der Zustand bzw. die Qualität unseres Blutes ist ein deutlicher Indikator für unsere Vitalität – und damit für unsere Gesundheit bzw. Lebenskraft. Bei unseren Patienten ist stets ein klarer Zusammenhang erkennbar zwischen einem gesunden bzw. „sauberen unbelasteten " Blut und dem belasteten Blut eines müden und erschöpften Menschen. Dabei spielt das Alter eine untergeordnete Rolle. Vielmehr scheinen neben genetischen und psychischen Faktoren insbesondere die Lebensweise (Ernährung, Bewegung usw.) und das Lebensumfeld (Familie, Freunde, Beruf, Interessen, Streßfaktoren) des jeweiligen Menschen entscheidend zu sein.

Diese Hinweise schließen auch den Zustand des Zellzwischenraumes (synonym: Matrix, Bindegewebe, Pischinger Raum, Interstitium) mit ein, weil von dort Belastungen bzw. Ablagerungen (Schlacken und Zellreste in Form von Vorstufen sog. Bestandteile für die Symplasten-Bildung,

Bakterien, Parasiten, Schwermetalle uvm) über das Lymphsystem in die Blutbahn gespült werden und dann wiederum im Blut sichtbar sind.

Der Zellzwischenraum bildet auch den Raum, der das sog. *Milieu* maßgeblich bestimmt. Man kann es sich vielleicht stark vereinfacht so vorstellen, dass die einzelnen (Organ) Zellen „im Meer der Matrix schwimmen", von ihm mit allem, was die (Organ)Zelle benötigt, versorgt wird und in das die einzelne Zelle ihre produzierten Stoffe für die Weiterverteilung oder auch für die Entsorgung in den Organismus abgibt – ähnlich wie ein Fisch im Meer. Durch die Belastungen kann der Austausch von Nährstoffen und Sauerstoff sowie die Entgiftung der Zellen im Zellzwischenraum empfindlich gestört sein. Zum Thema „Milieu" soll bereits Louis Pasteur am Ende seines Lebens gesagt haben „Die Mikrobe ist nichts – das Milieu ist alles". Damit deckte sich seine Auffassung mit der späteren Lehre von Prof. Dr. Enderlein zum Pleomorphismus (Vielgestaltigkeit von Bakterien, Viren und Pilzen).

Die innerste Ebene sind die (Organ)Zellen, die bei länger andauernden Belastungen – also in chronischen Fällen – ebenfalls von Mikroorganismen, Toxinen, Schwermetallen etc. befallen sind und damit in ihrer Funktion eingeschränkt sein können oder z.B. deren Zellrezeptoren von Schwermetallen blockiert sind und somit nicht mehr die notwendigen Nährstoffe, Vitamine, Enzyme etc., die für den Stoffwechselprozesse unbedingt notwendig sind, aufnehmen können. Das Gleiche gilt für den Abtransport der von den Zellen produzierten Substanzen wie z.B. Hormone, Antikörper, Adenosintriphosphat (ATP) u.a.m.

Generell läßt sich sagen, daß die körperliche Gesundheit so lange vom Organismus in Balance gehalten werden kann (sog. Homöostase), so lange das Immunsystem stark genug ist, alle unerwünschten Mikroorganismen und sonstigen Belastungen in Schach zu halten. Die Balance kann unter Umständen relativ schnell kippen, wenn mehrere Belastungsfaktoren zeitgleich auftreten und obendrein noch eine als existenziell empfundene Streßsituation hinzukommt. Letztlich geht es darum, die Regulations- und Anpassungsfähigkeit des Körpers unter wechselnden Bedingungen aufrecht zu erhalten und damit die eigenen Abwehrkräfte und Selbstheilungskräfte zu stärken.

Die Entwicklung des Lebens führt Enderlein auf ein „harmonisches Zusammenleben" der kleinsten Bausteine des Lebens zurück, die er Protite (kleine Eiweißpartikel) nannte. Heute wissen wir, dass es sich um eine Pilzspore des Mucor racemosus handelt. Diese schließen sich vereinfacht ausgedrückt zu immer größeren Gruppen (Symprotite bzw. Makrosymprotite) zusammen, um gemeinsam bestimmte Aufgaben zu erfüllen. Erstaunlicherweise geht es immer um Verbindung.

Der Einfachheit halber wird nicht nach der männlichen bzw. weiblichen Anrede unterschieden, sondern generell der Begriff Patient oder Klient verwendet.

Im Mai 2024

I: EINLEITUNG

Blut-Dunkelfelduntersuchung – was ist das?

Es handelt sich um eine spezielle mikroskopische Untersuchungsmethode, bei der das Blut (Vollblut) zunächst in 100facher, dann ggf. in 400facher und 1000facher Vergrößerung betrachtet, differenziert und über mehrere Tage beobachtet wird.

Dabei wird die Blutprobe im Dunkelfeld betrachtet, d.h. ein Dunkelfeldmikroskop ist so konstruiert, dass die Lichtquelle nicht direkt durch die Blutprobe fällt, sondern die Probe wird indirekt seitlich angestrahlt. Dies ist durch Aufbau des Dunkelfeldkondensators des Mikroskops möglich.

Dadurch werden in der Blutprobe feinste, hyaline vorhandene Partikel und Strukturen sichtbar, die sonst von dem Licht überstrahlt bzw. verschluckt und unsichtbar bleiben würden. Man kann sich dies vereinfacht so vorstellen: Tagsüber sind die Sterne am Himmel *nicht* zu sehen – wohl aber nachts aufgrund des anderen Beleuchtungswinkels der Sonne.

Der wesentliche Unterschied zur sog. Hellfeld-Methode der Schulmedizin besteht also lediglich in der unterschiedlichen Belichtungstechnik des Objektträgers. In der Schulmedizin findet routinemäßig zunächst lediglich die Hellfeldmethode Anwendung.

Die Verdienste der sog. Schulmedizin sind insbesondere bei akuten Erkrankungen unumstritten. Bei chronischen Verläufen kommt jedoch die häufig auf eine medikamentöse Behandlung gestützte Therapieform an ihre Grenzen, insbesondere dann, wenn psychisch-mentale Aspekte und komplexere Ursachen beim Krankheitsgeschehen mit eine Rolle spielen.

Sinn und Zweck der Blut-Dunkelfeldanalyse

Sinn und Zweck einer Blut-Dunkelfeldanalyse ist es, Belastungen durch Erreger und sonstige Veränderungen und potenziell krankmachende Faktoren (z.B. Toxine, Schwermetalle) im Blut möglichst frühzeitig zu erkennen, um mit einer gezielten Behandlung eine Verbesserung zu erreichen, die sich auf den gesamten Organismus auswirkt und somit das Gesamtsystem wieder in Balance bringen kann.

Größenverhältnisse im Blut-Dunkelfeld

Zum leichteren Verständnis und zur besseren Vorstellung stellen wir Größenverhältnisse der sichtbaren Blutzellen und Bakterienarten im nachfolgenden Schaubild dar:

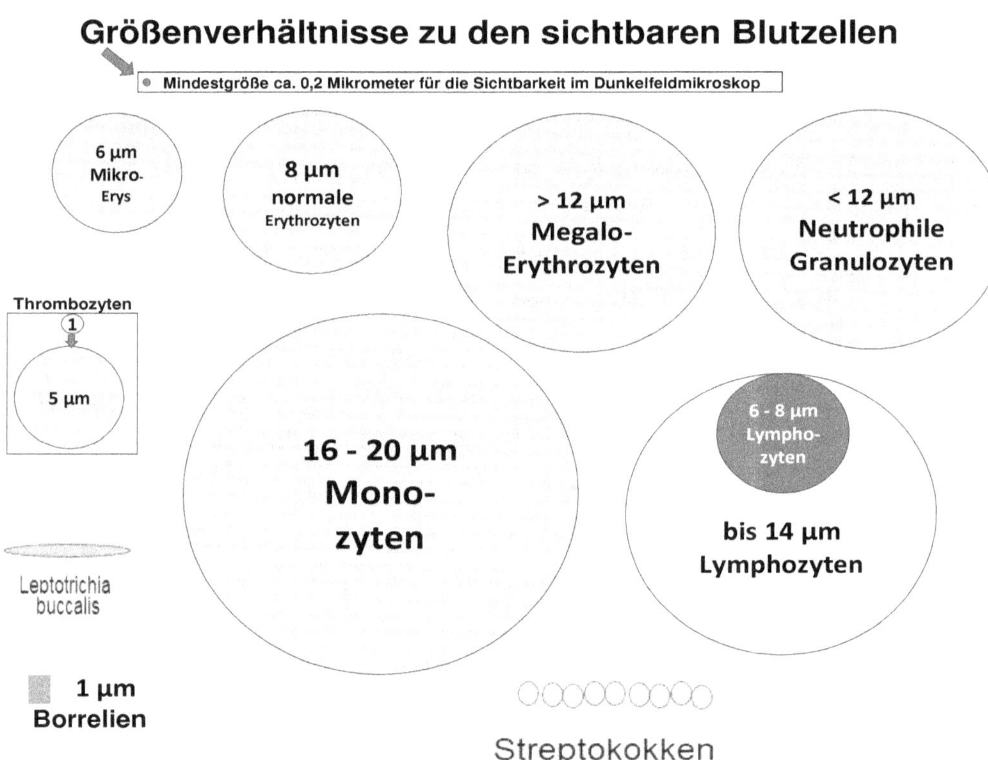

Als Vergleichsmaßstab für die Größenbestimmungen kann die Normgröße von Erythrozyten (ca. 6 – 8 µm) als Grundlage dienen. Damit kann pragmatisch ein relativ schneller Überblick während der mikroskopischen Untersuchung gewonnen werden über die Größenverhältnisse von Partikeln.

Blut-Dunkelfeldanalyse als Diagnostikmethode

In der Blut-Dunkelfeldmikroskopie ist alles sichtbar, was die Mindestgröße von 0,2 Mikrometern (µm) übersteigt. Außerdem sind Aussagen zur Form, Aktivität und Funktionalität der Blutzellen (Erythrozyten und Leukozyten) möglich.

Sie gibt vor allem Aufschluss über:

- den Säure-Basen-Haushalt des Patienten bzw. den Grad einer eventuell vorhandenen Übersäuerung (Dysbalance im Milieu)

- Stauungszeichen, d.h. die Fließeigenschaft des Blutes ist eingeschränkt

- Hinweise auf toxische Belastungen wie z.B. Pilze, Bakterien (z.B. Borrelien, Staphylokokken, Streptokokken), Parasiten

- Hinweis auf Schwermetallbelastungen

- Form und Funktionsfähigkeit der Blutzellen

  o *rote* Blutkörperchen /Erythrozyten: Sauerstoffbeladung, Formveränderungen, Belastungen durch Viren, Bakterien und Sporen, Zersetzungsprozess

  o *weiße* Blutkörperchen /Leukozyten): Differenzierung der Leukozyten Gruppen, Häufigkeit, Aktivität, Belastungen ebenfalls durch Bakterien, Viren, Pilze, sowie Schwermetalle, Fließeigenschaft, Viskosität

- Hinweise auf Mangelsituationen bei Vitaminen (z.B. Vitamin B12, Folsäure und B6)

- Hinweise auf Entzündungszeichen (Herde)

- Allergische Komponente

- Hinweis auf Autoimmunerkrankungen

- Parasitäre Belastung, z.B. C-Trichomonaden, C-Candida, Bartonellen, Protozoen, Nematoden

- Aufwärtsbewegungen der einzelnen Pilz-Zykloden

- Symbionten-Aktivität

- Sonstiges wie z.B. Zysten

- Hinweise auf Mikroplastik

Demnach sind z.B. nicht sichtbar: Viren, Hormone, Antikörper und alles Andere, das die genannte Mindestgröße unterschreitet.

Blut-Dunkelfeldanalyse zur Therapiekontrolle

Kontrolluntersuchungen können Aufschluss darüber geben, ob und inwieweit die durchgeführte individuelle Therapie tatsächlich zu sichtbaren Veränderungen des Blutes führt und auch in welchem Stadium der Entgiftung und Entsäuerung sich der Organismus befindet. Auch können sie Hinweise auf die Wirksamkeit der verordneten Therapiemaßnahmen ergeben.

Zum typischen Analyseablauf

Der Ablauf folgt dem klassischen Muster:

Vorgespräch mit ausführlicher Anamnese

Im Rahmen der Anamnese ist z.B. insbesondere zu klären, ob der Patient/Klient z.B. Medikamente – insbesondere zur Blutverdünnung - einnimmt oder ob er z.B. bei anderen Blutabnahmen ggf. kollabiert ist. Der Patient/Klient sollte in der Regel nüchtern sein oder bei Nachmittagsterminen ggf. 4-5 Std. vor der Blutabnahme keine feste Nahrung mehr zu sich nehmen. Trinken ist wichtig, erlaubt und erwünscht, da es sonst wegen Flüssigkeitsmangel zur Geldrollenbildung kommen kann. Kleine Patienten (Säuglinge und Kleinkinder) betrifft diese Regelung nicht. Bei bestimmten Grunderkrankungen z.B. insulinpflichtiger Diabetes mellitus sollte individuell nach der jeweiligen Art der Medikation entschieden werden.

A.   Vorbereitung der Blutentnahme

Die Blutentnahme erfolgt als Kapillarblut aus der Fingerbeere des nüchternen Patienten/Klienten mit Hilfe einer geeigneten sterilen Stechhilfe. Der Patient sollte sich vor der Blutabnahme die Hände ausschließlich mit warmem Wasser waschen.

Bewährt hat sich eine Objektträgergröße von 28 x 76 mm mit einer Beschriftungsfläche. Für das Deckblatt eignet sich eine Größe von 22 x 22 mm.

B.   Zur Entnahme von Kapillarblut

Das Kapillarblut wird aus der seitlichen Fingerbeere entnommen. Die ersten beiden Blutstropfen werden verworfen. Der Bluttropfen für die Untersuchung sollte weder zu groß noch zu klein sein (etwa Stecknadelkopfgröße). Dieser wird vorsichtig mit dem Objektträger abgenommen und mit einem sog. Deckglas fixiert.

C.   Zur Durchführung der mikroskopischen Untersuchung

Die Untersuchung sollte grundsätzlich über drei bis vier Tage erfolgen, um die Vermehrung/Vergrößerung von Kristallen, Filite, Vergrößerung der Symplasten sowie das Austreten von kleinsten Mikroorganismen aus den Blutzellen zu beobachten. Es sollte ggf. auch weitere Tage beobachtet werden, um parasitäre und bakterielle Bildungen auszuschließen oder zu bestätigen.

In Abhängigkeit von der Belastung sollten u.a. auch die Symbiontenbildung und die Art der Auflösung der Leukozyten im Verlauf der Untersuchungstage beurteilt werden. Im Teil III gehen wir auf die im Blut sichtbaren Erscheinungsformen noch näher ein.

In der 100fachen Vergrößerung wird zunächst der gesamte Blutstropfen mäanderförmig erfasst und danach zur genauerenn Beurteilung tiefergehend sowohl in 400facher als auch in 1000facher Vergrößerung analysiert.

D.   Zur Befunddokumentation

Einen Befundbericht nach Beendigung der mehrtägigen Untersuchung zu erstellen und dem Patienten auszuhändigen sollte professioneller Standard sein.

Für das Befundgespräch mit dem Patienten haben sich die Erstellung von Bildern und/oder auch von Videosequenzen bewährt. Dies gilt insbesondere für Blutuntersuchungen, bei denen das Blut über mehrere Tage (empfohlen werden mindestens drei bis vier Tage) erfolgt. Darüber hinaus kann das Dokumentieren von besonderen Auffälligkeiten in einer eigenen Datenbank sehr aufschlußreich sein.

E.   Befundgespräch und Therapievorschlag

Auch ein Therapieplan in schriftlicher Form sollte eine Selbstverständlichkeit sein.

F.   Bei der Untersuchungsvorbereitung zu beachten:

Im Interesse einer qualifizierten Untersuchungsdurchführung sollten insbesondere beachtet werden:

- Der Patient muss nüchtern sein. Bei einem Nachmittagstermin sollten mindestens fünf Stunden seit der letzten Nahrungsaufnahme vergangen sein.

- Der Patient sollte vor der Untersuchung ausreichende Flüssigkeit (Wasser/Kräutertee) trinken.

- Die Hände sollten vor der Blutentnahme mit warmem Wasser (ohne Seife) gereinigt werden; die Benutzung einer Handcreme sollte vor der Blutabnahme vermieden werden.

  Besondere Beachtung bei der Blutabnahme:

- Kein starkes Pressen der Fingerbeere

- Der Blutstropfen sollte auf den Objektträger „überspringen"

- Der Blutstropfen sollte nicht zu klein und nicht zu groß sein (Stecknadelkopfgröße)

II: IM BLUT SICHTBARE ERSCHEINUNGSFORMEN

Vorbemerkung

Die nachfolgenden Bilder und Kurzerläuterungen geben einen ersten Überblick über die möglichen Erscheinungsformen der im Blut vorkommenden Blutzellen (rote und weiße Blutkörperchen) sowie Belastungen der unterschiedlichsten Art.

Bei den nachfolgend dargestellten Bildern verzichten wir bewusst darauf, die medizinischen Erkrankungsarten von Patienten aufzulisten, insbesondere deshalb, weil häufig verschiedene belastende Faktoren zusammenkommen, bevor eine bestimmte Erkrankung zum Ausbruch kommen kann.

Die Dunkelfeld-mikroskopische Untersuchung/Diagnostik erkennt Belastungen und Verschiebungen im Milieu und gibt u.a. Hinweise auf mögliche Erkrankungsarten.

A. Gesundes Blut - Vollblut – Plasma

Vereinfacht ausgedrückt besteht unser Blut aus Blutzellen einerseits und der restlichen Flüssigkeit (Plasma) andererseits.

Daraus ergibt sich die einfache Formel:

Blutzellen   + Plasma   =   Normales Blut (Vollblut)
45 %   55%

Blutzellen bestehen aus den

- roten Blutkörperchen (Erythrozyten) und

- weißen Blutkörperchen (Leukozyten), die unser Immunabwehrsystem darstellen und sich in verschiedene Subkategorien unterteilen wie z.B.

  - Neutrophile   (häufigste   Untergruppe),   basophile   und eosinophile Granulozyten,

  - in B und T Lymphozyten (sog. humorales Abwehrsystem). Die B Zellen werden in den Knochen und die T-Zellen im Thymus auf ihre spätere Abwehrfunktionen vorbereitet (ausgebildet); sie sind u.a. für die Antikörperbildung zuständig.

  - Monozyten (sog. große Freßzellen der Immunabwehr)

- Thrombozyten (Blutplättchen): sie dienen z.B. dem Verschluß einer Wundverletzung.

Das Plasma besteht zu 99 % aus Wasser und erscheint als „leerer" Raum, weil die darin z.B. enthaltenen Eiweiß- und Riboseverbindungen, Hormone, Antikörper (Immunglobuline), Adenosintriphosphat (ATP) u.a.m. aufgrund ihrer geringen Größe im Blutdunkelfeld-Mikroskop *nicht* sichtbar sind.

Neben den Blutzellen sind bei entsprechender Vergrößerung im Dunkelfeldmikroskop auch die Symbionten als leuchtende tanzende Punkte erkennbar. Sie setzen sich nach der Philosophie von Prof. Dr. Enderlein aus den elementaren Grundbausteinen des Lebens, den Protiten, zusammen und haben lebenserhaltende Funktionen.

Im nachfolgenden Foto ist das Bild eines prinzipiell gesunden Blutes dargestellt; die Einschränkung bezieht sich auf die nachfolgend erläuterten Abweichungen bei den roten Blutkörperchen (Erythrozyten).

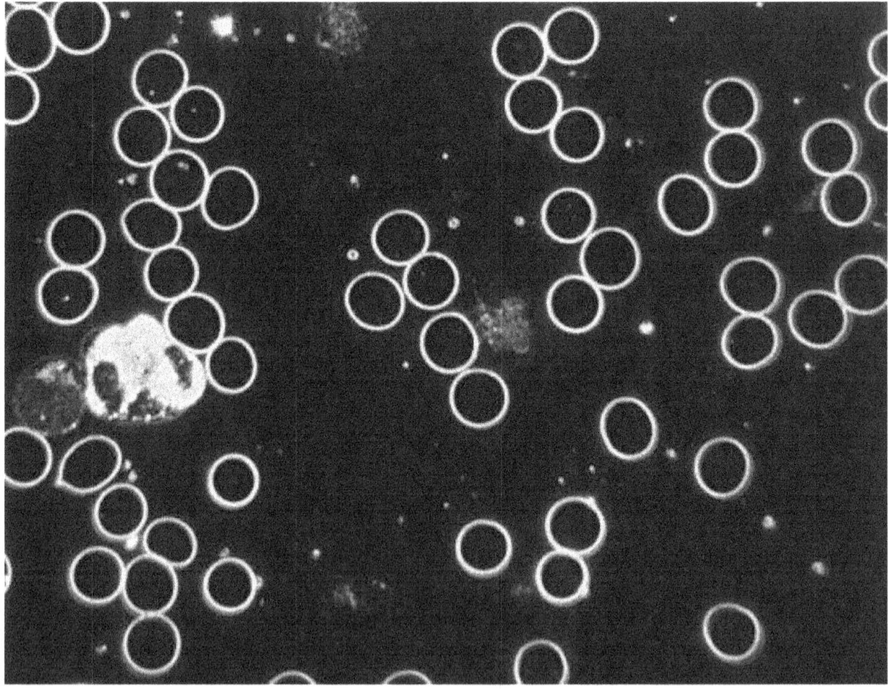

Die Erythrozyten sind im obigen Bild als gleichförmige runde Kreise erkennbar, wobei ovale Formen bereits auf pathologische Veränderungen hindeuten. Es ist erkennbar, daß nicht alle Erythrozyten kreisrund sind und größenmäßig der typischen Normgröße entsprechen. Die Erythrozyten mit dunkler Füllung

zeigen, daß der Hämoglobingehalt (und damit die Möglichkeit zur Sauerstoffaufnahme) eingeschränkt ist.

Links im Bild ist ein neutrophiler Granulozyt (Untergruppe der Leukozyten)
erkennbar, dessen Kern aufgeteilt (segmentiert) ist. Links neben dem Leukozyten ist ein ebenfalls zum Abwehrsystem zugehöriger Lymphozyt sichtbar.

Im Zentrum des Bildes ist ein Thrombozyt als graue Fläche in der Größe eines Erythrozyten erkennbar. Zusammenballungen (Aggregationen) aus Thrombozyten werden
teilweise z.B. bei C-Candida Albicans-Pilzbildungen als Ausgangsmaterial interpre-
tiert.

Die kleinen geschlossen-weißen Punkte werden der Enderlein´schen Lehre
entsprechend aus den Urbausteinen (Protiten) verbundenen Symbionten gebildet, soweit sie im Innern keinen Hohlraum aufweisen. Die im Innern einen
Hohlraum aufweisenden etwas größeren Lichtpartikel können pathologischen
Entwicklungsformen zugeordnet werden.

Wenn die Erythrozyten über eine gute Sauerstoffbeladung verfügen, ist in ihrem Innern ein flächiges weiß-bläuliches Flimmern erkennbar.

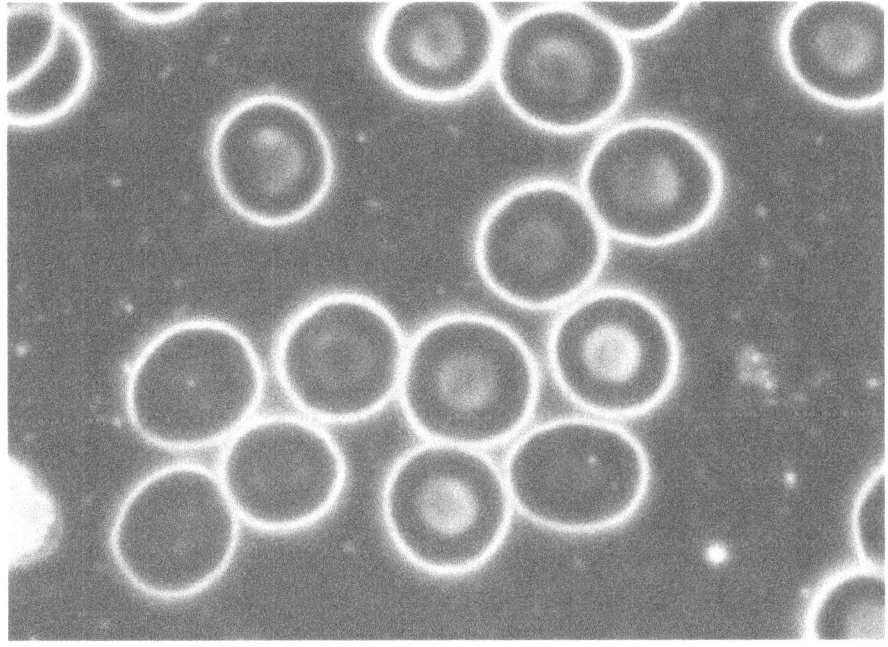

B. Erythrozyten (rote Blutkörperchen)

Gesunde Erythrozyten haben eine bestimmte Normgröße (ca. 6 – 8 µm) und eine Lebensdauer von ca. 120 Tagen. Sie sind ohne Zellkern und haben zur Mitte hin auf beiden Seiten eine konkave Form mit wulstiger Außenwand, damit die Aufnahmefläche für Sauerstoff (während ihrer Passage durch die Lungen) möglichst groß ist.

Ihre Hauptfunktion ist die Aufnahme und Bindung von Sauerstoff während ihrer Passage durch die Lunge und dessen Verteilung über den Transportweg des Blutkreislaufs bis in die kleinsten Gefäße (Kapillare). Die Erythrozyten haben eine hohe Elastizität und können sich sehr gut verformen. Dies ist nötig, um in und durch die kleinsten Kapillare fließen zu können, um den benötigten Sauerstoff über das Gefäßsystem im ganzen Organismus zu verteilen und abzugeben.

Bei normal-gesunder Vitalität behalten die Erythrozyten bei der mikroskopischen Dunkelfelduntersuchung ihre Form für etwa 3 – 4 Tage relativ konstant bei. Bleibt die Form länger stabil, erlaubt dies den Rückschluß auf eine gute Vitalität des Organismus. Das Alter des Patienten spielt dabei keine entscheidende Rolle.

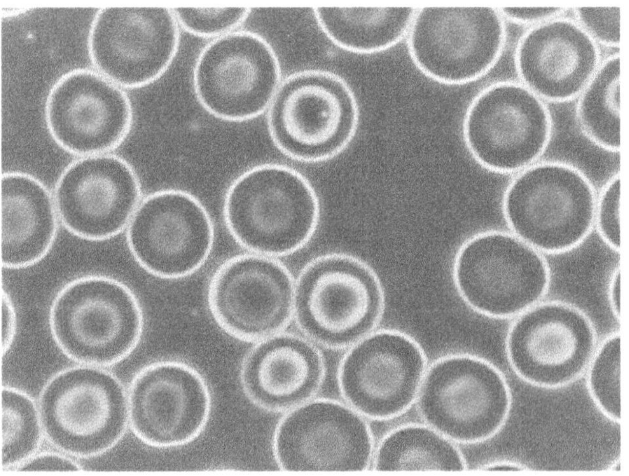

Im gesunden Blut einzeln schwimmende Erythrozyten.

Gleichmäßige runde Form und Größe, Hämoglobinbeladung normal bis vermehrt. Erythrozyten Membran hell leuchtend.

1000fache Vergrößerung

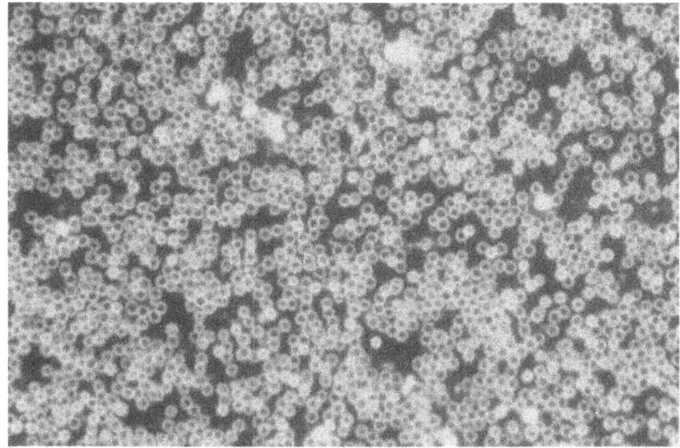

Blick auf überwiegend gesundes Blut mit normgerecht freischwimmenden Erythrozyten.

(gut für die Sauerstoffaufnahme).

100fache Vergrößerung

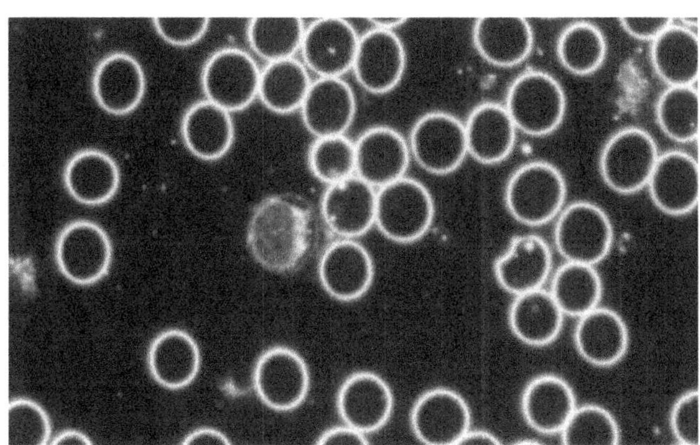

Verschiedene Größen bei den roten Blutkörperchen sind Hinweise auf Mangel an Vitamin B12 und Folsäure (B9); Formveränderung gelten als Hinweise auf Vitamin B6-Mangel.

1000fache Vergrößerung

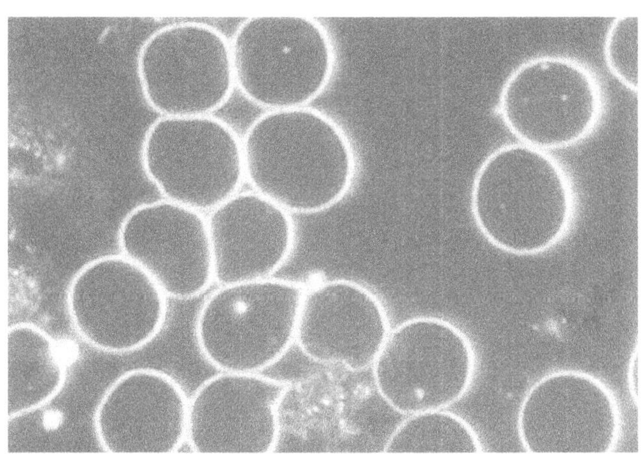

Sauerstoffarm, instabile Form, Mangel an Vitamin B6, Folsäure.

Hinweis auf KPU (Kryptopyrrolurie).

1000fache Vergrößerung

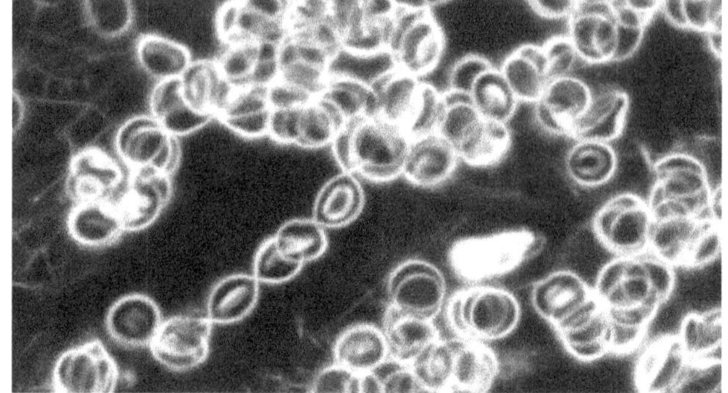

Erythrozyten in Zitronenform als Hinweis auf Leberbelastung bzw. Leberstauung.

1000fache Vergrößerung

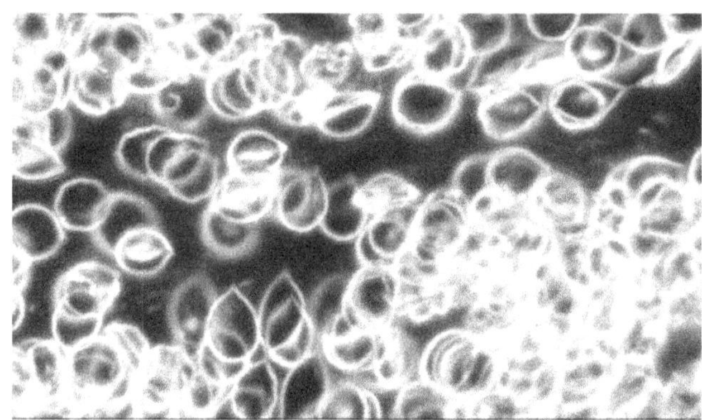

Erythrozyten in Zitronenform als Hinweis auf eine erhöhte Belastung der Leberfunktionen – hier ist eine Unterstützung der Leber angezeigt.

1000fache Vergrößerung

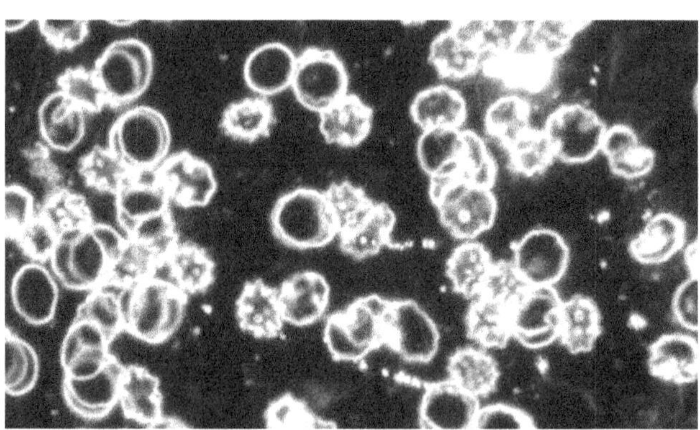

Bereits unmittelbar am Abnahmetag erscheinende Vakuolen gelten als ein deutliches Zeichen für einen intrazellulären Befall mit Erregern (Bakterien, Parasiten etc.).

1000fache Vergrößerung

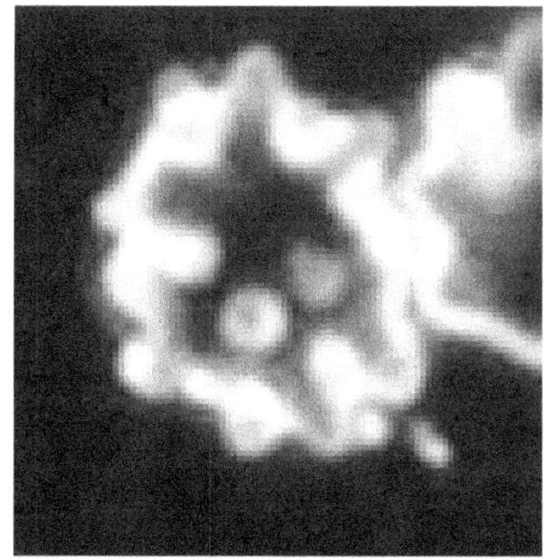

Erythrozyt mit mehreren auf der Membran sichtbaren Vorwölbungen (sog. Vakuolen) als Hinweis auf Belastungen mit Mikroorganismen.

(digital gezoomt)

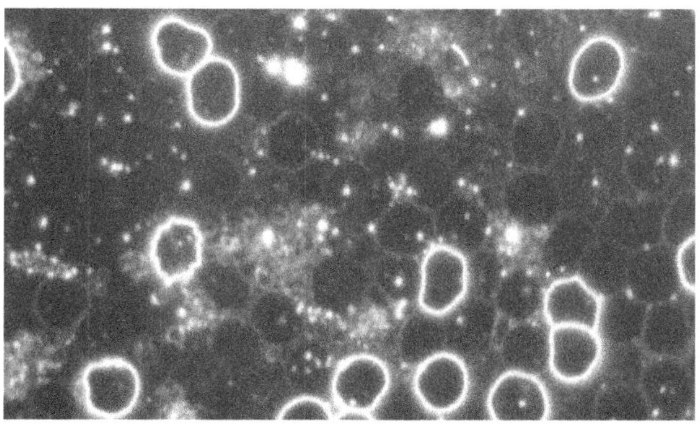

Stark befallenes Blut mit sauerstoffarmen und verformten roten Blutkörperchen sowie mit gut sichtbaren Sauerstoff-leeren Erythrozyten mit zarten kaum noch erkennbaren Zellhülle (sog. Ghost´s) mit Verdacht auf Virusbelastung, ggf. auch C- Trichomonaden-Befall. 1000fache Vergrößerung

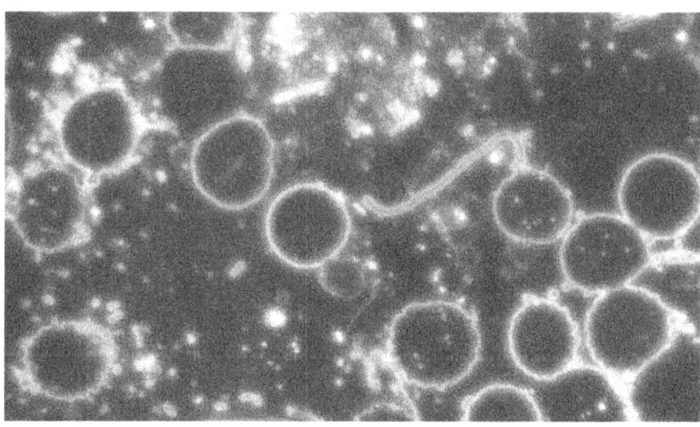

Sehr stark bakteriell bzw. Säurebelastetes Blut mit Säureaustritten und schlauch-förmigen Auswüchsen aus den Erythrozyten.

1000fache Vergrößerung

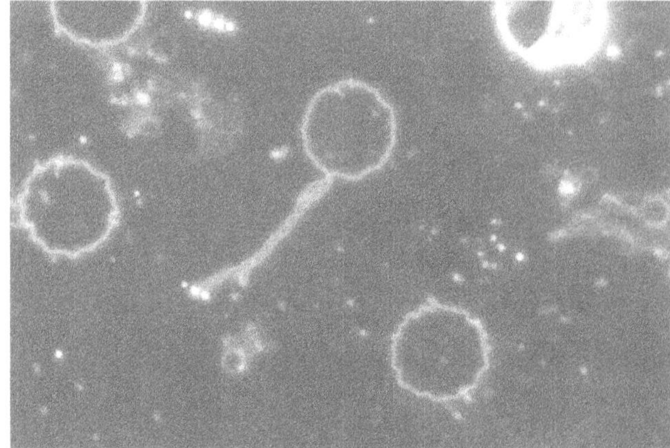

Erythrozyt mit Endobiose (Befall): Auswuchs aus dem roten Blutkörperchen einer Leptotrichia buccalis, am 3. Tag nach der Abnahme.

1000fache Vergrößerung

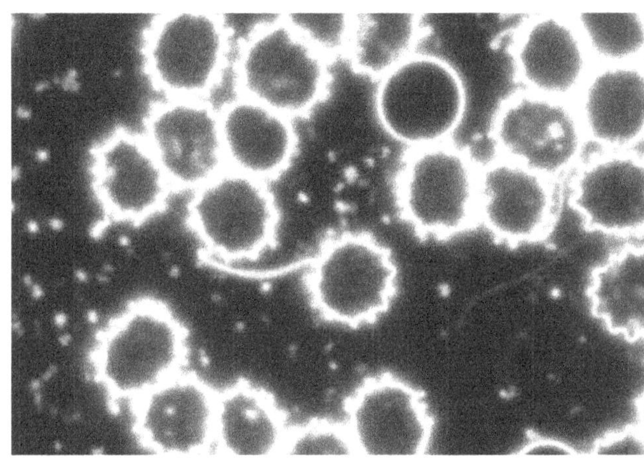

Erythrozyt mit Endobiose (Befall): Auswuchs aus dem roten Blutkörperchen einer Leptotrichia buccalis, am 3. Tag nach der Abnahme.

Die Erythrozyten zeigen u.a. aufgrund einer pH-Wert-Veränderung des Blutes eine typische Stechapfelform.

1000fache Vergrößerung

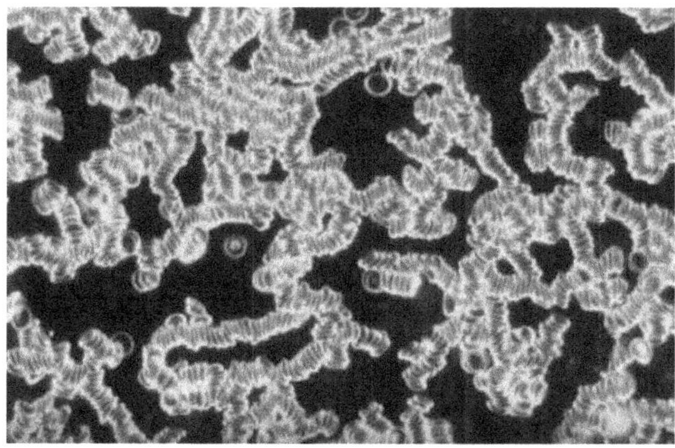

Geldrollen:

Die Ursachen sind vielfältig; diese können z.B. auf eine zu geringe Trinkmenge, auf eine Störung im Säure-Basen-Haushalt, auf Darmerkrankungen oder Elektrosmog hinweisen.

1000fache Vergrößerung

Geldrollen, die Ursachen sind vielfältig; siehe oben.

400fache Vergrößerung

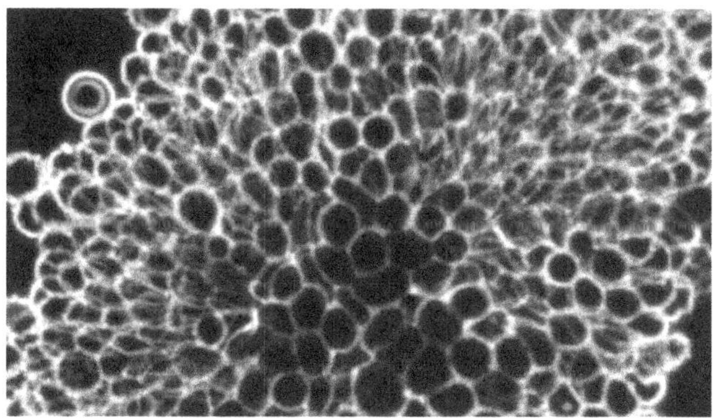

Erythrozyten mit Akkumulation in Wabenform als Hinweis auf Leberfunktionsstörungen.

1000fache Vergrößerung

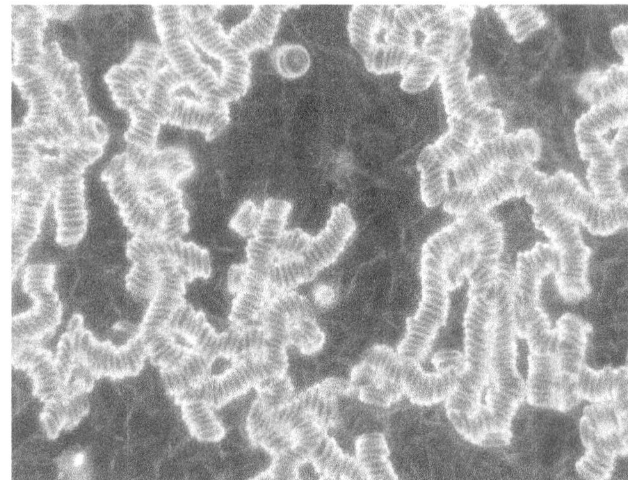

Starke Geldrollenbildung mit folgenschweren Risiken z.B. bezüglich der Sauerstoff-versorgung, Herabsetzung der Viskosität und Stauwirkung etc.

400fache Vergrößerung

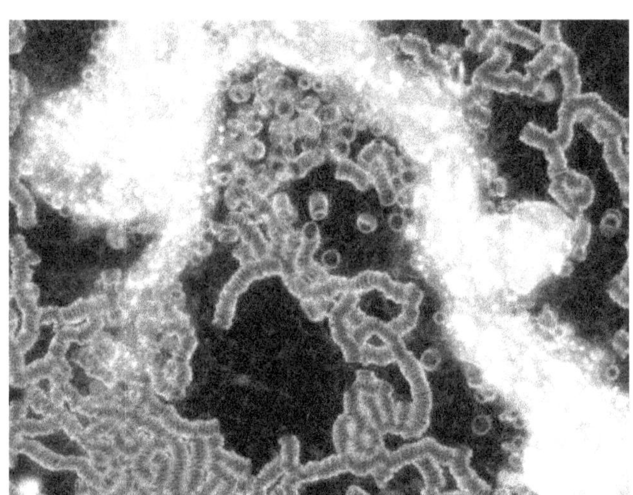

Geldrollenbildungen in Verbindung mit interessanter Symplast-Bildung und hellen Einschlüssen als Hinweis auf Säurepartikel.

400fache Vergrößerung

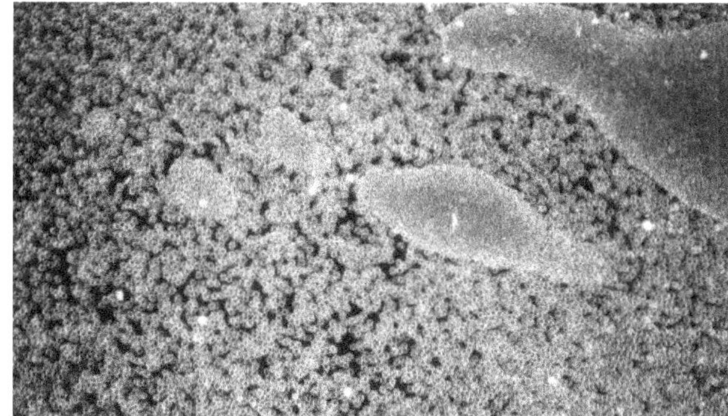

Leberzeichen, Staketen oder Lagunen genannt.

Verklebung der Erythoyzten.

100fache Vergrößerung

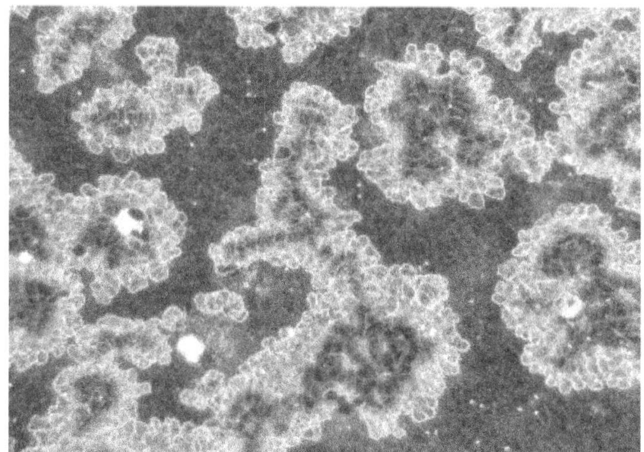

Massive Stauungszeichen. Starke Filitbildung.

Zusammenballung von roten Blutkörperchen.

400fache Vergrößerung

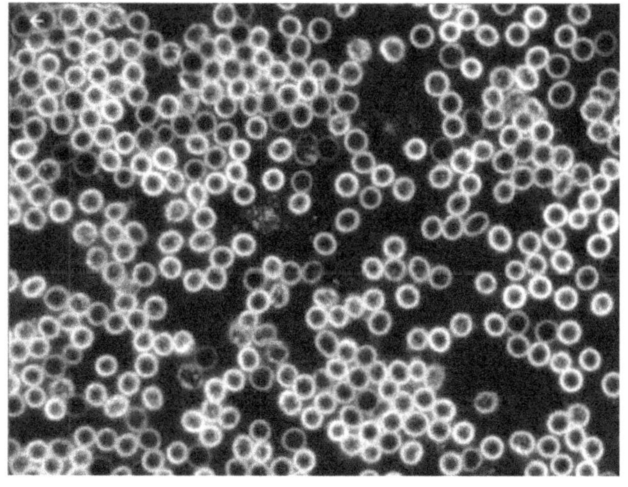

So schön können Erythrozyten am 5. Tag noch aussehen – als Hinweis auf eine gute Vitalität und Lebensenergie des Patienten. Die Erys sind noch überwiegend rund und mit deutlicher Membranform. Das Plasma zeigt keine Auffälligkeiten wie z.B. Filite etc.

600fache Vergrößerung

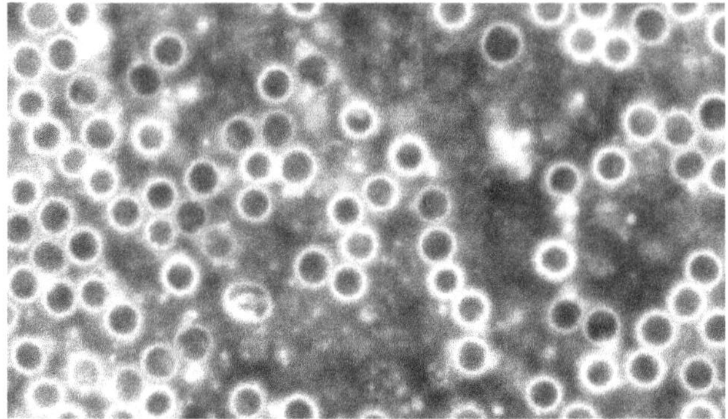

16 Tage alte Blutprobe; die roten Blutkörperchen sind noch sichtbar.

600fache Vergrößerung

(1) Kurzhinweise zu pathologischen Erscheinungsformen:

Nicht selten zeigen die Erythrozyten bereits am Folgetag deutliche Zerfallsprozesse, was auf deutliche Belastungen durch Mikroorganismen hinweist. Die Art der Formveränderungen können Hinweise geben auf die möglichen Ursachen wie z.B.:

a) Störungen der Entgiftungsfunktion der Leber bei zusammenhängenden Erythrozyten: Akkumulationen (sog. Leberinseln), Schießscheibenzellen (Targetzellen), Zitronenform (hierbei ist die Strömungsaktivität des Blutes zu berücksichtigen)

b) Fettstoffwechsel-Störungen bei Bärentatzenform – sie können auch Hinweise auf Borrelien darstellen.

c) Wenn bereits am Tag der Blutabnahme sog. Vakuolen (aus den Erythrozyten herausragende „Beulen") sichtbar sind, ist dies als ein Hinweis auf Belastungen der Erythrozyten durch Mikroorganismen (Bakterien, Parasiten etc.) zu sehen.

d) Erythrozyten in Geldrollenform zusammenhängend geben Hinweise auf ein Sauerstoffdefizit, zu geringe Trinkmenge, Elektrosmog, Störungen im Säure-Basen-Haushalt. Geldrollenbildungen können wegen des Stauungseffektes das Risiko für Durchblutungsstörungen (mit Thrombosegefahr) verstärken.

e) Weiß-bläuliches Flimmern innerhalb der Erythrozyten sind ein Hinweis auf den Grad der Sauerstoffaufnahme. Ein zu geringes oder fehlendes Flimmern kann neben Sauerstoffmangel auch auf einen Mangel an Eisen bzw. Hämoglobin sowie auf Vitamin B12 und B9 (Folsäure) hinweisen.

f) Starke Größenveränderungen (makro- oder mikrozytäre Erythrozyten) können auf Blutbildungsstörungen und/oder auf Eisenmangel in Verbindung mit einem Mangel von Vitamin B9 und B12 hinweisen; ggf. kann auch eine vorangegangene Zytostatikatherapie vorliegen.

C. Leukozyten (weiße Blutkörperchen)

Die weißen Blutkörperchen (Leukozyten) sowie deren Untergruppen sind zum zellulären Immunabwehrsystem zugehörig. Die zahlenmäßig größte Untergruppe sind mit ca. 60 - 70 % die neutrophilen Granulozyten. Die übrigen teilen sich auf in die eosinophilen und basophilen Granulozyten sowie in die Lymphozyten (B Lymphozyt, T Lymphozyt und NK-Zellen) und Monozyten.

Die Normwerte für Leukozyten im Blut schwanken je nach Labor üblicherweise zwischen ca. 4.000 bis 10.000 Leukozyten pro Mikroliter Blut.

Bei weniger als ca. 4.000 Leukozyten/Mikroliter Blut spricht man von Leukopenie; bei mehr als 10.000 Leukozyten/Mikroliter von Leukozytose. Ursächlich für Leukozytose können z.B. sein: bakterielle Infekte, systemische Entzündungen (silent inflammation), Schwangerschaft, verstärkte körperliche Arbeit sowie bestimmte Erkrankungen des Blutes (z.B. Leukämie). Eine Leukopenie kann auftreten bei bestimmter Virusinfektion sowie bei Funktions- bzw. Blutbildungsstörungen im Knochenmark sowie im Zusammenhang mit einer Chemotherapie.

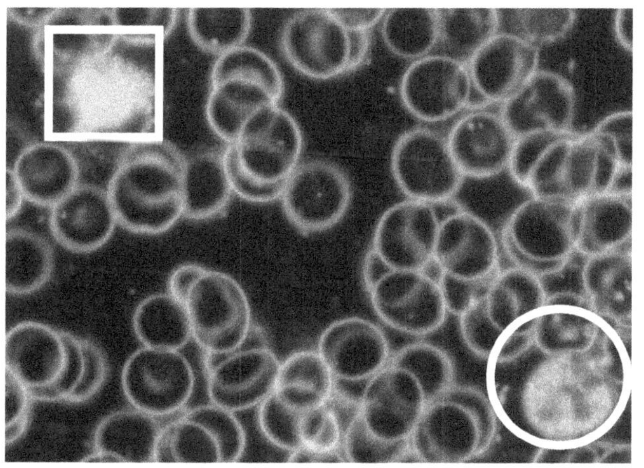

Links oben ein eosinophiler Granulozyt (Quadrat) mit seinem grob-körnigeren Innenleben. Rechts unten, ein neutrophiler Granulozyt (Kreis).

1000fache Vergrößerung

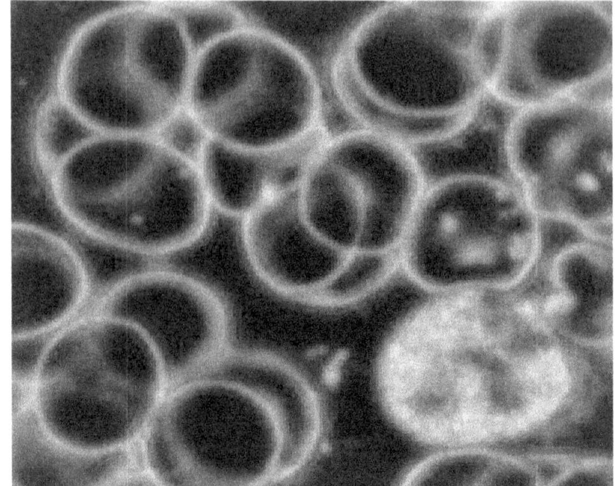

Neutrophiler Granulozyt mit feinerer Granular im Inneren. Aufgabe: Abwehr durch Phagozytose – Fresszelle.

1000fache Vergrößerung

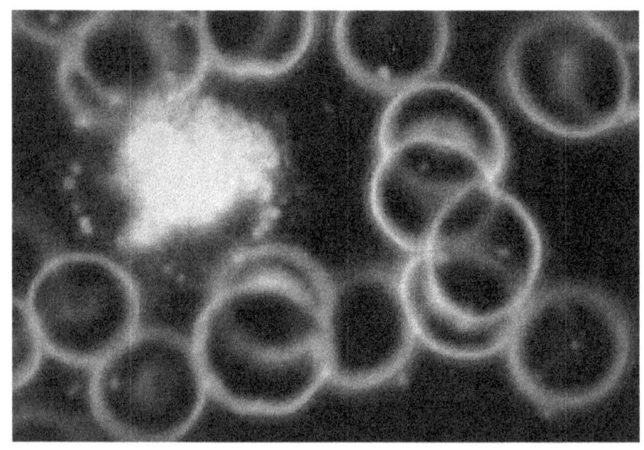

Eosinophiler Granulozyt, größeres Granular im Inneren, vermehrtes Aufkommen bei Parasitenbefall oder Allergien.

1000fache Vergrößerung

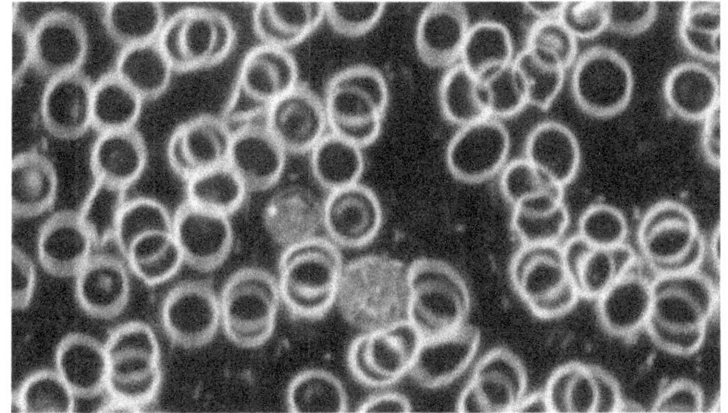

Lymphozyten

Aufgaben sind z.B.: Erkennen von Antigenen bzw. Erregern (Bakterien/Viren/Pize) und die Bildung von Antikörpern, Gedächtnis- und Killerzellen.

1000fache Vergrößerung

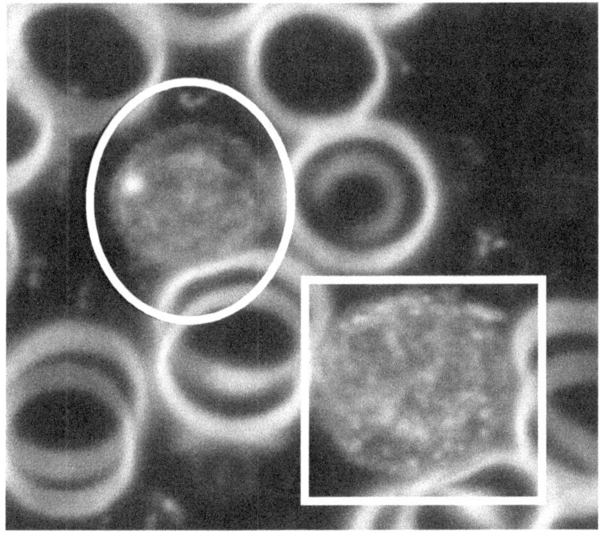

Lymphozyten-Arten:

- Im runden Kreis:
  B- oder T- Lymphozyten
- Im Quadrat: Natürliche
  Killerzelle (Lymphozyt).

(digital gezoomt)

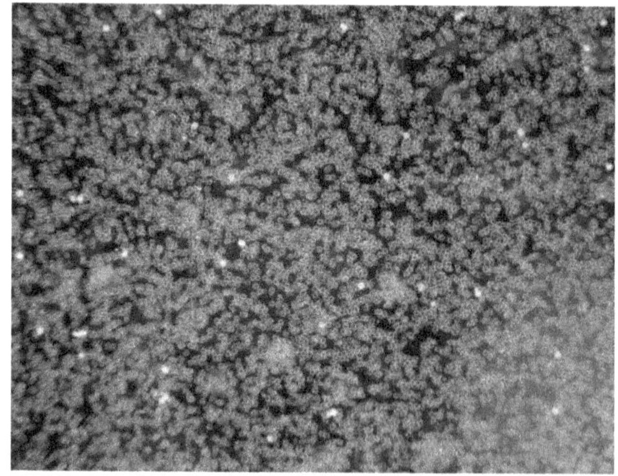

Die hell leuchtenden Punkte weisen auf eine Leukozytose hin (erhöhte Anzahl an Leukozyten – was wiederum auf Entzündungsprozesse im Körper hinweist). Anmerkung: auf ca. 1.000 Erythrozyten entfällt 1 Leukozyt.

100fache Vergrößerung

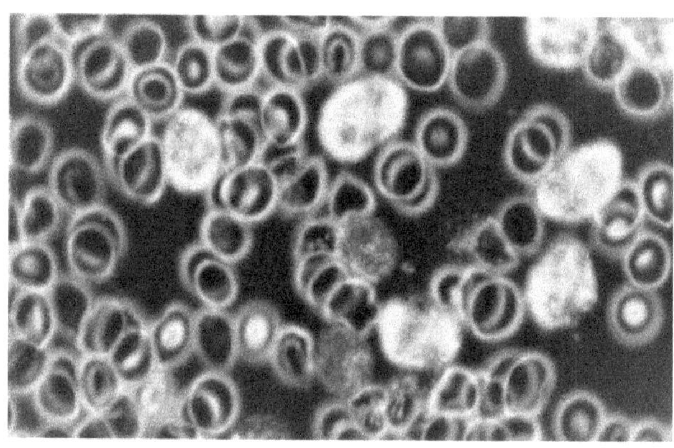

Die Häufigkeit der neutrophilen Granulozyten (weiße Blutkörperchen) in diesem Bild weisen ebenfalls auf eine Leukozytose hin.

1000fache Vergrößerung

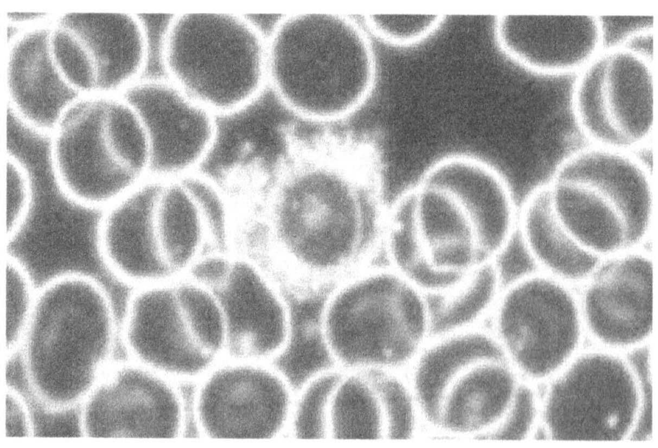

Belasteter Leukozyt (Mitte). Die Membran ist nicht klar ausgebildet; die Granula breitet sich zu den Seiten aus

1000fache Vergrößerung

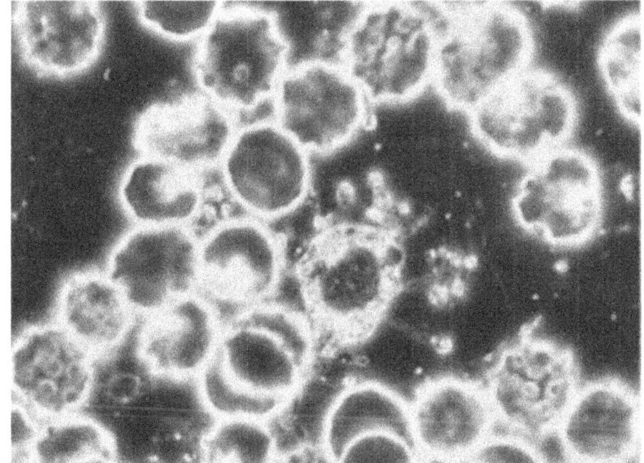

Am 2. Tag: belasteter Leukozyt mit medusenhaften Auswüchsen (Mitte), was auf eine sogenannte Endobiose der Blutzelle hindeutet.

1000fache Vergrößerung

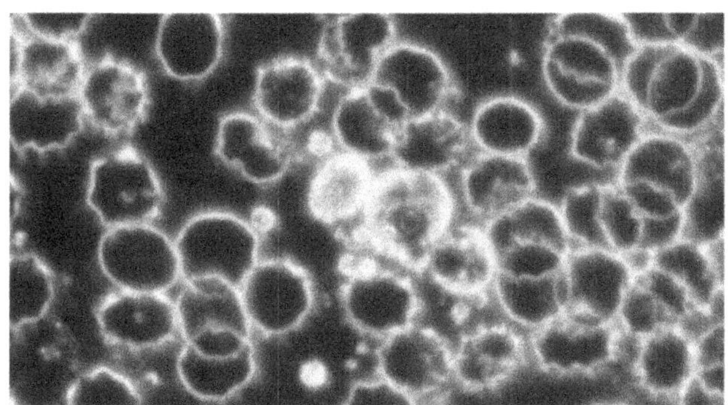

Am 2 Tag: eine kugelförmige Auflösung von einem neutrophilen Granulozyten als Unterstützung zur Symbiontenbildung.

1000fache Vergrößerung

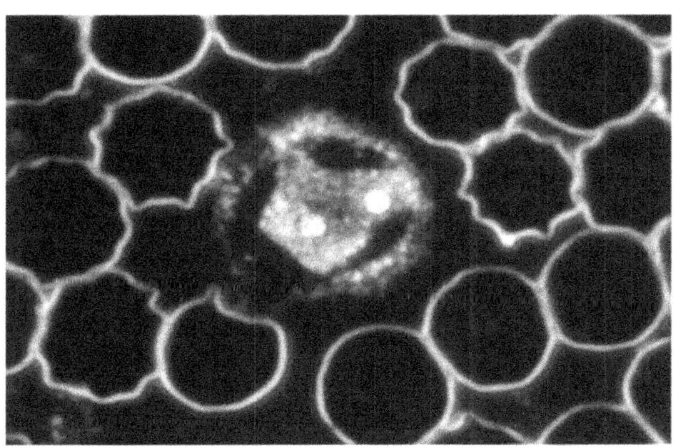

Ein Leukozyt im Auflösungsprozess mit Hinweis auf Schwermetalleinflüssen.

1000fache Vergrößerung

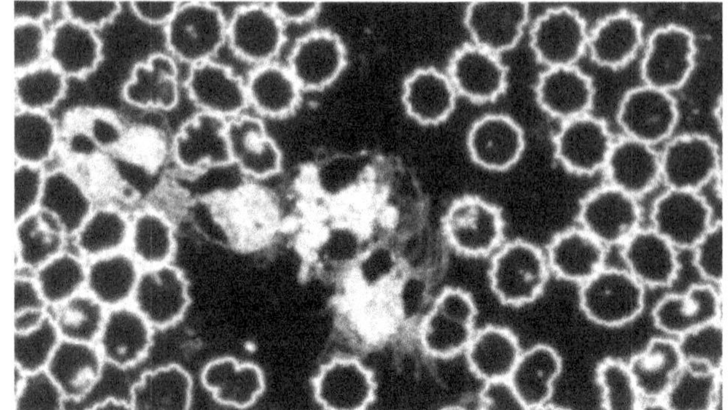

Am zweiten Tag nach der Blutabnahme: neutrophile Granulozyten mit gut erkennbaren schlauchartigen Auswüchsen aus der Zelle (Ascite).

1000fache Vergrößerung

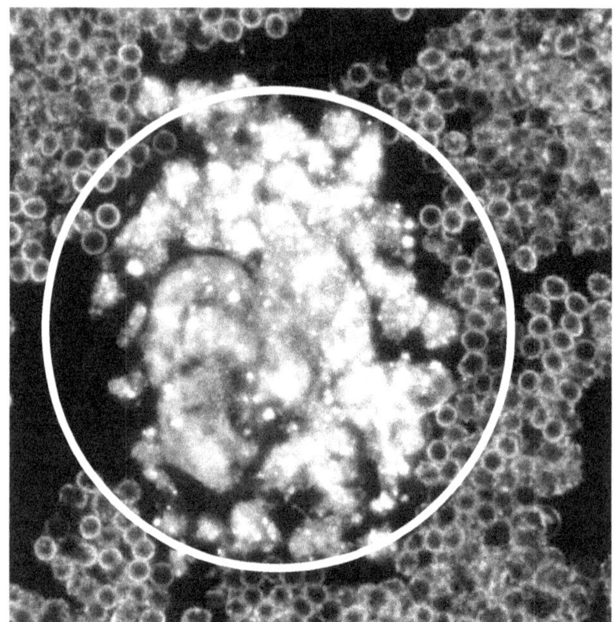

Ein Symplast (im Kreis: mittig/links gelagert) mit massiver Leukozyten-Umringung zur Abwehr. Ein Hinweis auf eine parasitäre Belastung.

1000fache Vergrößerung

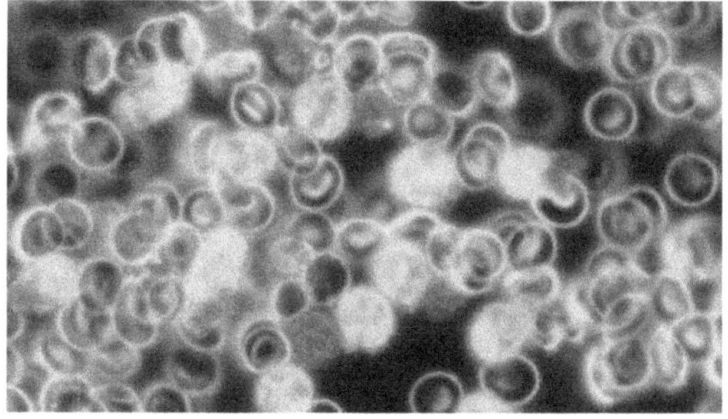

Vermehrte Leukozyten und Lymphozyten: Hinweis auf einen akuten Infekt.

Hier sollte medizinisch eine mögliche Leukämie ausgeschlossen werden.

1000fache Vergrößerung

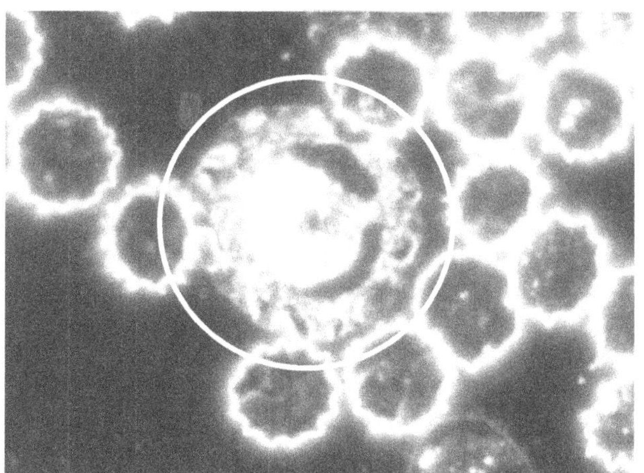

Neutrophiler Granulozyt mit Schutzwall – ein Phänomen, das nur relativ kurzzeitig im Dunkelfeld sichtbar ist und sich (nach Beobachtungen) nach ca. 2 – 3 Stunden wieder von selbst auflöst.

1000fache Vergrößerung

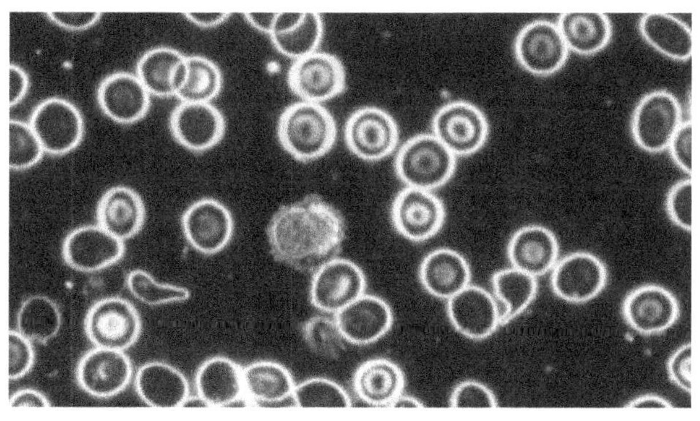

Belasteter Lymphozyt (Virozyt) mit mehreren am rechten Rand leuchtenden Kernen als Hinweis auf durchgemachte Virusinfektionen, Impfungen, bakterielle Belastung.

1000fache Vergrößerung

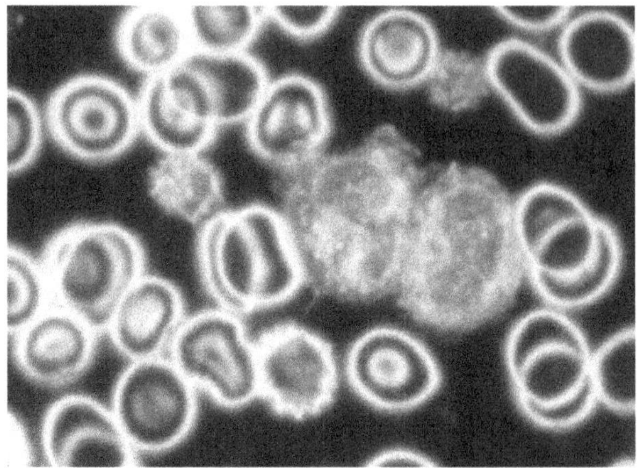

Zwei Monozyten mit Einschnürung des Kerns als Auffälligkeit beim linken Monozyten (Hinweis auf Fehlsteuerung). Sie sind selten im Dunkelfeldbild sichtbar, weil sie relativ schnell durch die Gefäßwand ins Gewebe wandern

1000fache Vergrößerung

Ein weiteres Phänomen bei den neutrophilen Granulozyten (Untergruppe der Leukozyten) ist der neutrophile Granulozyt mit Schutzwall. Dieser ist selten im Dunkelfeld sichtbar und es wird hinsichtlich der Ursache diskutiert, ob die Bildung mit einer toxischen Belastung oder mit einer autogenen Störung der Zelle in Verbindung steht. Nähere Einzelheiten wären noch zu erforschen. Bei den nachfolgenden Darstellungen in der 1000fachen Vergrößerung ist interessant, daß sich der sog. Schutzwall nach einigen Stunden bereits von selbst (!) wieder auflöst.

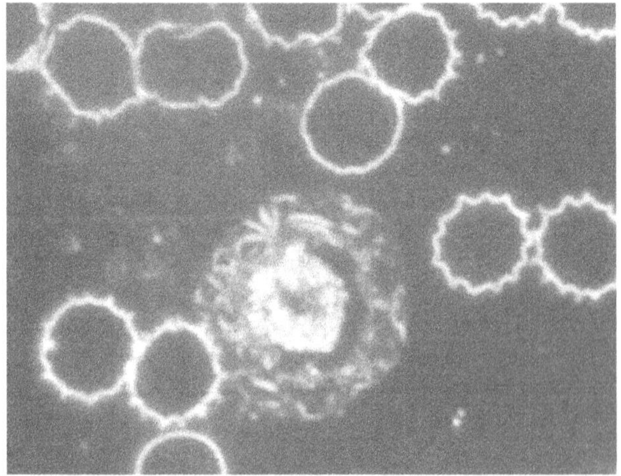

Leukozyt mit Schutzwall (erstmals beobachtet um 17.45 Uhr) mit strahlenden, feinen ornamentartigen, leicht kristallinen Strukturen um den Leukozyten herum.

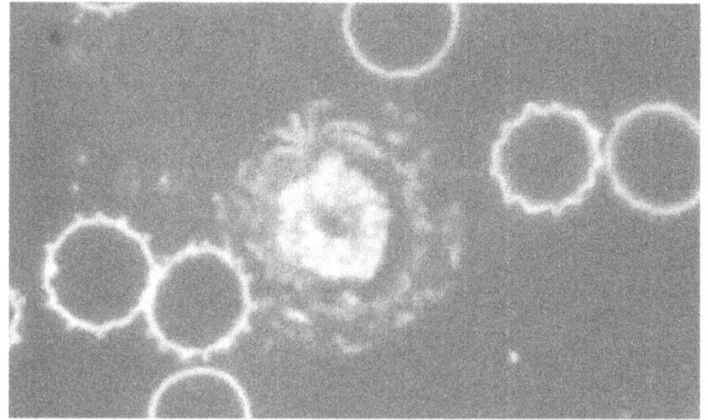

Leukozyt mit Schutzwall um 18.00 Uhr. Die Umrandung zeigt stellenweise Lücken; die ornamentartige feine Struktur fängt an sich aufzulösen.

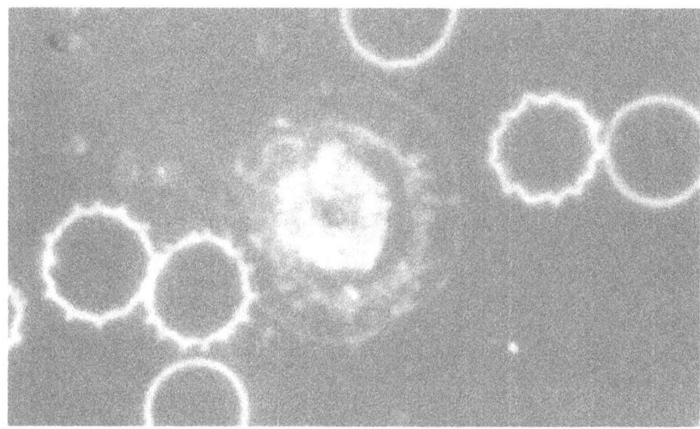

Leukozyt mit Schutzwall 18.15 Uhr; die innere Struktur des Grenzwalls löst sich weiter auf.

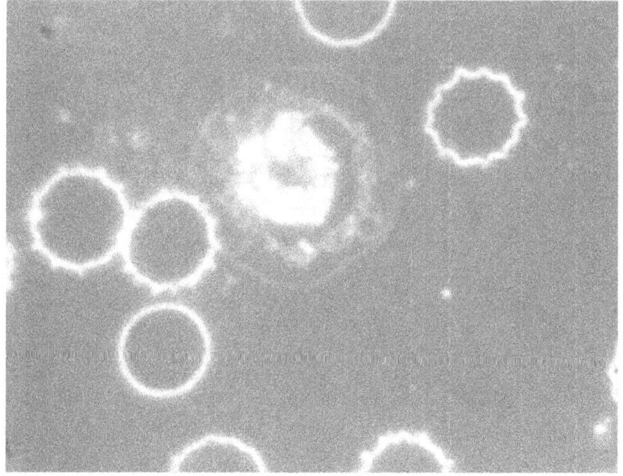

Leukozyt mit Schutzwall.

Um 18.30 Uhr ist der Schutzwall nur noch als schlauchartiges Gebilde um den Leukozyten herum erkennbar.

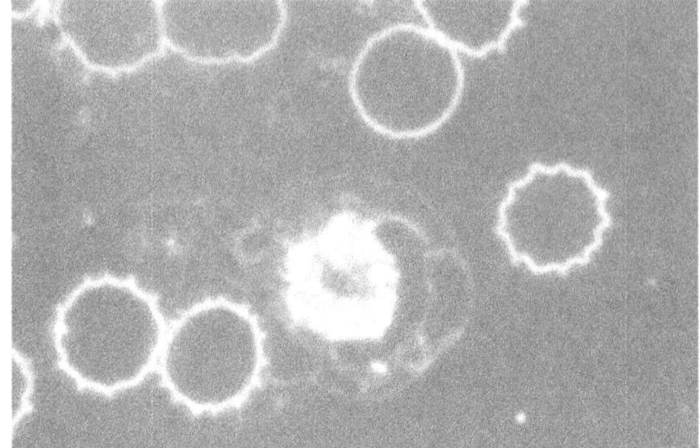

18.45 Uhr: Der Schutzwall um den Leukozyten herum beginnt seitlich aufzubrechen.

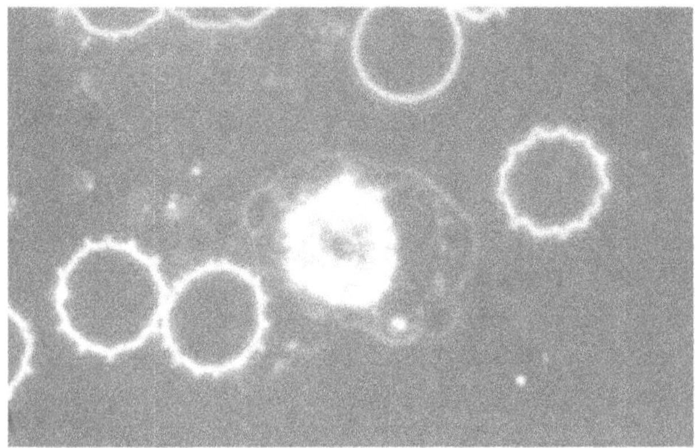

19.15 Uhr: Der Schutzwall um den Leukozyten herum löst sich weiter auf.

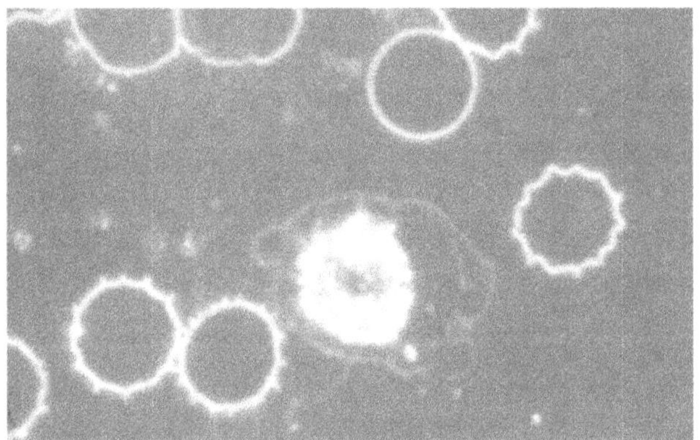

19.30 Uhr: Der Schutzwall um den Leukozyten herum ist nur noch rudimentär sichtbar.

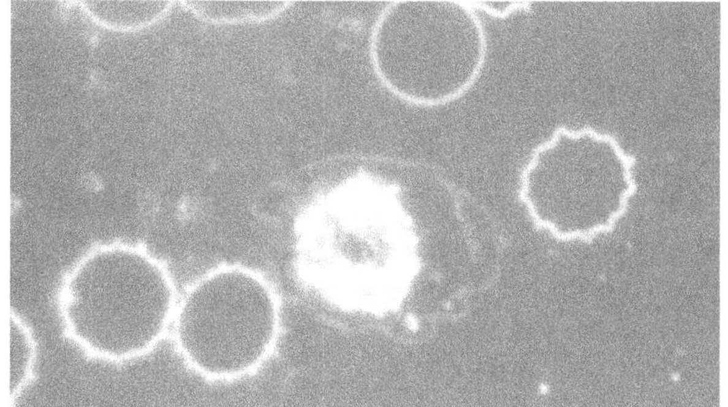

20.00 Uhr: Der Auflösungsprozess des Schutzwalls ist
nahezu abgeschlossen.

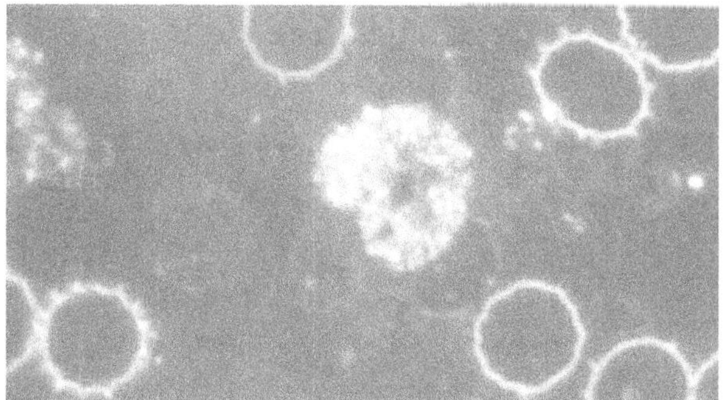

12 Stunden später um 9.05
Uhr am nächsten Morgen ist
der Schutzwall um den Leukozyten herum praktisch
vollständig aufgelöst.

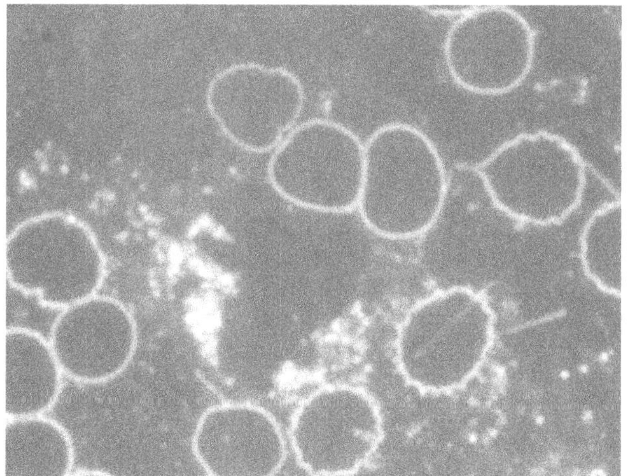

Am 3. Tag ist der Schutzwall
fast gänzlich aufgelöst.

D. Thrombozyten (sog. Blutplättchen)

Thrombozyten sind im Blut zahlenmäßig in einer bestimmten Bandbreite von 150.000 – 400.000 pro Mikroliter Blut vorhanden. Oberhalb des Grenzwertes spricht man von einer Thrombozytose, die z.B. auf einen Eisenmangel oder auch auf chronische Infektionen hinweist. Unterhalb des obigen Grenzwertes spricht man von einer Thrombopenie z.B. als Folge eines Mangels an Vitamin B12 und Folsäure (Vitamin B9) oder von einer Blutbildstörung.

Sie sind an der Blutgerinnung beteiligt und haben u.a. die Aufgabe der Blutstillung z.B. nach einer Verletzung. Sie sind mit ca. 1,4 Mikrometer nur 1/6 bis 1/7 so groß wie Erythrozyten. Auf dem Objektträger erscheinen sie oftmals in geringfügig aggregierter Form als zerfranste gräuliche Strukturen und können unter anderem als Ausgangsmaterial für Pilzentwicklungen (z.B. beim C-Candida-Pilz) dienen.

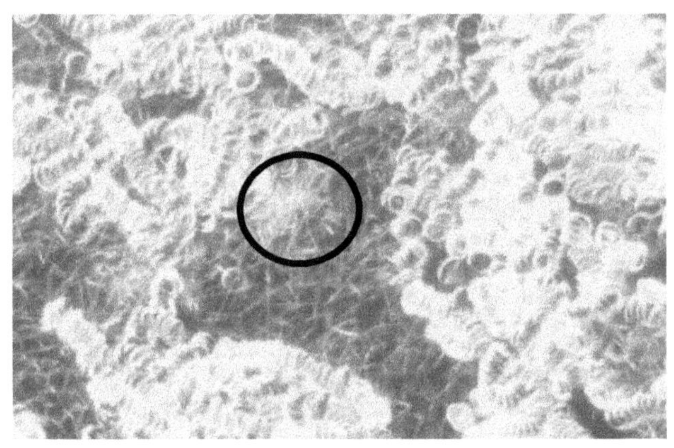

Thrombozytenaggregation im Umfeld eines Blutes mit deutlichen Stauungszeichen (Geldrollen, Filitbildung).

400facher Vergrößerung

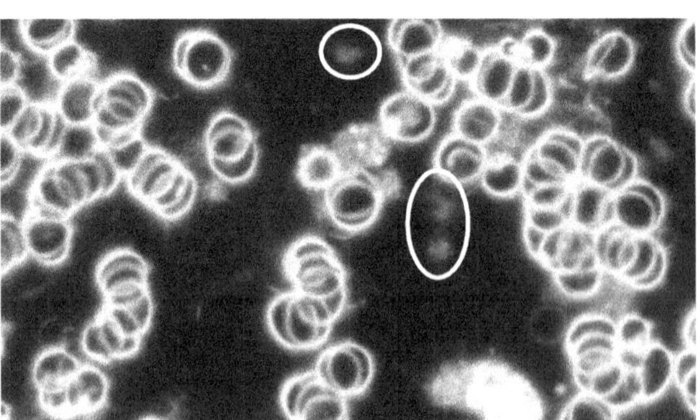

Thrombozyten (in Kreisen markiert).

1000fache Vergrößerung

E. Säurekristalle bzw. Übersäuerung

Säurekristalle entwickeln sich in der Abkühlphase des Blutes. Nachdem das Kapillarblut der Fingerbeere entnommen ist, verbinden sich die Säuresubstanzen und es entstehen kristallförmige, scherbenähnliche, sehr helle Partikel/Objekte. Sie geben Hinweis auf den Zustand des Säure-Basen-Haushaltes des Patienten. Selbst nach 1 – 2 Tagen können sich in der Blutprobe (auf dem Objektträger) noch weitere Kristallisierungsprozesse zeigen.

Dies kann so weit voranschreiten, dass selbst die roten Blutkörperchen sich nach mehreren Tagen zu kristallinen Formen verändern (siehe hierzu die nachfolgenden bildhaften Darstellungen). Diese sklerotischen Veränderungen der Erythrozyten sind Anzeichen für eine sehr starke Übersäuerung des Organismus in Verbindung mit einer Verschiebung des Umfeldes (Milieu).

Eine Übersäuerung kann die gesamte Stoffwechsellage beeinträchtigen mit der Folge von verstärkten Ablagerungen im Bindegewebe (Matrix). Ursachen einer Übersäuerung liegen in der heutigen Zeit zunehmend in den falschen zivilisationsbedingten Rahmenbedingungen wie z.B. Ernährung, zuckerhaltige Getränke, Streß, Suchtverhalten (Alkohol, Nikotin etc.), Bewegungsmangel, übermäßige bzw. nicht unbedingt indizierte Medikamenteneinnahme, Umweltbelastungen, Allergene, übertriebene Fastenkuren etc.

Des weiteren können verschiedene chronische Erkrankungen mitursächlich sein. Da unser Organismus grundsätzlich bestrebt und in der Lage ist, gesundheitliche Probleme auszugleichen, versucht er einen Mineralstoffmangel dadurch auszugleichen, daß er notwendige Stoffe aus vorhandenem Depot (z.B. Knochen, Zähne, Gelenke) entnimmt, um Säureüberschüsse zu kompensieren. Bei zu großen Entnahmen aus den Depots entsteht in diesen Bereichen eine Entmineralisierung mit den entsprechenden Erkrankungen (z.B. Arthrose, Osteoporose, Karies).

Zu weiteren Erläuterungen zu den Themen Übersäuerung, Säure-Basen-Haushalt, pH-Wert verweisen wir auf die Abschnitte 5 und 6.

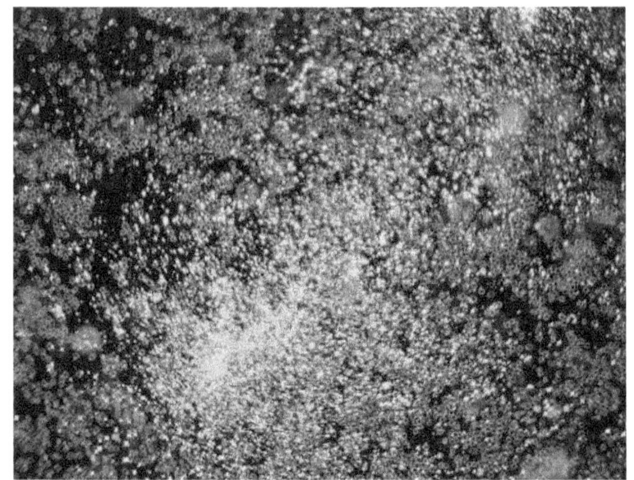

Sog. „Sternenhimmel", gebildet aus Säuresubstanzen, werden auch gerne als sklerotische Formen beurteilt (sklerotisch bedeutet hart, verhärtet).

100fache Vergrößerung

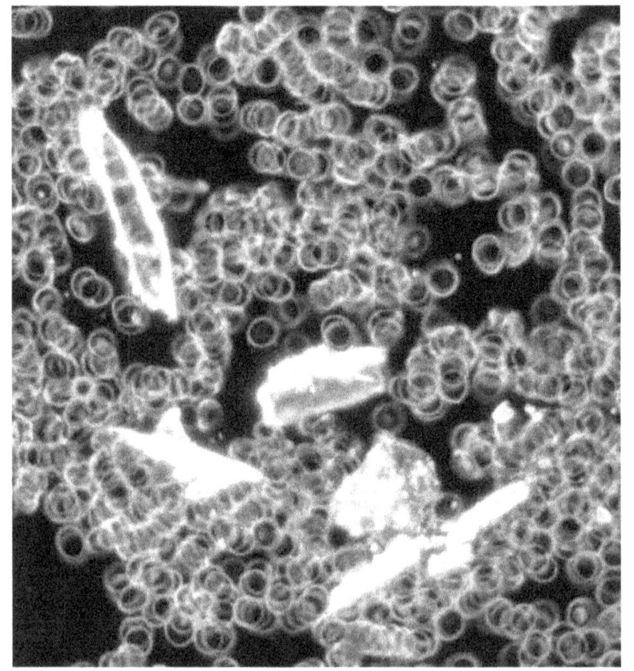

Aus Säurekristallen gebildete kristalline Formen.

600fache Vergrößerung

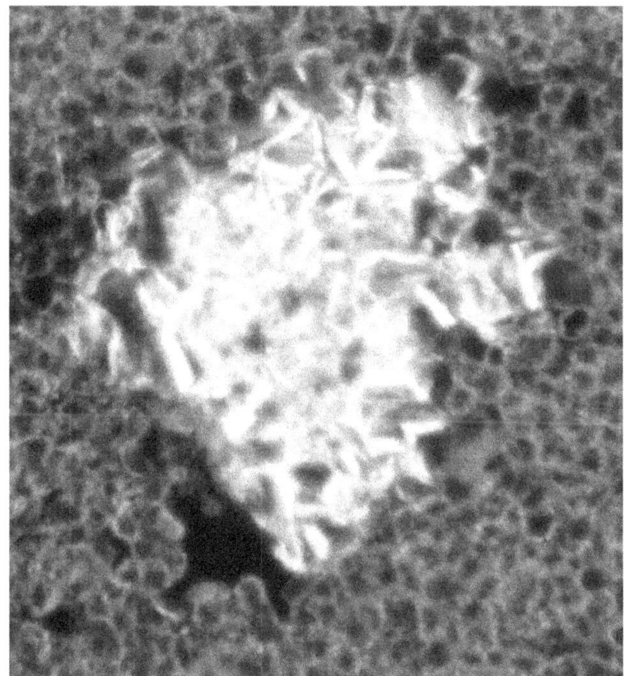

Großer Kristall (im Verhältnis zu den Erythrozyten als Vergleichsmaßstab) mit starker Kristallbildung.

600fache Vergrößerung

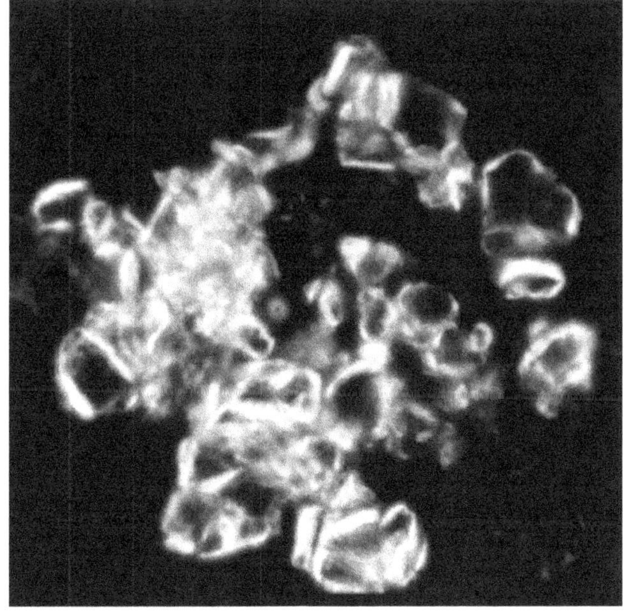

Weitere interessante kristallisierte Formen, die sich jeweils in Abhängigkeit von der jeweiligen Art der Säuresubstanz bilden können.

1000fache Vergrößerung

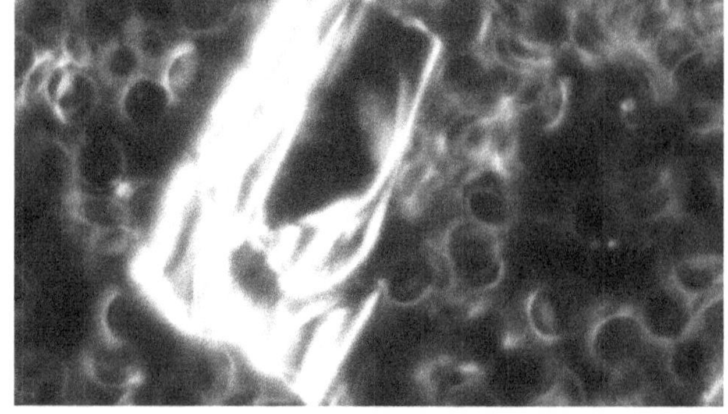

Ein Säurekristall – Scherbenförmig.

600fache Vergrößerung

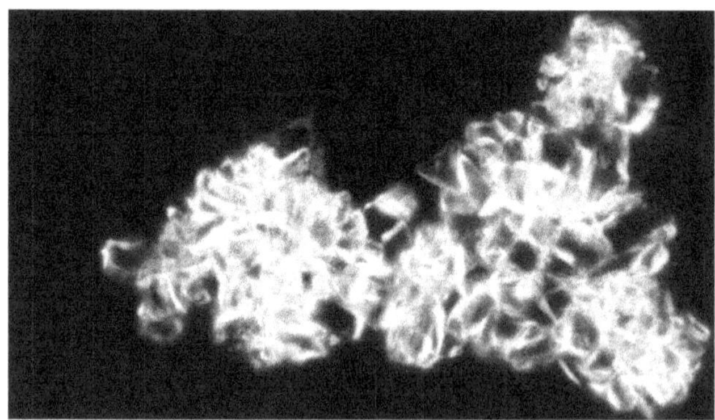

Kristalline Form aus Säureaustritten

600fache Vergrößerung

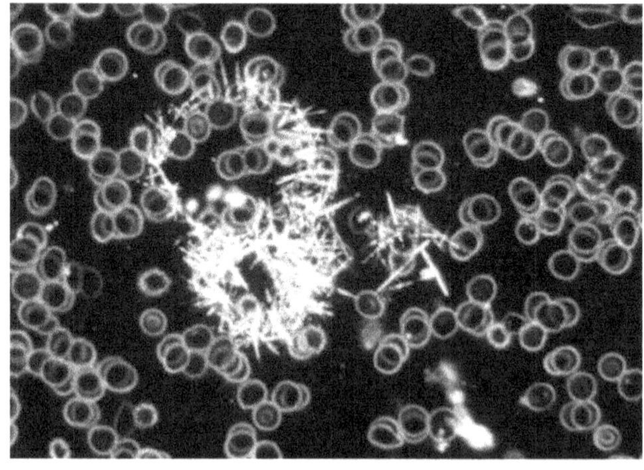

Eine kristalline Form als Hinweis auf Harnsäureüberschuss.

600fache Vergrößerung

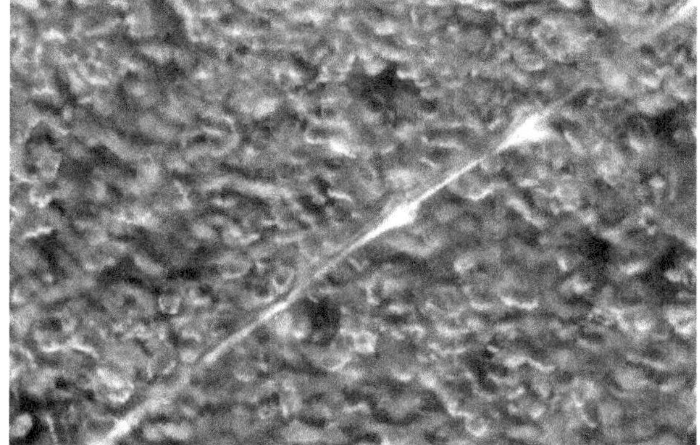

Pfeilähnliche Kristalle mit Synapsen-artigen Abschnitten.

1000fache Vergrößerung

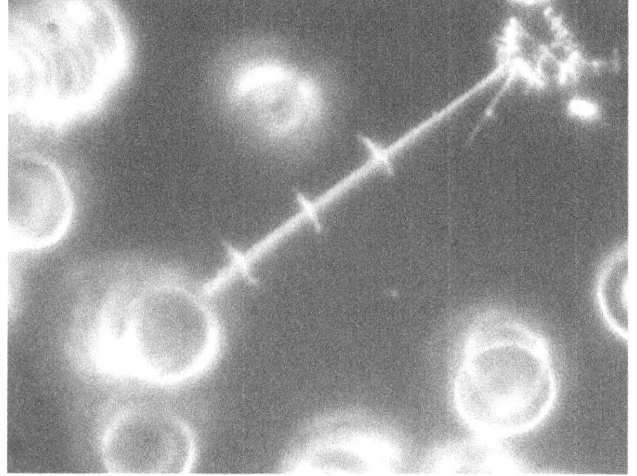

Antennenbildung – als kristalline Form.

1000fache Vergrößerung

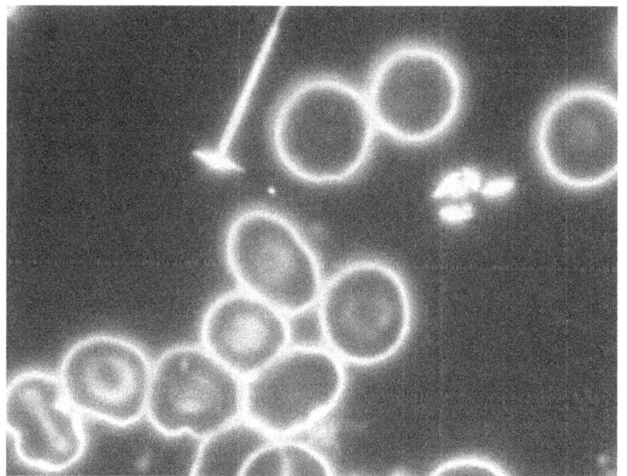

Nagelähnlicher Säurekristall.

1000fache Vergrößerung

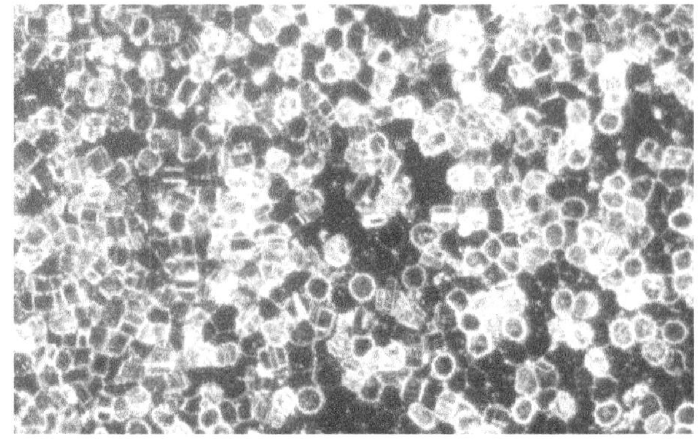

Das schwerste Bild der Übersäuerung zeigt sich nach 3-5 Tagen. Die Erythrozyten nehmen eine kristalline Form an und werden zu Kristallen

600fache Vergrößerung

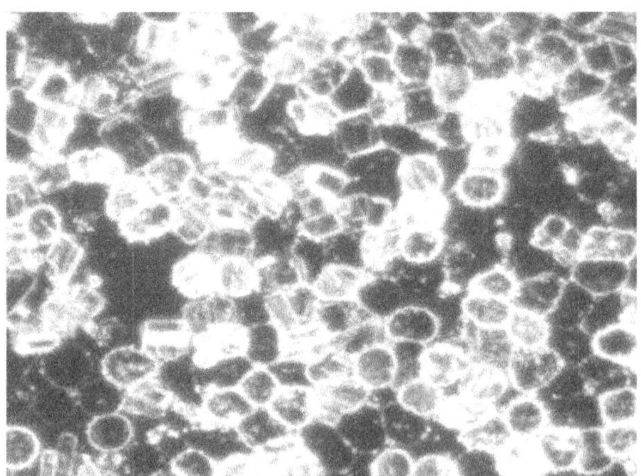

Im vergrößerten Ausschnitt aus dem vorangegangenen Bild wird sichtbar, wie die roten Blutkörperchen eine kristalline Form annehmen, z. B. bei Gicht oder auch bei Azidose.

(digital gezoomt)

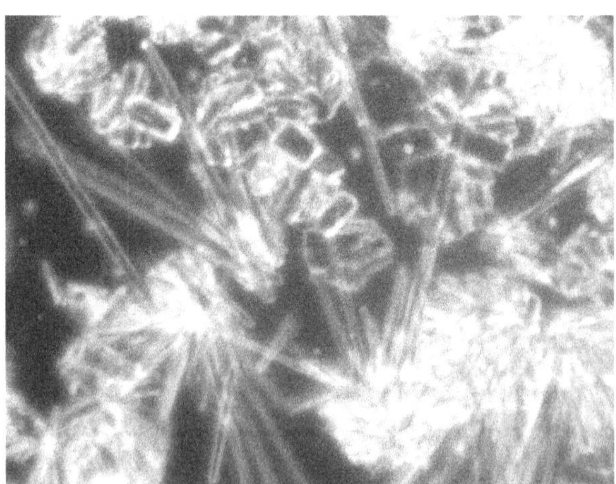

Starke Säurekristallbildung des Blutes bei einem Hund.

1000fache Vergrößerung

F. Bakterien

1. Bakterien allgemein

Bakterien können unmittelbar sowohl die roten als auch weißen Blutkörperchen befallen. Bei den Erythrozyten ist dies z.B. anhand der sog. Vakuolen (das sind aus der ansonsten kreisrunden Membran der Erythrozyten herausragende „Beulen") als Einkapselungen deutlich erkennbar. Bakterien können aber auch unmittelbar im Plasma schwimmend sichtbar sein, wenn sie eine bestimmte Mindestgröße aufweisen.

Deutlich erkennbar sind z.B.

- Staphylokokken – erkennbar an ihrer traubenförmigen Kokken-Form.

- Streptokokken – erkennbar an ihrer Perlenkettenform

- Bazillen – erkennbar an ihrer Stäbchenform

Des Weiteren sind z.B. deutlich erkennbar und zuzuordnen

- Spirochäten (Borrelien) und

- Leptotrichia buccalis

- Bartonellen

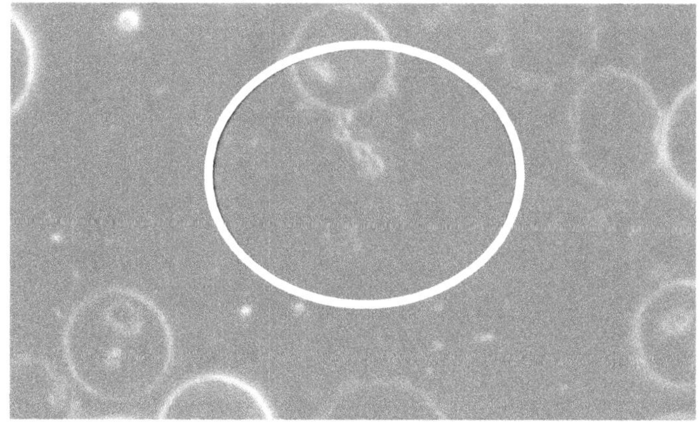

Streptokokken (nach Enderlein: zur Penicillium notatum – Zyklode zugehörig).

1000fache Vergrößerung

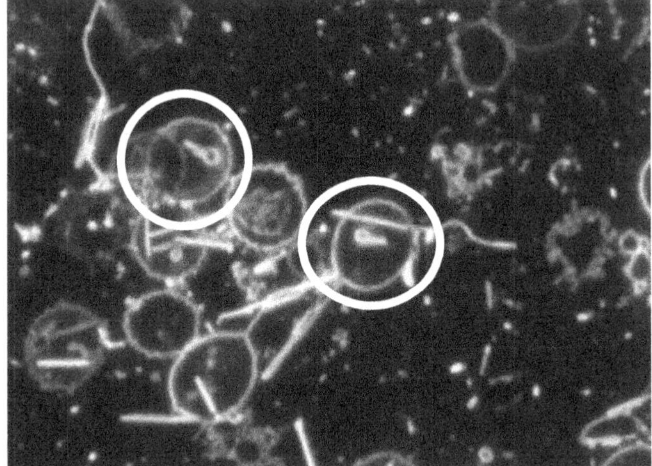

Sklerotrix tuberculosis

(im Erythrozyten sichtbar; zugehörig nach Enderlein zur Aspergillus niger - Zyklode).

1000fache Vergrößerung

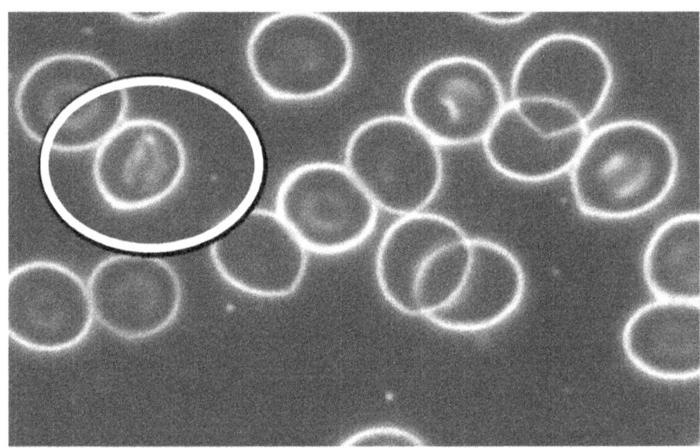

Von Stäbchenbakterien befallene Erythrozyten (nach Enderlein: zur Penicillium notatum - Zyklode zugehörig).

1000fache Vergrößerung

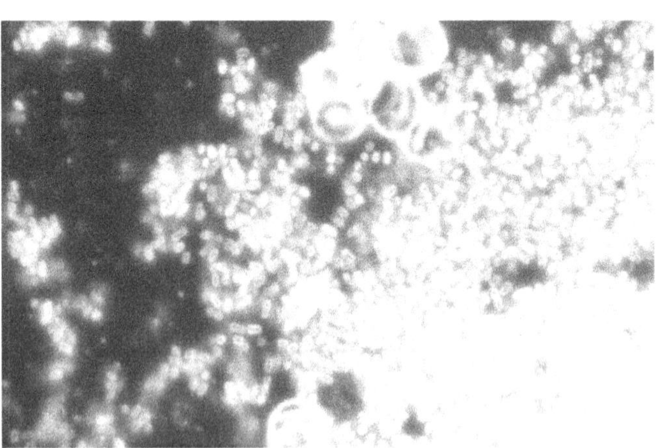

Bakterienfeld

(in der Regel ab dem 3. Tag im Dunkelfeld sichtbar).

1000fache Vergrößerung

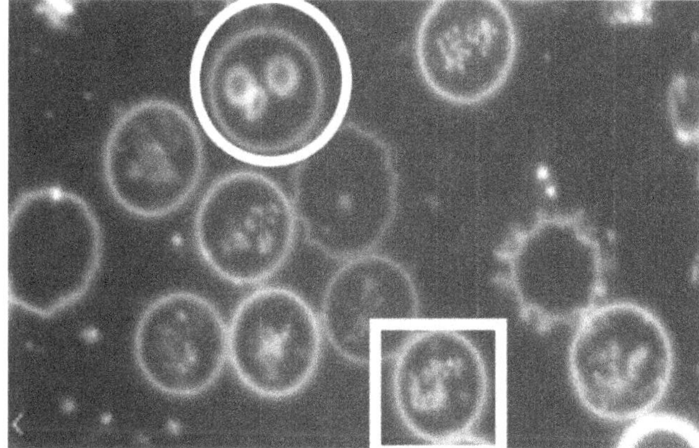

Hohe bakterielle Belastung der Erythrozyten (Stäbchen, Kokken usw.).

- Im Kreis sichtbar Hinweis auf Bartonella (sog. Katzenkratzkrankheit)
- im Quadrat sichtbar: Kokken-Bakterien.

1000fach vergrößert

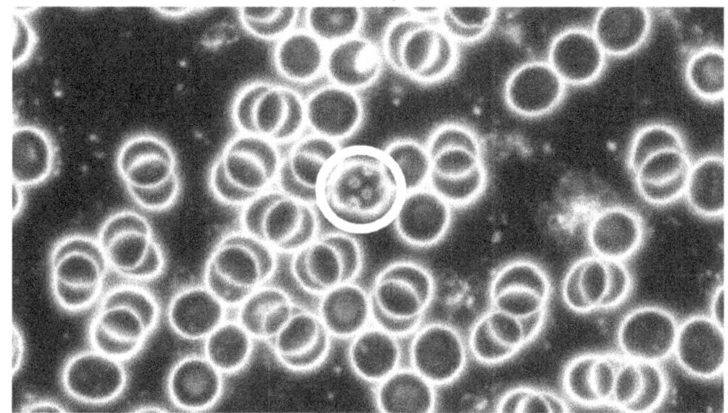

Im Kreis ein Hinweis auf Bartonella-Belastung.

1000fache Vergrößerung

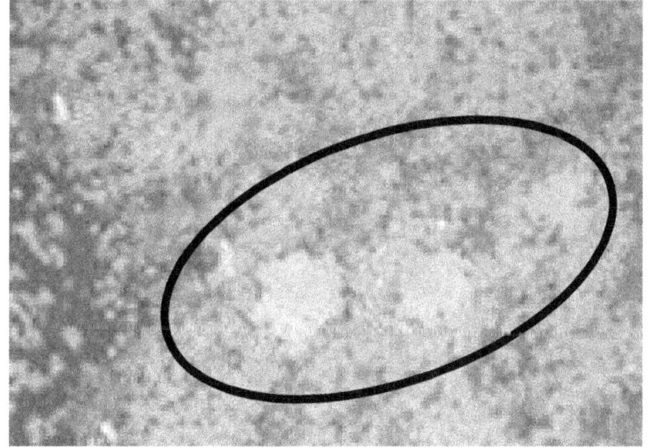

Drei gut erkennbare Bakterienfelder.

1000fache Vergrößerung

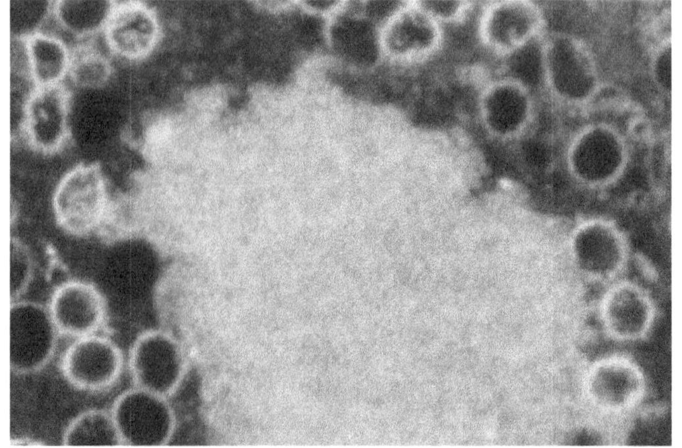

Bakterienfeld, es entwickelt sich in den meisten Fällen ab dem 3. Tag nach der Blutabnahme. Gut erkennbar sind die kleinen massiv akkumulierten kugelförmigen Bakterien; nicht zu verwechseln mit einem C-Candida-Nest.

600fache Vergrößerung

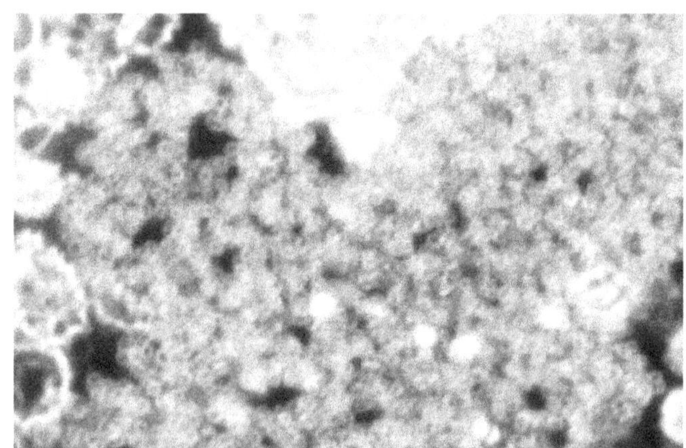

Bakterienfeld (deutlich erkennbar an den kugelförmigen Kokken).

1000fache Vergrößerung

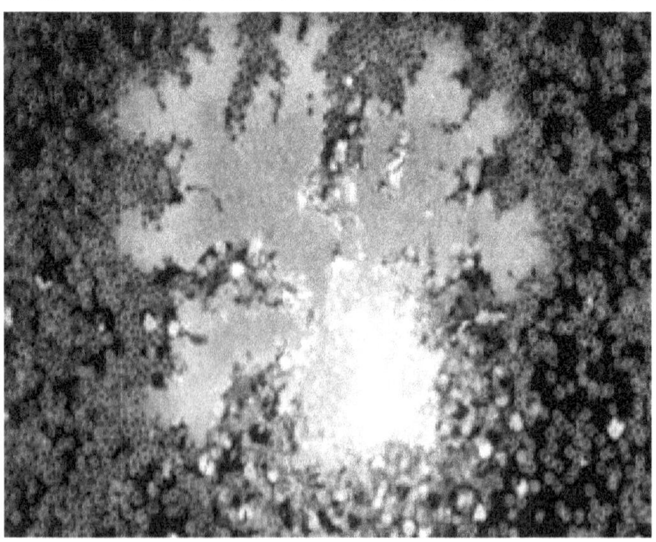

Ein am 3. Tag entstandenes Bakterienfeld, das sich allmählich ausbreitet. Desweiteren sind an der unteren Seite leuchtende Kristalle erkennbar.

100fache Vergrößerung

2. Borrelien

Sie gehören zu der Familie der Spirochäten – das sind schraubenförmige Bakterien, die sich sehr schnell bewegen. Zu den Spirochätenarten zählen u.a. die Treponema pallidum (Syphiliserreger) und Leptospira interrogans (Hundeseuchenkrankheit).

Die bisher hauptsächlich bekannten Borrelienarten in Europa sind: Borrelia burgdorferi (ca. 98 % der in Europa auftretenden Borrelienarten), Borrelia afzellii, Borellia garinii, Borellia spielmanii, Borellia valaisiana, Borellia lusitaniae, Borrelia bavariensis.

Borrelien sind unmittelbar an ihrem schnellen spiralartigen Bewegungsprofil im Plasma erkennbar (auch bereits direkt nach der Blutentnahme). In indirekter Form können jedoch auch bestimmte pathologisch veränderte Erythrozytenformen wie z.B. Bärentatzen auf das Vorhandensein von Borrelien hinweisen.

Sie können eine Länge von bis zu ca. 30 Mikrometer (d.s. 0,03 Millimeter) und einen Durchmesser von bis zu ca. 0,5 Mikrometer erreichen.

Sie gelten in ihrer äußeren Form als außerordentlich wandlungsfähig und können sich gut in den verschiedenen Körperebenen und Organzellen verstecken, insbesondere in Bereichen, die vom Immunabwehrsystem mangels Durchblutung nicht ausreichend erreicht werden wie z.B. in Gelenken und gelenknahen Strukturen (Gelenkflüssigkeit/Synovia).

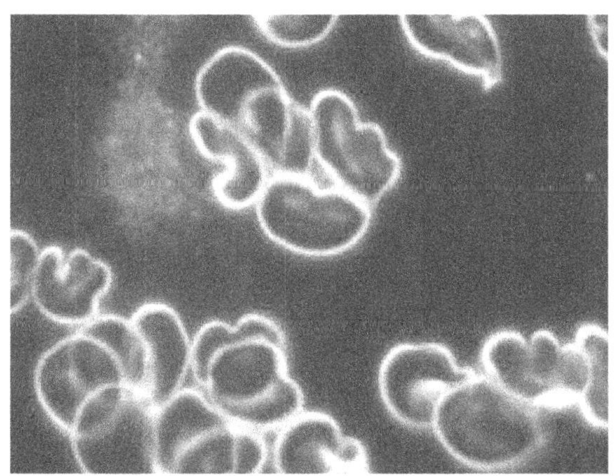

Die Bärentatzen-Formen bei den roten Blutkörperchen können ein Hinweis auf das Vorhandensein von Borrelien sein. Diese Art der Verformung kann aber auch ein Hinweis auf eine Fettstoffwechsels Erkrankung sein.

1000fache Vergrößerung

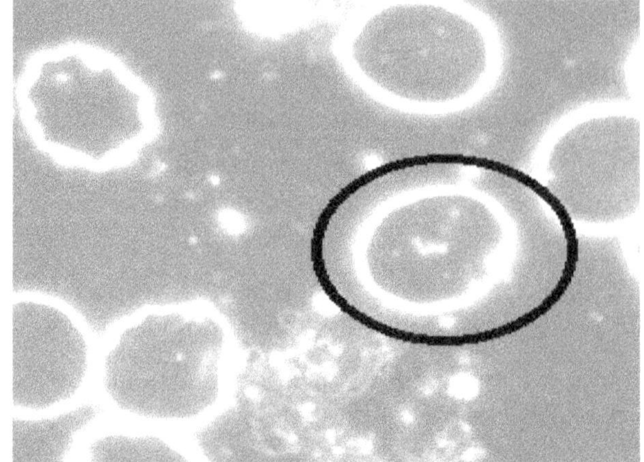

Borrelie – intrazellulär
(in einem Erythrozyten).

1000fache Vergrößerung

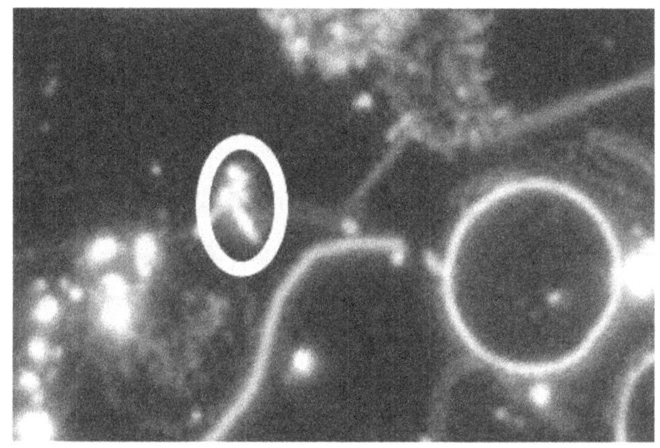

Borrelie
(im Oval markiert).

1000fache Vergrößerung

G. Pilz -Zykloden nach Prof. Enderlein

In den nachfolgenden Bildern ist die Aufwärtsbewegung der bekannten Pilz - Zykloden nach Enderlein in grober Form dargestellt.

Dem Dunkelfeldtherapeut werden somit über dieses bildgebende Verfahren (Mikroskopie) Hinweise eröffnet, welche Pilz- Zyklode (bzw. Pilz-Zykloden) sich in der Aufwärtsbewegung befinden. In der dunkelfeldmikroskopischen Untersuchung sind nur die Vorstufen sichtbar.

Nähere Erläuterungen zur Entstehung der sog. Aufwärtsbewegung sind in Abschnitt III. 3. Cyclogenie nach Prof. Dr. Enderlein dargestellt.

Nachfolgend sind Beispiele wiedergegeben zu den Pilzformen: Mucor racemosus fresen, Aspergillus niger, Mucor mucedo und Penicillium notatum.

Mucor racemosus Fresen

Dieser Pilz ist nach Prof. Enderlein der Urpilz, der sich aus dem Protit (Spore) entwickelt und aus dem alle bisher bekannten   Pilz-Zykloden nach Enderlein im Blut Ihren Ursprung haben.

Der Mucor racemosus fresen lebt in jedem von uns, im Menschen, im Tier sowie in den Pflanzen. In den apathogenen Vorstufen ist er für den Menschen ein lebensaufbauender Freund in den Bereichen des Blutes, der Gefäßsysteme und der Organe.

Geht er in die pathogenen Erscheinungsformen kann er sich krankmachend auf den Körper auswirken. Seine krankmachende Wirkung zeigt sich mit einer eingeschränkten Durchblutung des Organismus. Es sind die Stauungszeichen, bzw. Mikrozirkulationsstörungen, die für bestimmte Krankheitsbilder stehen.

Sie betreffen das Blut, das arterielle, venöse und lymphatische Gefäßsystem sowie die Organstrukturen wie zum Beispiel: Krampfadern, Hämorrhoiden, Geschwüre, Thrombosen, Bluthochdruck, Herzerkrankungen - von den Koronarerkrankungen bis hin zum Herzinfarkt und Schlaganfall.

Werden folgende Strukturen im Dunkelfeld beobachtet, ist eine Aufwärtsbewegung des Mucor racemosus fresen nach Enderlein im Blut als gesichert an-
zusehen.

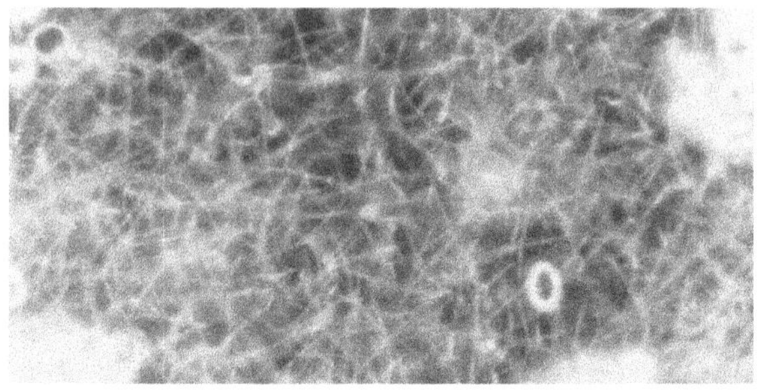

Eine derart massive Filitbildung weist auf ein Stau-
ungszeichen im gesamten
Organismus hin.

1000fache Vergrößerung

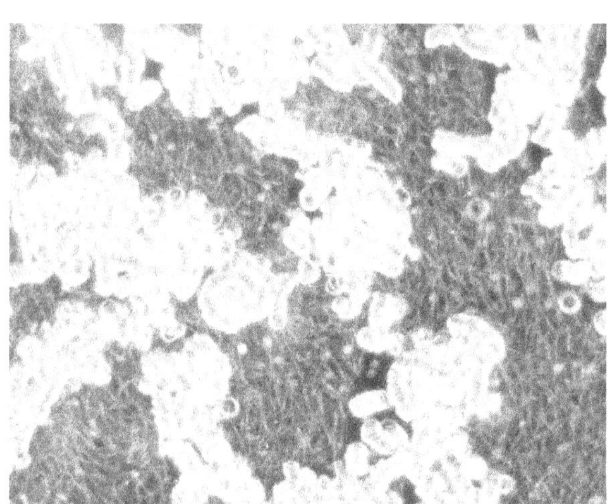

Die deutlich sichtbare netz-
förmige Filitbildung ist ein
Hinweis auf die Aufwärts-
bewegung des Mucor
Racemosus.

400fache Vergrößerung

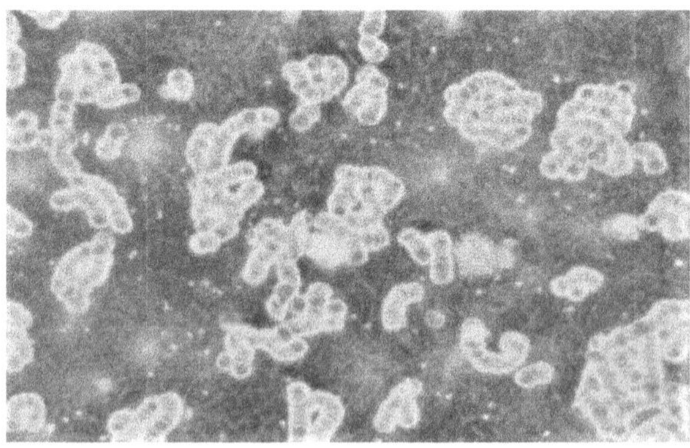

Hier zeigen sich zwei Arten
der Mucor racemosus-Zyk-
lode in einem Bild: Die
Geldrollenbildung und die
Filit-Bildung sind beides
Stauungszeichen.

400fache Vergrößerung

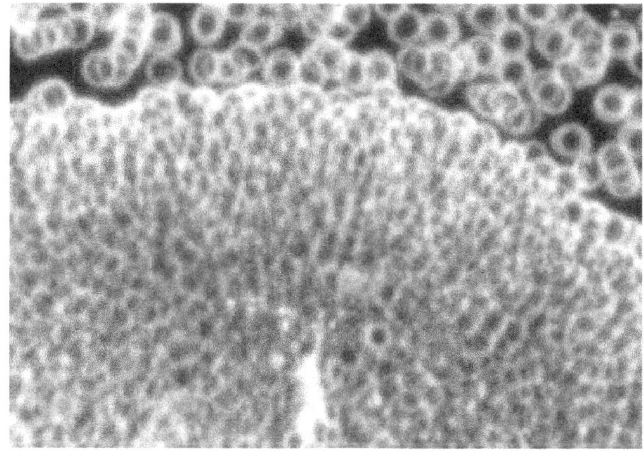

Die Wabenbildung der roten Blutkörperchen zählt ebenso zu den Stauungszeichen und zur Aufwärtsbewegung vom Mucor racemosus.

600fache Vergrößerung

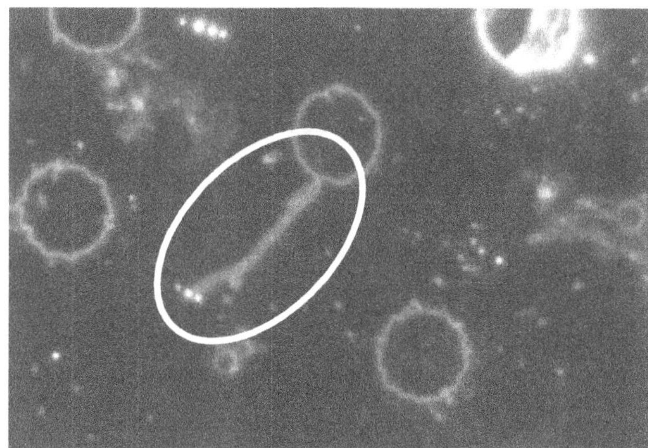

Das Leptotrichi buccalis Bakterium(kettenförmige Gebilde im Kreis), zeigt die Wandlungsfähigkeit des Mucor racemosus zur Bakterienform.

1000fache Vergrößerung

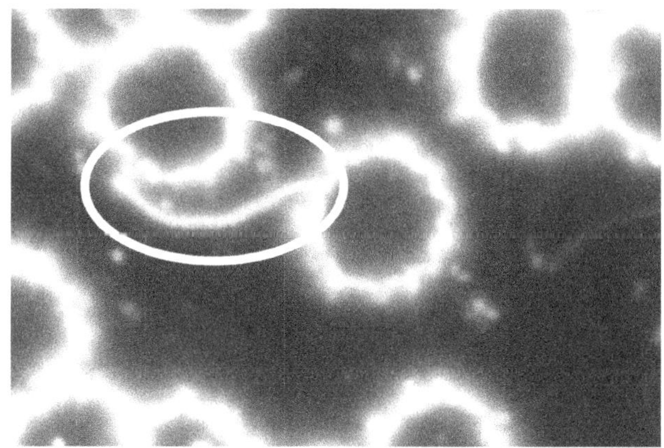

Im ovalen Kreis sichtbar: das Leptotrichea buccalis-Bakterium.

1000fache Vergrößerung

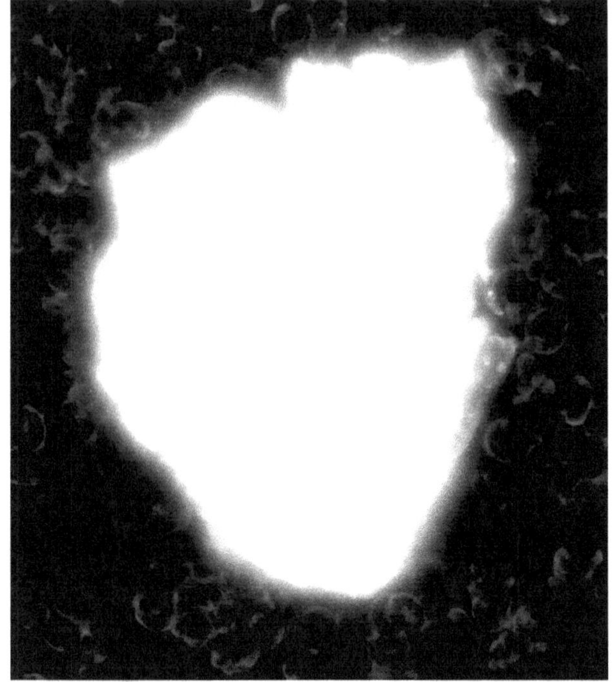

Ein Mucor racemosus Symplast. Der in die Aufwärtsbewegung befindende Mucor racemosus wird auch gerne als Eiweiß-Fresser bezeichnet, d.h. bei zu viel Aufnahme von tierischem Eiweiß finden sich solche Exemplare vermehrt in der Blutprobe.

600fache Vergrößerung

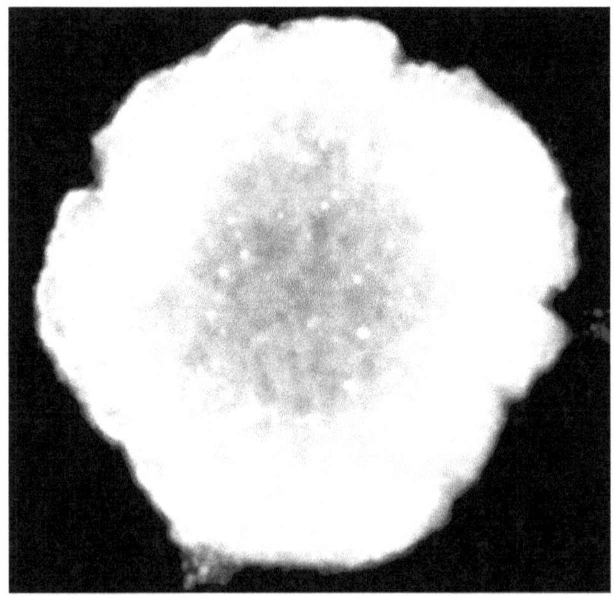

Ein Mischsymplast mit weißem Mucor racemosus-Anteil und im Kern Aspergillus niger-Anteil.

600fache Vergrößerung

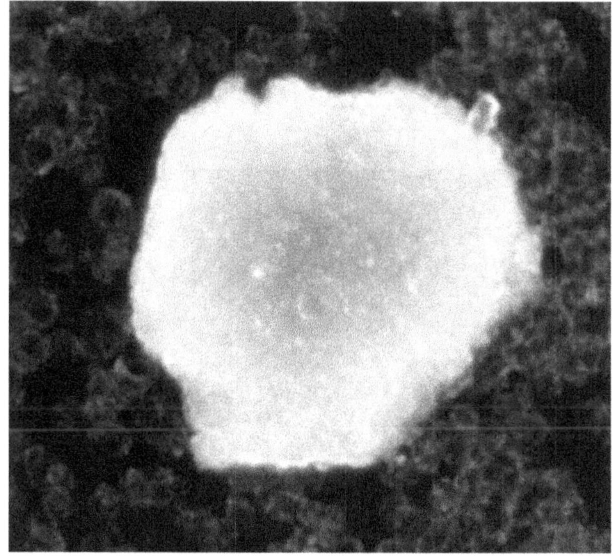

Mucor racemosus mit leichten Aspergillus-Anteilen im Inneren.

600fache Vergrößerung

Aspergillus niger Zyklode van Tieghem

Der Aspergillus niger ist der sogenannte Schwarzschimmel. Die apathogen Vorstufen leben in Symbiose im Menschen und sind für den Kalziumstoffwechsel (Aufbau des Skelett) und den Zitronensäurezysklus (Atmung und Energiegewinnung in der Zelle) im Körper zuständig.

Sie haben eine Zuordnung zum Bewegungsapparat sowie zu den Lungen, Nieren und den Hohlorganen. Die pathogene Bakterienform des Aspergillus niger ist das Tuberkel-Bakterium, welches uns allen als Tuberkulose-Erreger bekannt ist.

Bei einer Aufwärstsbewegung des Aspergilllus niger in seine pathogenen (krankmachende) Formen finden sich Erkrankung im rheumatischen Formenkreis, allergische Erkrankungen, wie z. B. Neurodermitis, Asthma bronchialis, Ekzeme, Erkrankungen des Bewegungsapparates wie z.B. Arthritis, Arthrose und Osteoporose. Weiterhin können sich seine pathogenen Formen bei Krebsgeschehen finden. Dies heißt aber nicht, dass sobald eine Aspergillus niger - Form sichtbar ist, auch eine Krebserkrankung vorliegt.

Der Aspergillus niger zeigt sich nach Enderlein in der pathologischen Aufwärtsbewegung wie folgt in der Blutprobe.

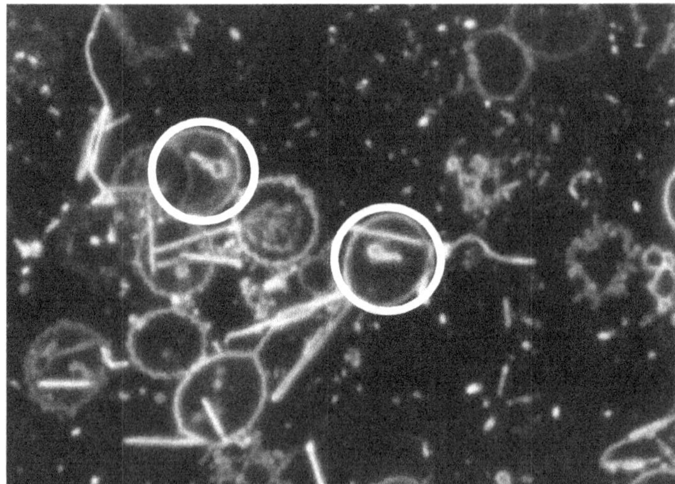

Tuberkel-Bakterium

Es war zu Enderleins Zeiten (vor ca. 100 Jahren) ein häufiger Gast in vielen Blutproben. In der heutigen Zeit ist das Bakterium eher eine Seltenheit, da sich die Krankheitsbilder gewandelt haben. Inzwischen zeigen sich andere Belastungen im Blut.

1000fache Vergrößerung

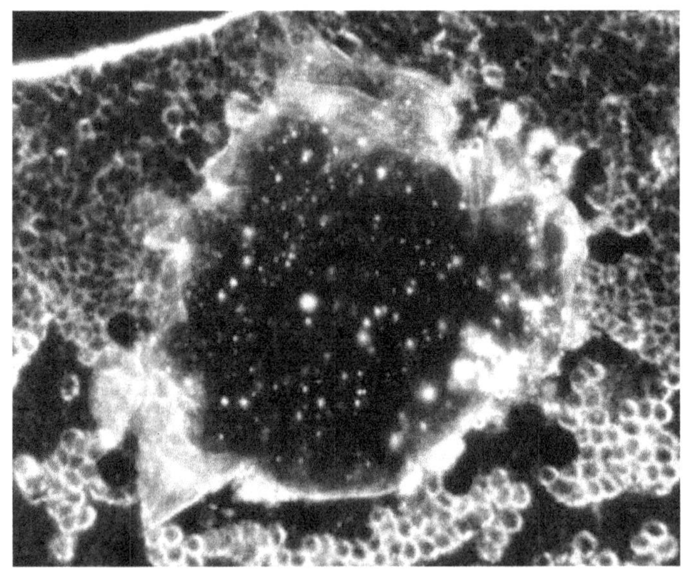

Aspergillus niger - Symplast mit Einschlüssen als ein Hinweis auf Schwermetalle.

400fache Vergrößerung

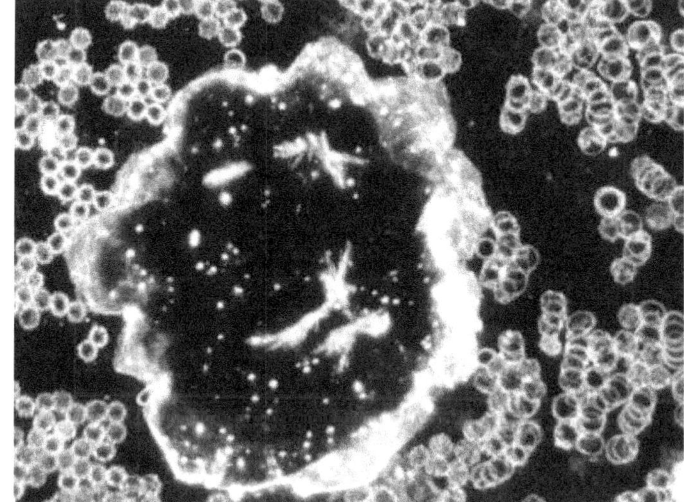

Aspergillus niger -
Symplast mit Schwer-
metall-Einschlüssen
(Lichtpunkte).

400fache Vergrößerung

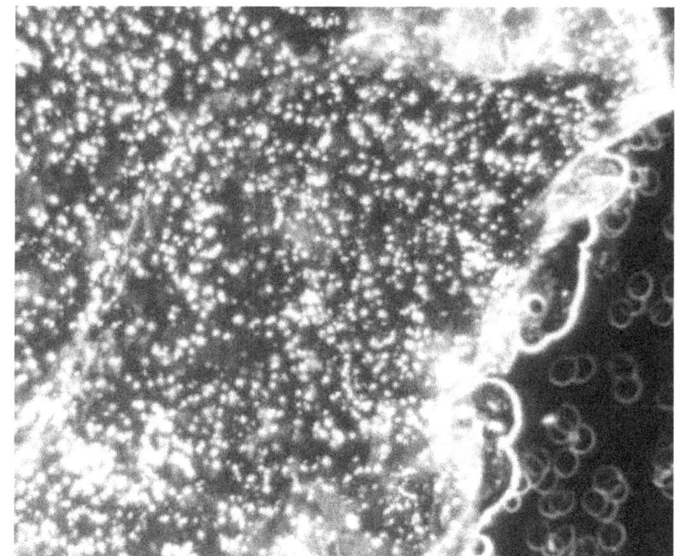

Aspergillus niger
Symplast mit massiven
Einschlüssen, die sich in
verschiedenen Farben
darstellen können. z.B.
Schwermetalle, Kristalle

1000fache Vergröße-
rung

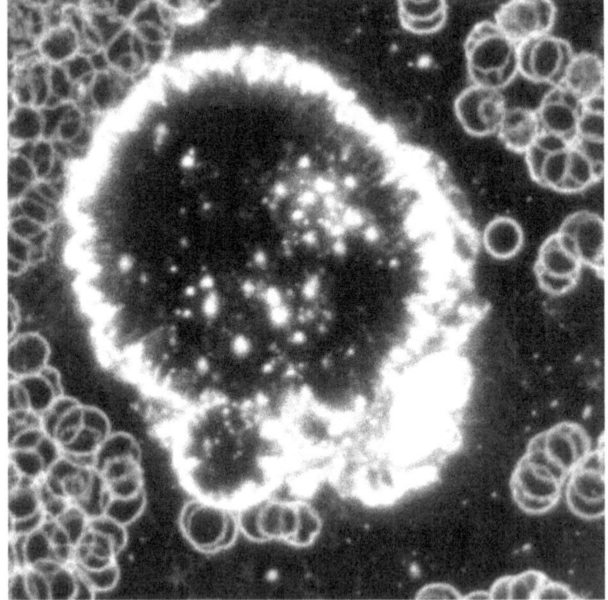

Ein typischer runder Blasen-Symplast (Aspergillus niger). Er gilt als Hinweise für Erkrankungen der Hohlorgane wie z.B. die Harnblase - mit Schwermetalleinschlüssen.

600fache Vergrößerung

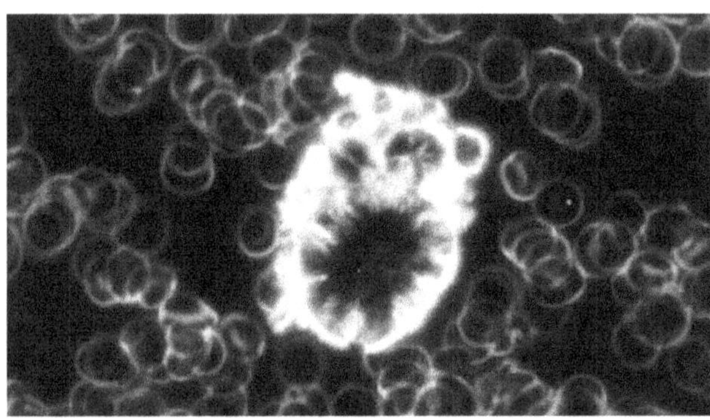

Mehrere Aspergillus niger Blasen-Symplasten ineinander.

600fache Vergrößerung

Findet sich bei der mikroskopsichen Blut- Untersuchung am ersten Tag eine massive Aspergillus niger - Symplastenbelastung, sollte immer eine Schimmel-Sporen-belastung über die Atemwege ausgeschlossen werden.

Diese sind meist im Wohn- oder Arbeitsumfeld des Patieten zu finden. Die gesundheitlichen Probleme sind vielseitig. Die Symptome können je nach Art des Schimmelpilzes, der Dauer der Exposition und der individuellen Empfindlichkeit der betroffenen Person variieren.

Zu den häufigsten Symptomen einer Schimmelpilzbelastung gehören: Husten, Halsschmerzen, Nasennebenhöhlenentzündungen, Atemwegsbeschwerden bis hin zu Asthma. Auch allergische Reaktion können entstehen wie z.B. Bindehautentzündung, allergischer Schnupfen sowie Juckreiz und Hautausschläge. Eine längere Belastung kann das Immunsystem schwächen und es kann zu chronischer Müdigkeit, Kopfschmerzen, Gelenkbeschwerden, Schwindelgefühl und Konzentrationsstörungen kommen.

Mucor mucedo Zyklode

Die Aufwärtsbewegung des Mucor mucedo zeigt sich ausschließlich über den Mucor Mucedo – Symplast. Seine Zuordnung gehört zum Gehirn, Rückenmark, Hormonsystem und Nervensystem und die ggf. dazugehörigen Erkrankungen wie z. B: Multiple Sklerose, Demenz, amyotrophe Lateralsklerose, Morbus Parkinson, Störungen im Hormonsystem sowie Depression bis hin zu Angststörungen.

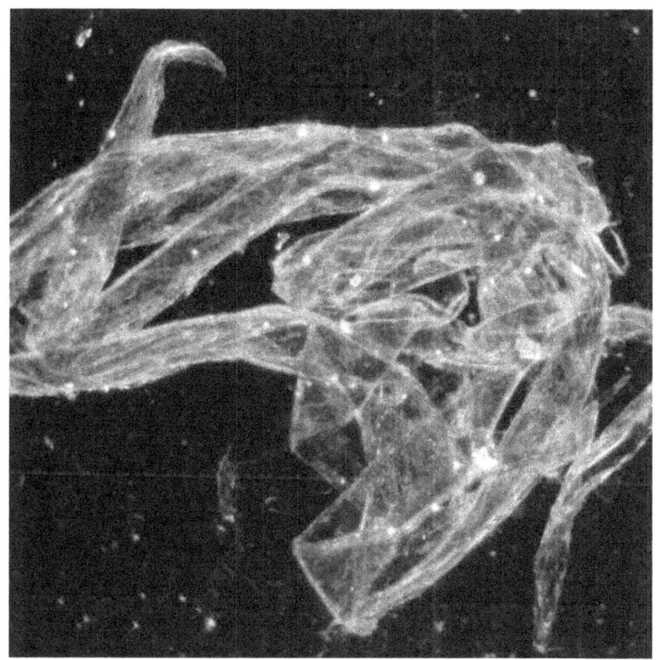

Mucor mucedo mit der typischen „Fältelung" – ein schon als extrem zu bezeichnendes Gebilde.

400fache Vergrößerung

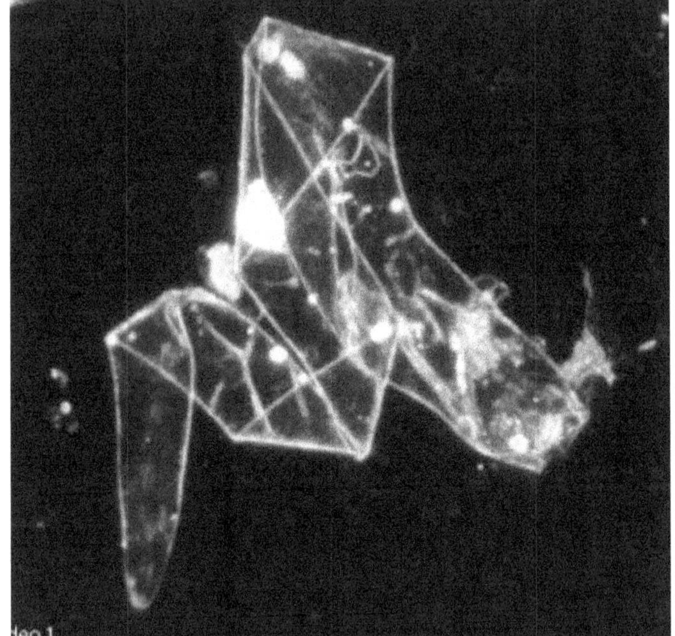

Ein glasartig-transparenter (hyaliner) Mucor mucedo Symplast.

600fache Vergrößerung

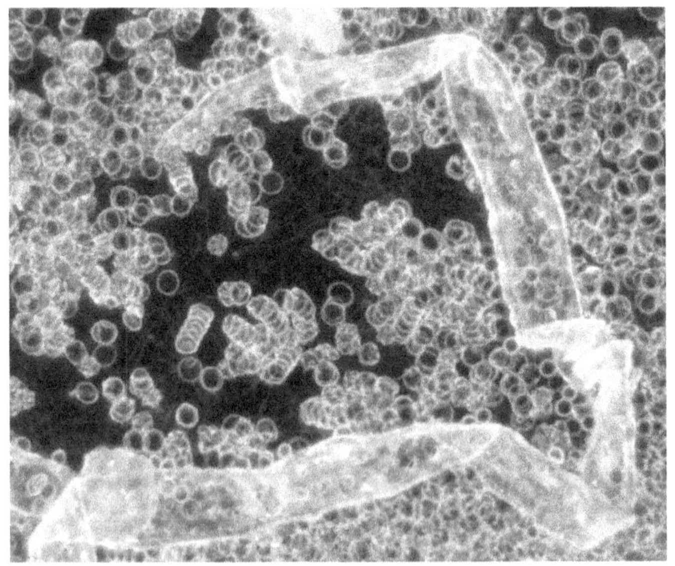

Mucor mucedo-Symplast.

400fache Vergrößerung

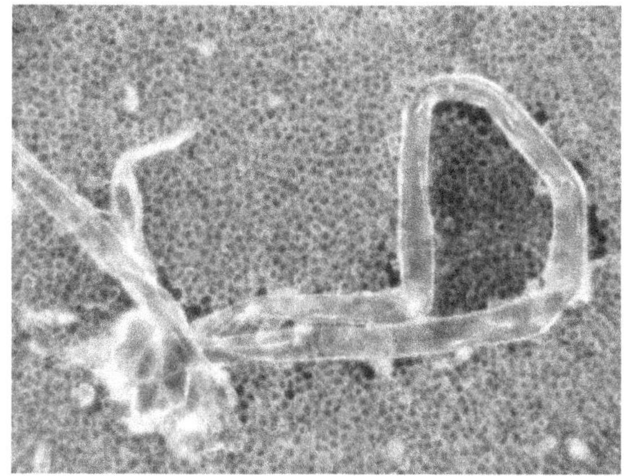

Weiteres Beispiel für ei-
nen Mucor mucedo
Symplast

100fache Vergrößerung

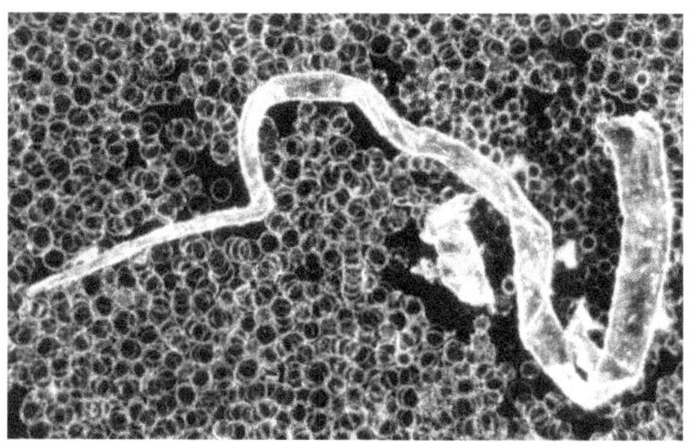

Ein weiteres Beispiel für
einen Mucor mucedo
Symplast.

400fache Vergrößerung

Penicillium notatum Zyklode

Die apathogenen Formen des Penicillium notatum besiedeln den Darmtrakt, Harntrakt sowie die gesamte Haut-Schleimhaut-Bakterienflora und stützen diese Systeme.

Bei einer Dysbalance können sich die dementsprechenden bakterielle Erkrankungsformen zeigen. Dazu gehören z.B. bakterielle Tonsillitis, Erkrankungen der oberen und unteren Atemwege, Blasentzündung, Furunkel, Phlegmone, Abszesse, alle Entzündungen, die mit Eiterbildung einher gehen.

Die Aufwärtsbewegung des Penicillium notatum können über die verschiedenen Bakterienformen im Dunkelfeld sichtbar werden. Das Herdgeschehen (sh. Teil II: N Herd und Störbelastung) kann ebenfalls zu dieser Zyklode zugeordnet werden.

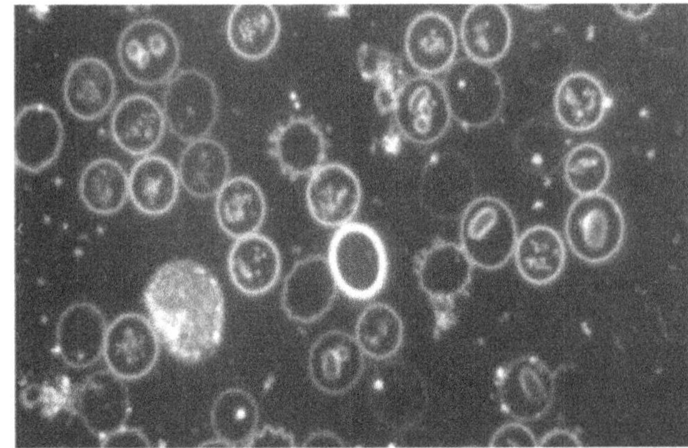

Bakterielle Belastungen in den Erythrozyten mit Kokken-, Stäbchenformen etc.

1000fache Vergrößerung

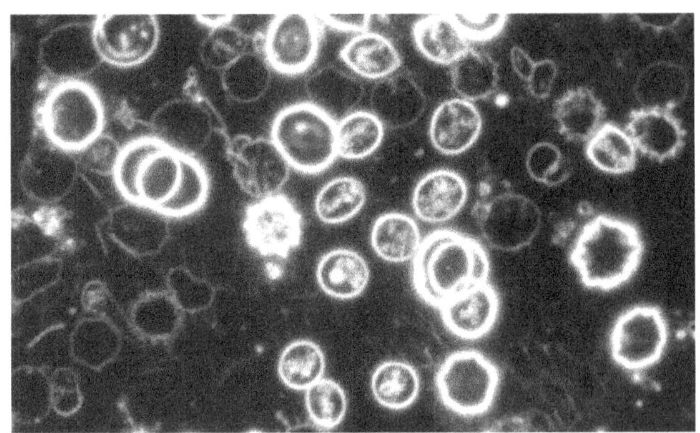

Bakterielle Belastungen in den Erythrozyten

1000fache Vergrößerung

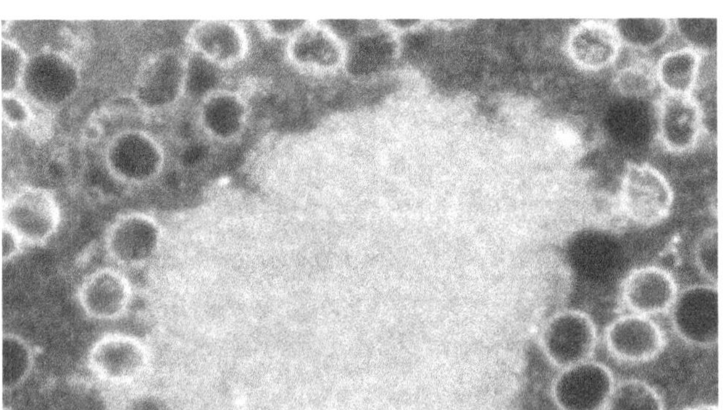

Bakterienfeld – Es bildet sich in der Regel erst nach ca. 3 – 5 Tagen in der Blutprobe

1000fache Vergrößerung

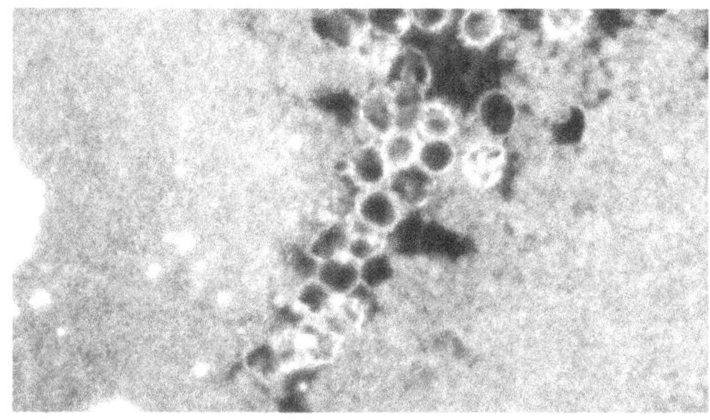

4. Tag der Blutuntersuchung: der ganze Bereich ist mit Bakterien gefüllt

1000fache Vergrößerung

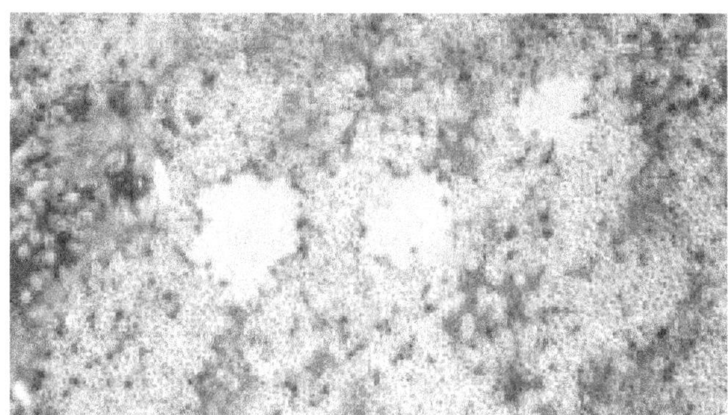

3 Bakterienfelder nebeneinander, was als deutliches Zeichen für die Aufwärtsbewegung der Penicillium notatum-Zyklode zu deuten ist.

100fache Vergrößerung

H. C-Candida albicans nach HP E. Scheller

Die Entdeckung bzw. Interpretation des C-Candida albicans geht auf den Heilpraktiker S. Ekkehard Scheller zurück. Das „C" vor dem Candida steht für „camoufliert", was so viel bedeutet wie „versteckt, getarnt, verborgen". Der C-Candida albicans, -Pilz wird nicht vom Immunsystem erkannt. Es handelt sich hierbei um einen hefefreien C-Candida-albicans – Pilz im Blut, der sich parasitär verhält.

Die Ursachen, dass es zu einer C-Candida albicans - Variante im Blut kommen kann, sind vielfältig, u.a. durch den Einsatz von Antibiotika sowie Antimykotika bei Menschen und Tieren, hoher Zuckerkonsum und u.a. in Verbindung mit einem Leaky Gut - Syndrom (Darmdurchlässigkeit).

Der C-Candida albicans im Blut ernährt sich vom Blutzucker und gibt dabei als Stoffwechselabbauprodukt Säure ins Blut ab. Damit beeinflusst er das Milieu um sich herum und fördert so sein eigenes Wachstum. Und wie in der Natur üblich, unterstützt der Parasit seinen Wirt. In diesem Fall hilft der C-Candida albicans dem Lebewesen, indem er Schwermetalle wie z. B. Quecksilber, Cadmium oder Aluminium anzieht und aufnimmt.

Durch seine Abgabe der Stoffwechselabbauprodukte sowie die Absonderung von Mykotoxinen schwächt er das Immunsystem und befällt gleichzeitig vorwiegend die Schleimhäute, was diese in ihrer Funktion einschränkt und schädigt. Hierbei können sich vielschichtige Symptome zeigen. Je nach Veranlagung des Patienten kann es zu Asthma, Reizmagen, Darmerkrankungen, Reizblase, chron. Nasennebenhöhlenentzündungen, Allergien, und Hauterkrankungen kommen.

Die C-Candia albicans-Belastung ist im Dunkelfeld gut zu differenzieren und kann sich sowohl im Plasma als auch als intrazellulärer Befall im Erythrozyten zeigen.

Bei den nachstehend dargestellten Formen I und II befindet sich der C-Candida albicans im Plasma (siehe Nestbildung), während er sich bei der Form III intrazellulär unmittelbar innerhalb der roten Blutkörperchen befindet und am dritten bis vierten Tag nach Aufzehrung der Glucose im Inneren der Zelle auf seiner Suche nach weiteren Nahrungsquellen nach außen ins Plasma austritt und sofort sklerosiert (verhärtet); deshalb nannte ihn der Heilpraktiker Sirian E. Scheller: C-Candida sklerosis: siehe nachfolgende Bilder:

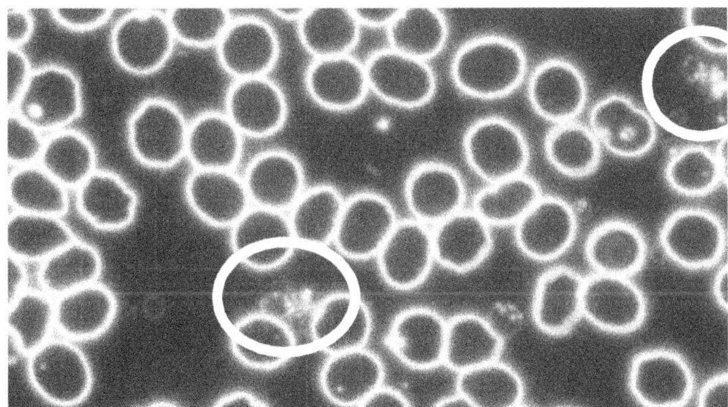

I. Form:
Hier zeigen sich kleine Bläs-chen, in denen sich Sporen tummeln.

1000fache Vergrößerung

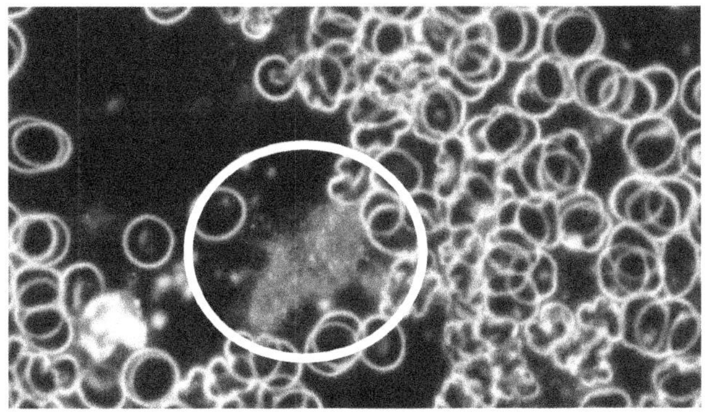

II. Form: zeigt sich bereits eine Nestentwicklung mit Bläschen und vielen Filit-Strukturen.

1000fache Vergrößerung

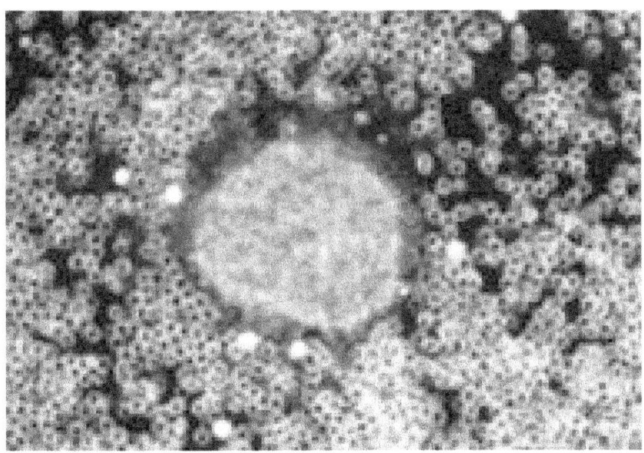

II. Form:

Ein großes C-Candida albi-cans - Nest, das eine hohe Belastung anzeigt.

100fache Vergrößerung

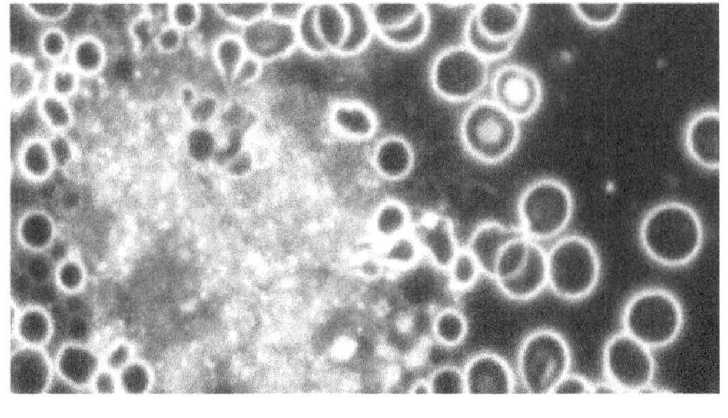

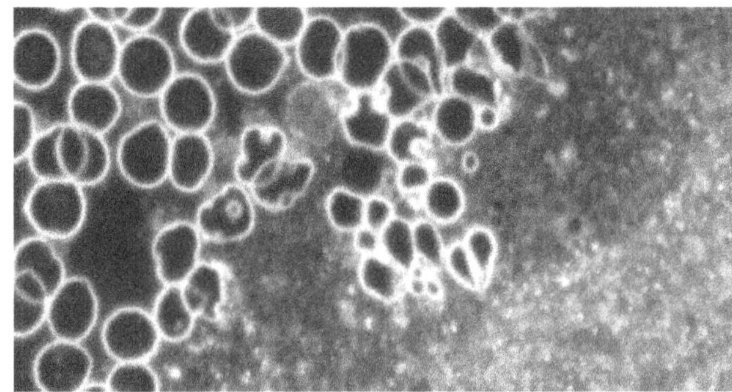

II. Form:
Bei näherer Betrachtung der C-Candida albicans Nester ist gut zu sehen, wie die roten Blutkörperchen in das Innere hineingezogen werden. Der C-Candida albicans ernährt sich von der Glucose (Blutzucker), die u.a. im Hämoglobin der Erythrozyten enthalten ist.

1000fache Vergrößerung

Die III. Form - der C-Candida sklerosis: höchste Belastungsstufe mit intrazellulärem Befall

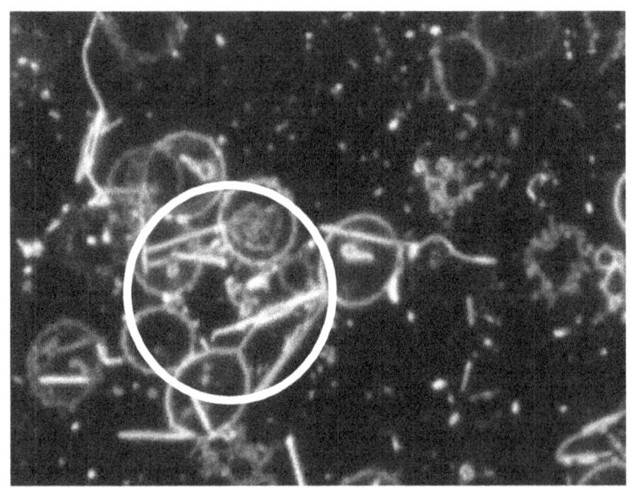

III. Form:

Diese sklerosierte (verhärtete) Form wird frühestens am 3. - 4. Tag beobachtet. Aus den Erythrozyten tritt der C-Candida albicans sklerosis – Pilz heraus und zeigt sich als starre Stopfnadelform.
1000fache Vergrößerung

C-Candida parapsilosis:

Er gehört ebenfalls zu einer C Form der Candida-Gruppe, die im Dunkelfeld gut zu erkennen ist. In den meisten Fällen wird er am zweiten Tag sichtbar und geht mit dem C-Candida albicans Hand in Hand. d.h. diese Belastung wird in 70% der C-Candida albicans Belastungen am nächsten Tag sichtbar.

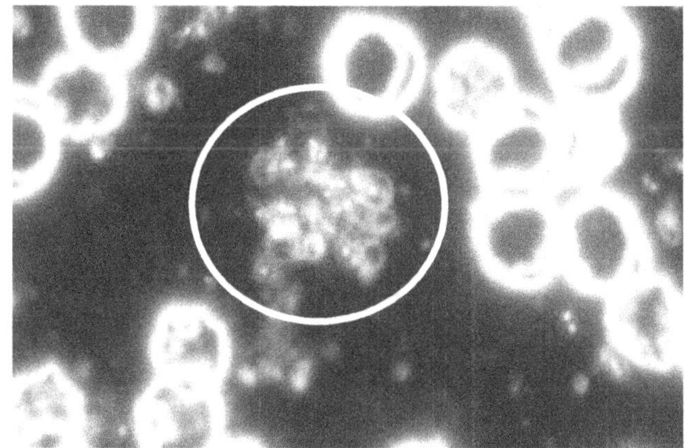

Am 2. Tag wird der C- Candida parapsilosis im Dunkelfeld in den meisten Fällen als ein traubenförmiges Gebilde sichtbar.

1000fache Vergrößerung

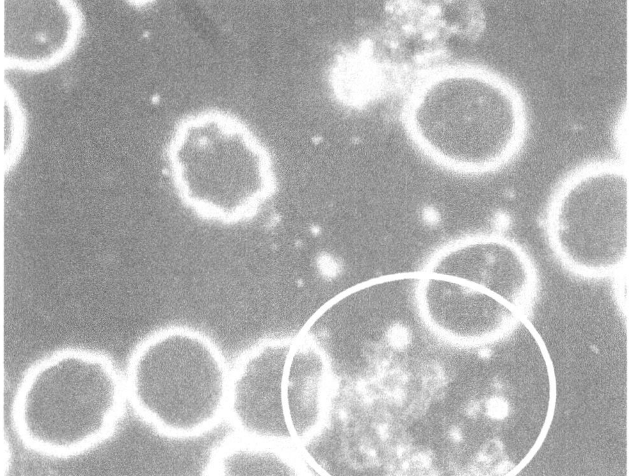

C-Candida parapsilosis am 2. Tag.

1000fache Vergrößerung

I. C-Trichomonaden

C-Trichomonaden sind eine veränderte Variante, die es durch Umwandlung/Transformation ihrer Lebensform ermöglicht, im Blut zu überleben. Es gibt weitreichende Literatur von der russischen Ärztin Tamara Lebedewa, die sich über Jahre mit dem Thema „C-Trichomonaden im Blut" befasst hat.

Im Blut zeigt sich ausschließlich eine getarnte Trichomonadenform, nämlich die C-Trichomonadenform. Sie sollte nicht mit einer akuten Trichomonaden-Infektion verwechselt werden.

Trichomonaden sind Einzeller und gehören zur Geschlechtskrankheit Trichomoniasis. Diese Einzeller finden sich bei einer akuten Erkrankung im Vaginalsekret, das naturgemäß einen sauren pH-Wert von 4 aufweist.

Die C-Trichomonade ähnelt hinsichtlich der Größe den Erythrozyten und ernährt sich vom Hämoglobin des roten Blutkörperchens. Infektionsquellen sind u.a. intensives kuscheln mit Haustieren und Fleischverzehr - vor allem Wildschweinfleisch.

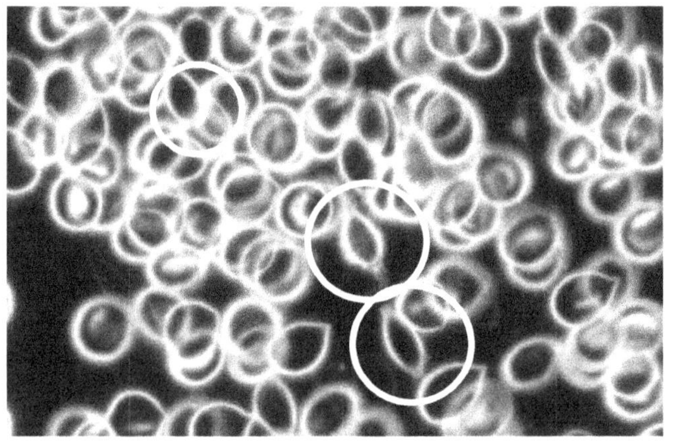

C-Trichomonade als längliche Form mit deutlich erkennbaren Geiseln.

1000fache Vergrößerung

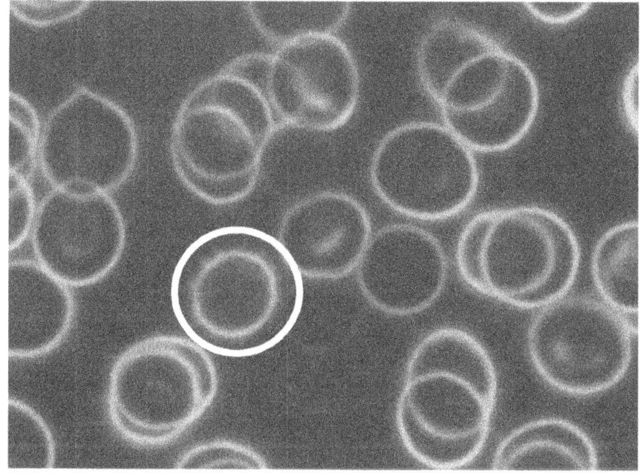

C-Trichomonade, runde Form, kaum von einem roten Blutkörperchen zu unterscheiden, mit einem leeren Erythrozyten in seiner Nähe, sein Opfer.

1000fache Vergrößerung

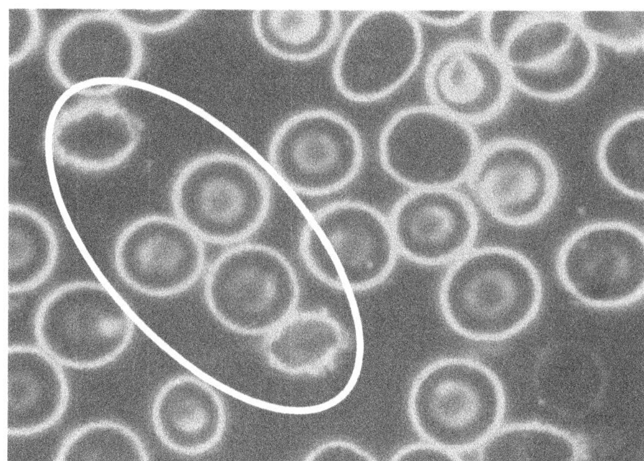

Zwei C-Trichomonaden und rechts unten ein leerer Erythrozyt (ein sog. Schatten-Erythrozyt bzw. Ghost)

1000fache Vergrößerung

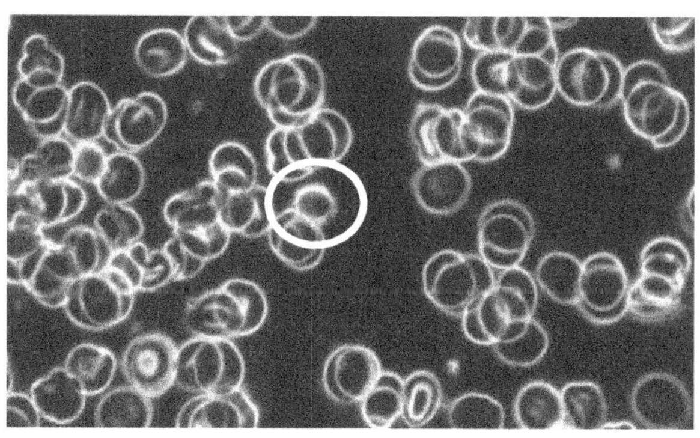

C- Trichomonade, umringt von roten Blutkörperchen.

1000fache Vergrößerung

J. Parasiten

Parasiten zeigen sich im Dunkelfeldmikroskop in vielfältiger Weise. Es gibt viele verschiede Arten von Fadenwürmern/Nematoden – bisher wurden über 25.0000 verschiedene Arten beschrieben wie z.B. Zwergfaden-, Hacken- oder Madenwurm und Trichinen - um nur ein paar von Ihnen zu nennen.

Sie sind primär zwar Darmparasiten und sollten somit eigentlich nur im Darm vorkommen. Sie können bei durchlässiger Darmschleimhaut jedoch auch ganz oder anteilig ins Blut gelangen und dadurch in der Blutprobe sichtbar werden.

Im Zweifel ist es erst einmal ein Hinweis auf eine potentielle parasitäre Belastung. Ein konkreter Hinweis wäre es, wenn sich z.B. am zweiten Beobachtungstag massive Leukozyten-Ansiedelungen an dem Gebilde zeigen. Das Immunsystem schläft nicht.

Die Leukozyten erkennen den Parasiten/Erreger und über die Botenstoffe (Zytokine und Interleukine) rufen Sie Ihre Artgenossen (ebenfalls zum unspezifischen Immunsystem zugehörig) herbei, um den Eindringling zu eliminieren.

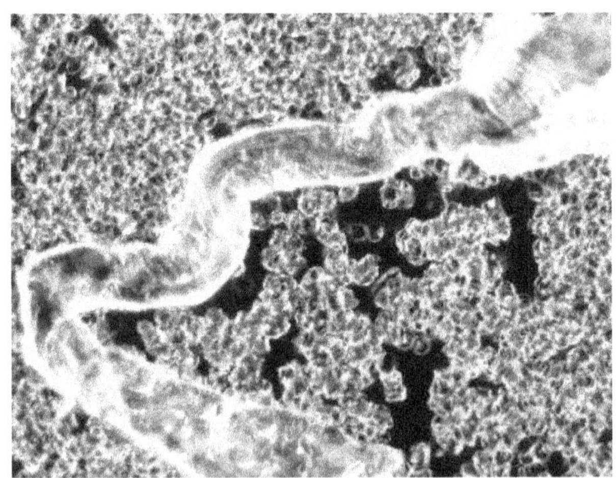

Gebilde in länglicher Form, es könnte sich um einen Symplast handeln. Die Oberflächenstruktur ist dafür aber eher zu wellig. Hier sollte das Blut 12-24 Std. später beobachtet werden, um den eine parasitäre Belastung auszuschließen.

600fache Vergrößerung

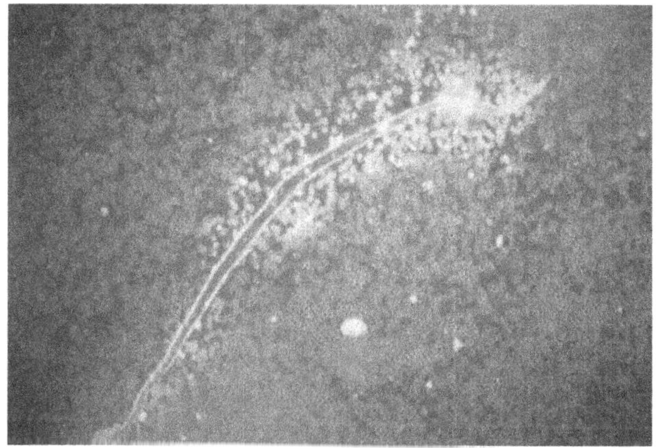

Am 2. Tag der Abnahme: Das Immunsystem verrichtet weiterhin auf dem Objektträger seine Bestimmung. Der Leukozyten-Ring ist deutlich um das Gebilde zu sehen

100fache Vergrößerung

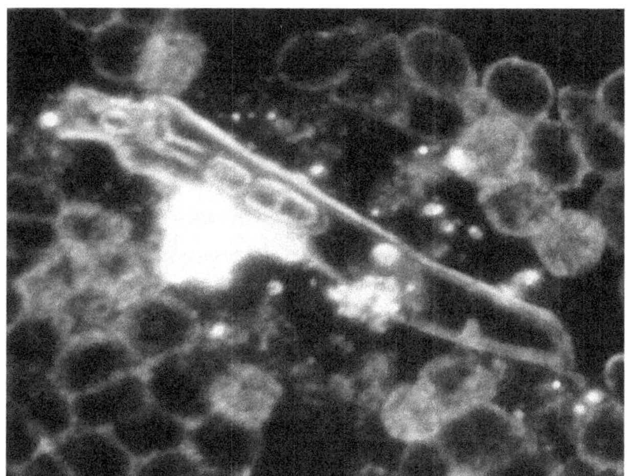

Am 2. Tag der mikroskopischen Kontrolle ist ein gut sichtbarer Leukozyten-Ring um das Parasiten-Fragment zu sehen.

1000fache Vergrößerung

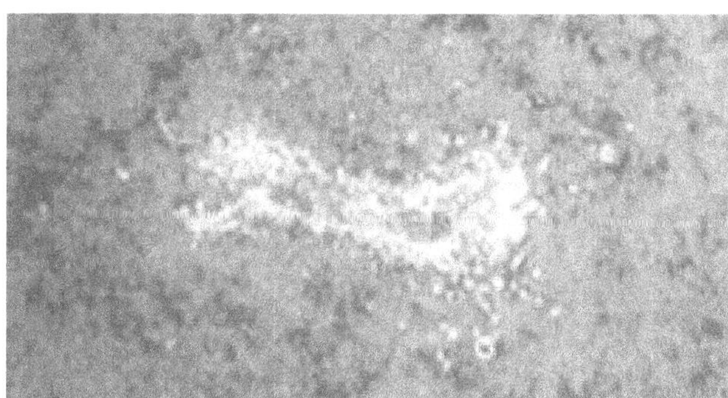

Der Leukozyten-Ring am 2. Tag der Untersuchung ist deutlich erkennbar.

100fache Vergrößerung

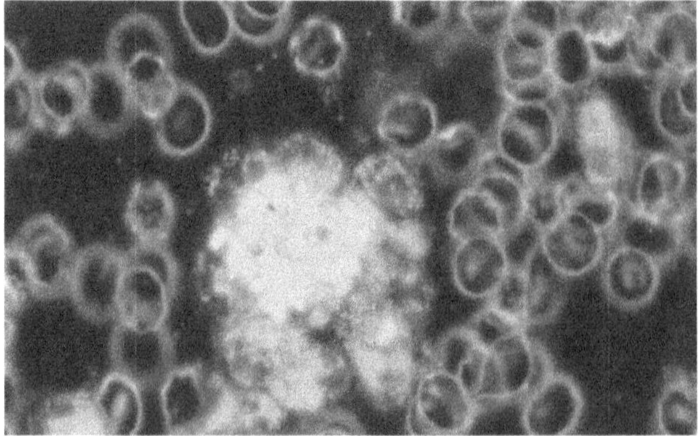

Die Umhüllung des Sym-
plasten mit den neutrophilen
Granuloyzten ist ein deutlicher Hinweis auf parasitäre
Belastung.

1000fache Vergrößerung

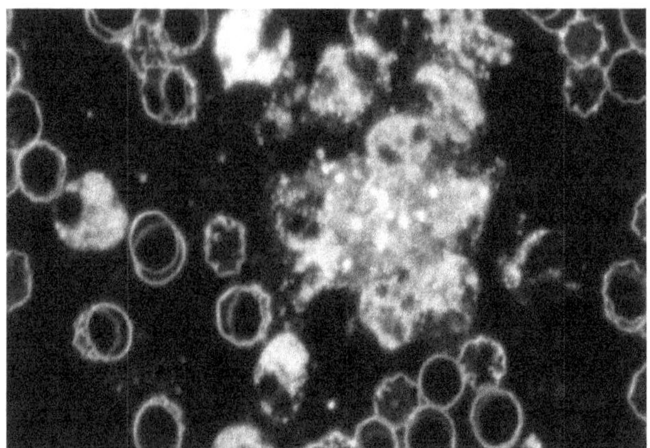

Der Leukozyten-Ring um einen Symplasten mit parasitä-
rer Belastung wird verstärkt.
Augenscheinlich werden
weitere neutrophile Gra-
nulozyten durch Interleukine
(Leukozyten aussendende
Botenstoffe) angelockt.

1000fache Vergrößerung

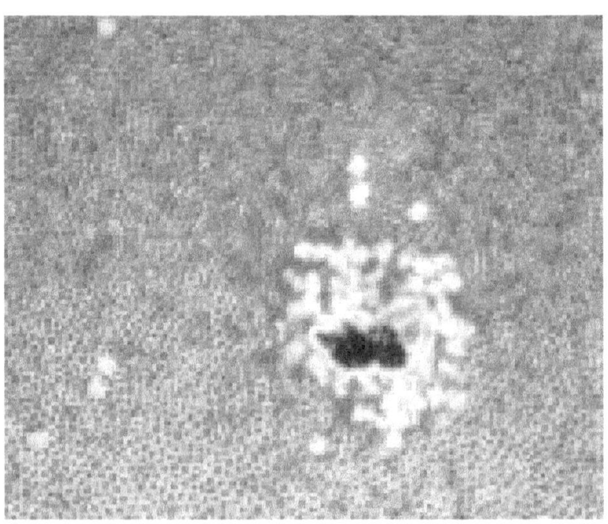

Die bräunliche Färbung
spricht für einen dem Organ
Leber zuzuordnenden
Symplasten - mit einem Leukozyten-Ring als Hinweis
auf eine parasitäre Belastung.

100fache Vergrößerung

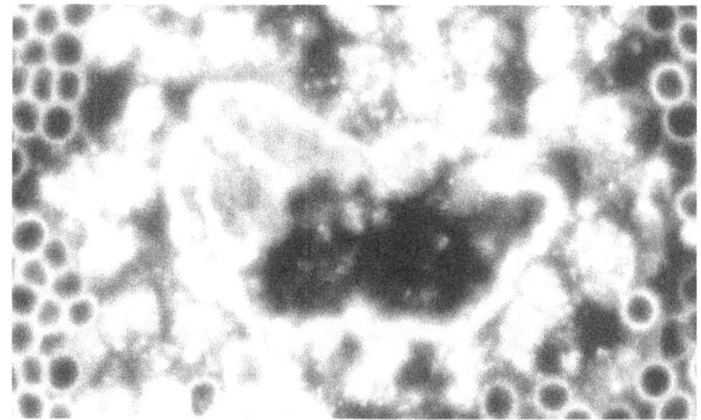

Gleicher parasitär belasteter Symplast wie im Vorbild. Die neutrophilen Granulozyten sind deutlich erkennbar.

1000fache Vergrößerung

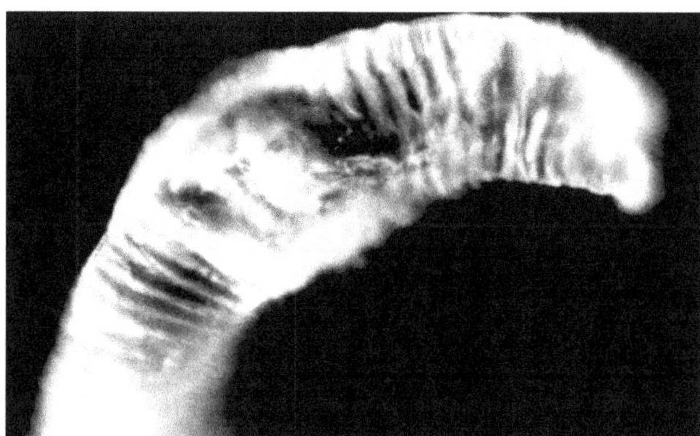

Verdacht auf einen Zwergbandwurm

1000fache Vergrößerung

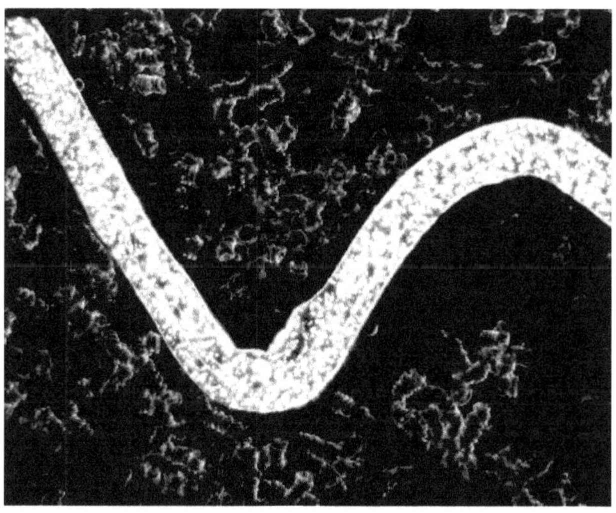

Eine interessante Form, die eher einen Parasiten (als einen Symplast) vermuten lässt. Eine weitere Beobachtung sollte mehr Klarheit bringen.

600fache Vergrößerung

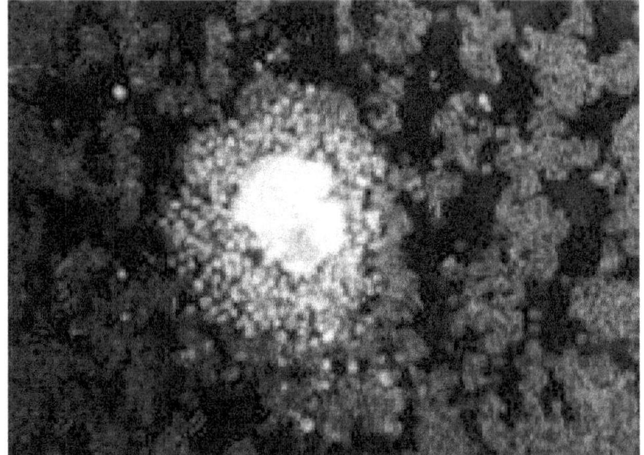

Ein Mucor racemosus - Symplast, umringt von neutrophilen Granulozyten, als Zeichen für eine parasitäre Belastung.

1000fache Vergrößerung

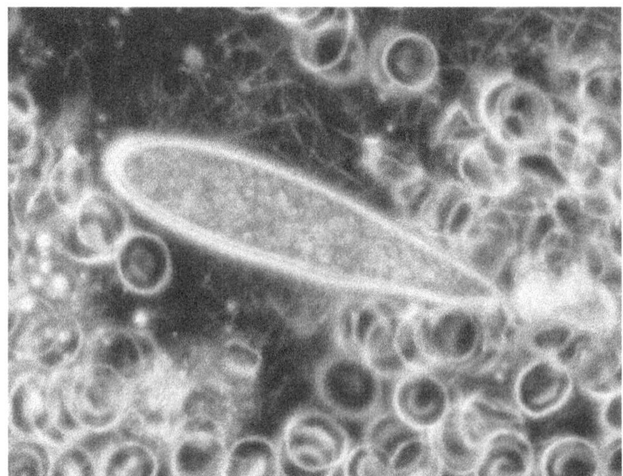

Verdacht auf eine Larve

1000fache Vergrößerung

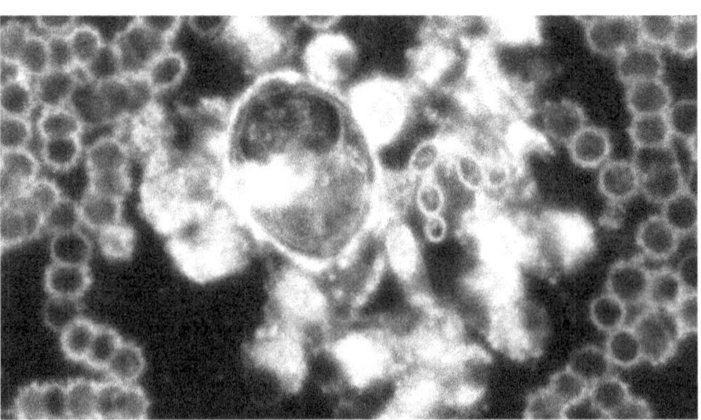

Verdacht auf einen Ascaris – Spulwurm:

Eine Zyste mit zwei sichtbaren Zellkernen im Innern.

600fache Vergrößerung

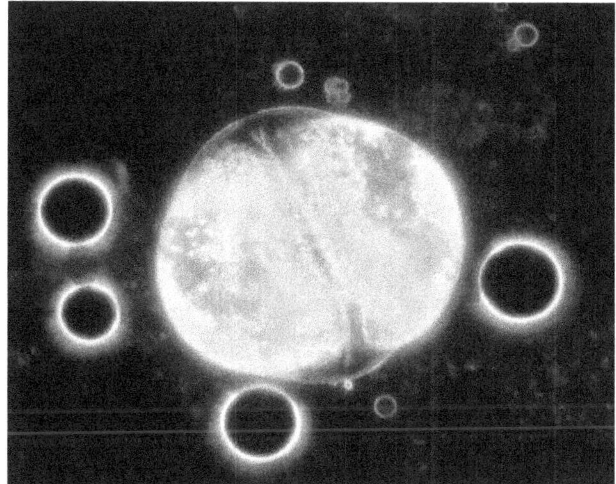

Verdacht auf Spulwurm, der normalerweise nur im Stuhl zu finden ist.

1000fache Vergrößerung

K. Zysten

Zysten sind mit Mikroorganismen (Erregern) gefülltes Hohlraumgewebe. Beispiele sind z.B. der Toxoplasma gondii. Zysten können Transportvehikel sein, um den Zysteninhalt über das Blut im ganzen Organismus zu verteilen.

In der Dunkelfeldmikroskopie kann man beobachten, wie sich der Inhalt in das Plasma ergießt.

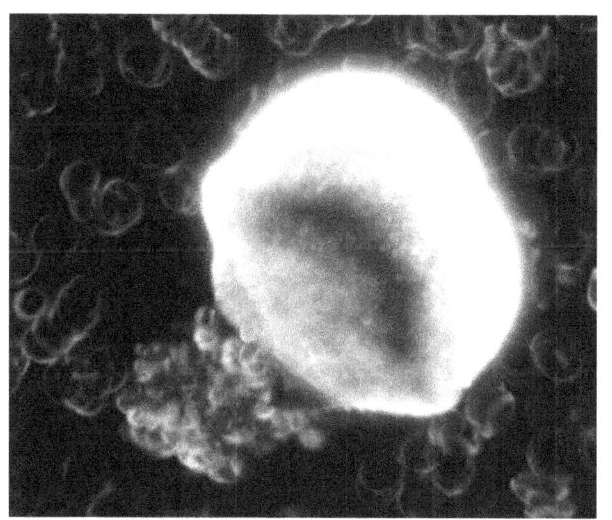

Eine typische Zyste/ Kapsel, die ihren Inhalt bereits ins Blut abgibt.

600fache Vergrößerung

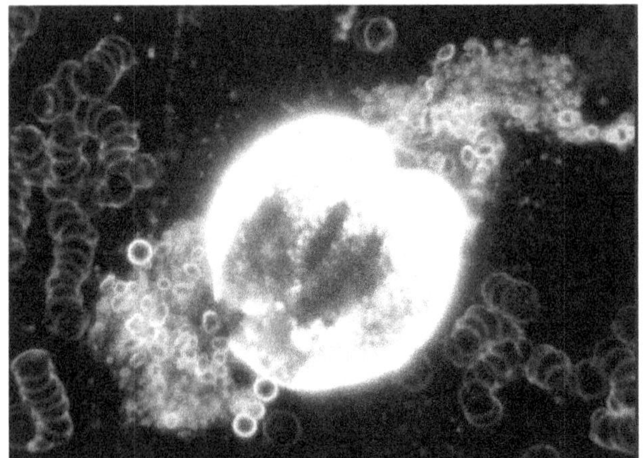

Hierbei handelt es sich ziemlich eindeutig um eine Bakterienkapsel, die ihren schädlichen Inhalt bereits umfangreich ins Blut abgibt.

600fache Vergrößerung

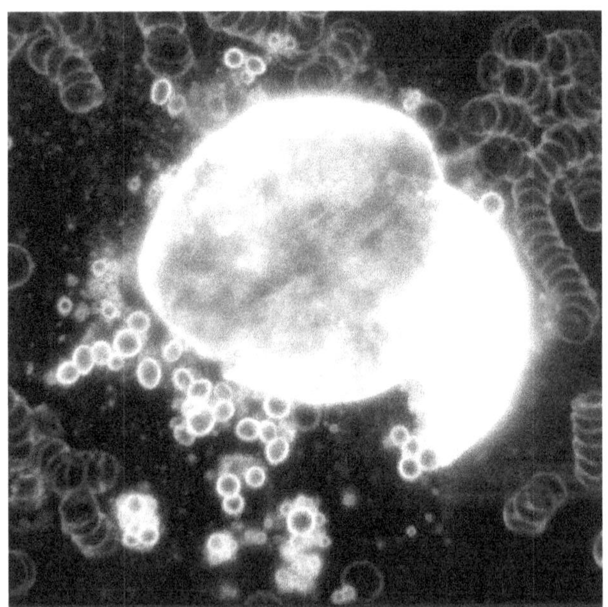

Noch eine interessante Form, die den Bakterienkapseln zuzuordnen ist.

600fache Vergrößerung

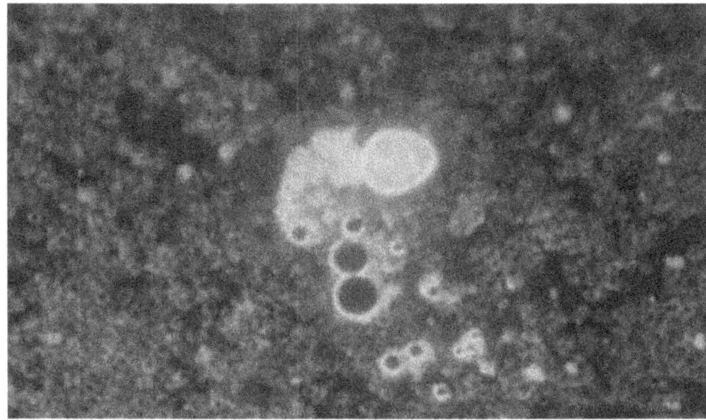

Das Bild zeigt eine Zyste mit Inhalt, der sich bereits ins Plasma ergießt.

100fache Vergrößerung

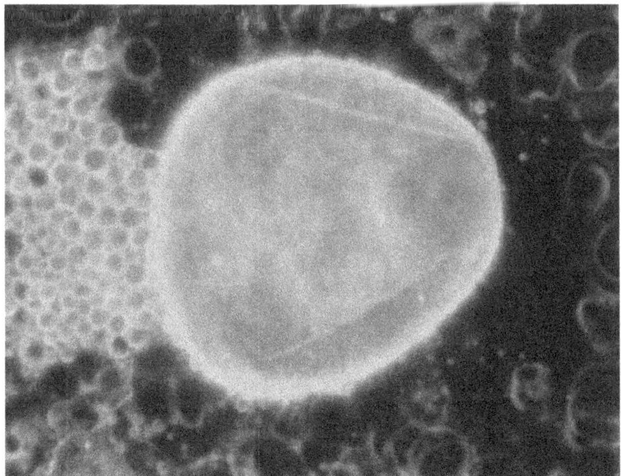

Die vorstehende Zyste in der 1000fachen Vergrößerung; der Zellinhalt wird deutlich sichtbar in das Blut geschwemmt.

1000fache Vergrößerung

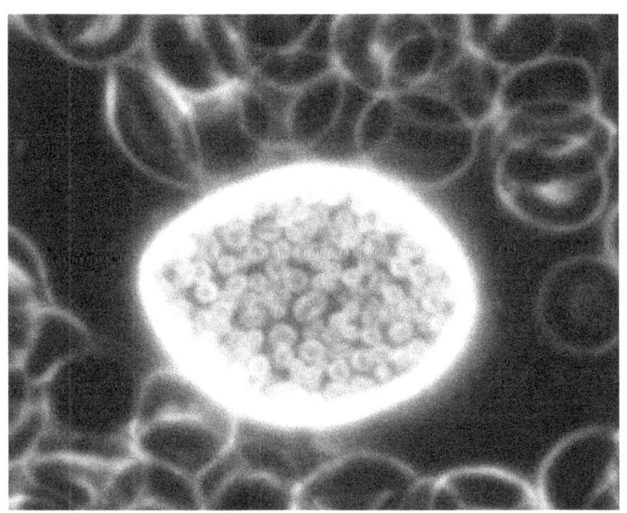

Verschiedene Formen mit Erregerinhalt sind möglich; sie sollten nicht mit Luftblasen oder Fettverunreinigungen von den Händen (Handcreme) verwechselt werden. Die Bakterienformen sind gut erkennbar.

1000fache Vergrößerung

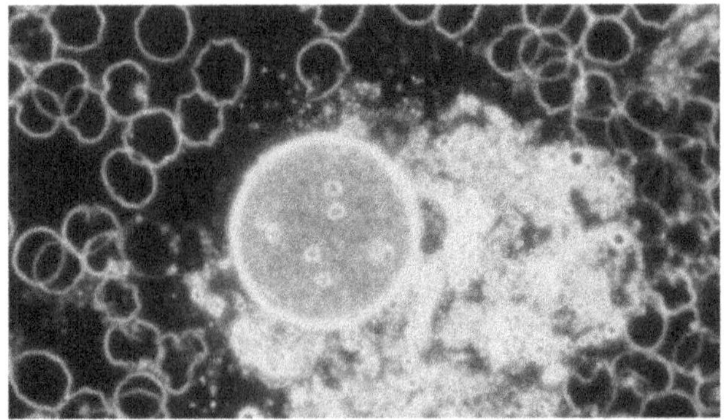

Runde Zyste, die schon aufgebrochen ist und ihren Inhalt ebenfalls ins Plasma abgibt.

1000fache Vergrößerung

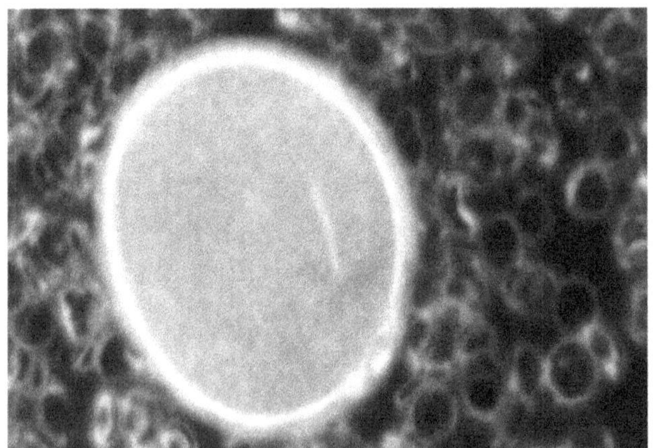

Eine geschlossene Zyste mit Erregern als Inhalt. Hier erscheint eine mehrtägige Beobachtung als sinnvoll.

1000fache Vergrößerung

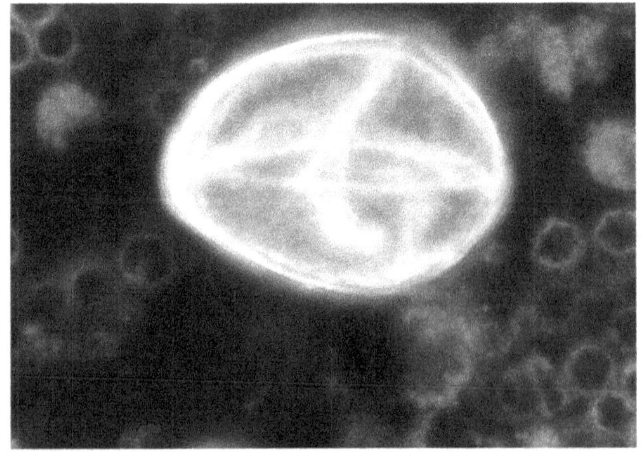

Ein interessantes Zystengebilde mit scheinbar geometrischen Formen.

1000fache Vergrößerung

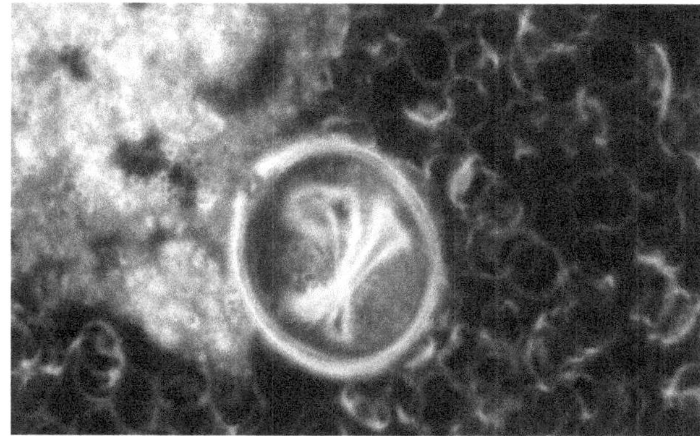

Tag 1: Eine Zyste mit Erregern als Inhalt am 1. Tag der Blutabnahme; die Erreger ergießen sich ins Plasma.

1000fache Vergrößerung

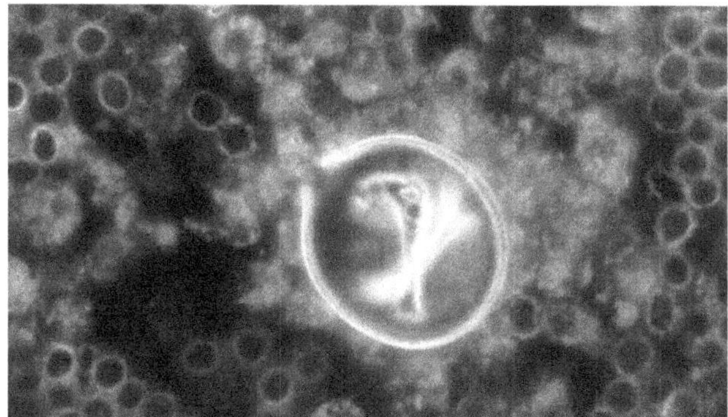

Tag 2: Man sieht deutlich die Öffnung der Zyste am 2. Tag und den massiven Leukozytenring um die Zyste herum.

1000fache Vergrößerung

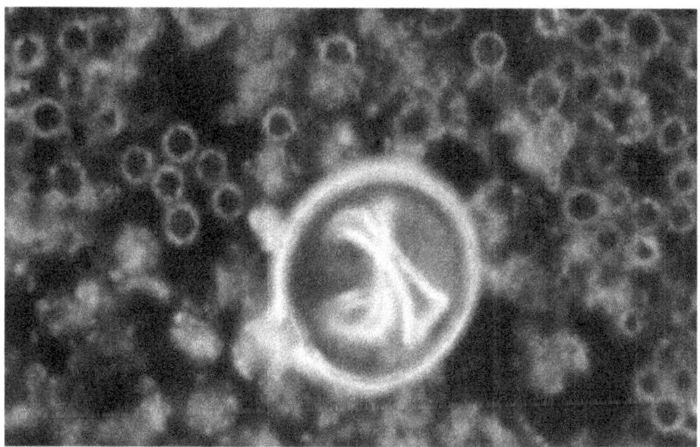

Tag 3: Hier sieht man am unteren linken Rand der Zyste, wie ein Leukozyt ins Innere der Zyste gelangen möchte.

1000fache Vergrößerung

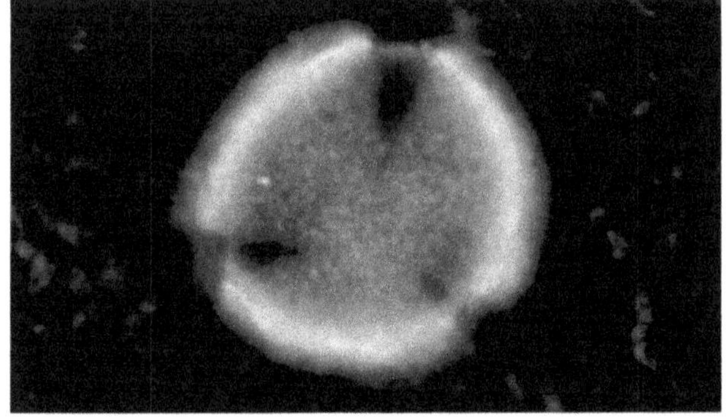

Eine besonders interessante Zystenform, die eher an ein „Atomenergie-Strahlungssymbol" erinnert.

1000fache Vergrößerung

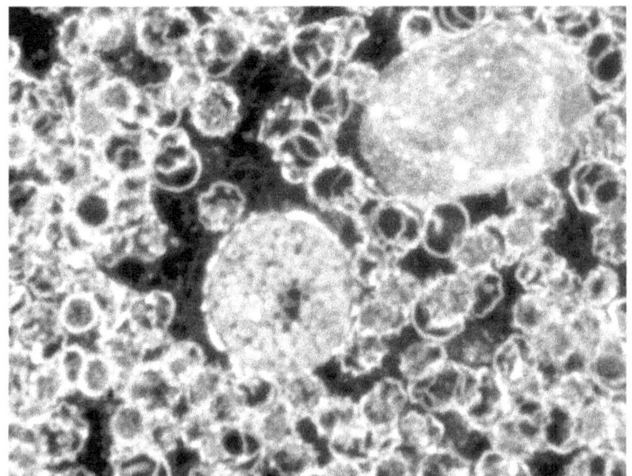

Runde Zyste; das Innenleben ist gut differenziert sichtbar. Hinweis auf Bakterien.

1000fache Vergrößerung

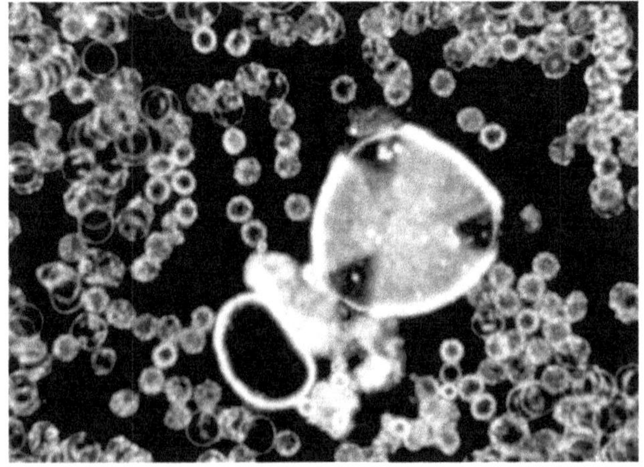

Eine ähnliche Zyste mit Erregerauswurf ins Plasma.

1000fache Vergrößerung

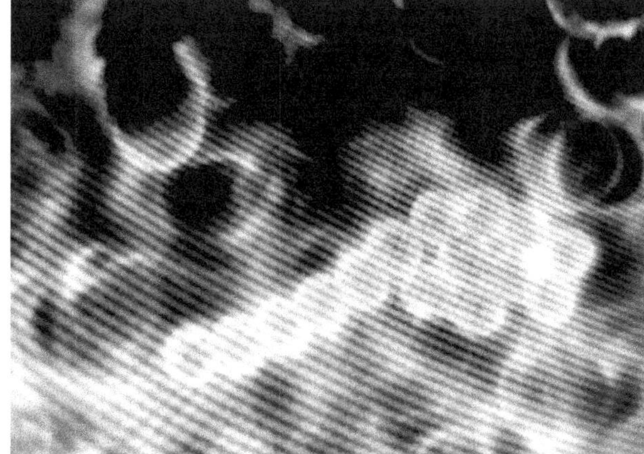

Ein Perlen-artiges Gebilde, das eher an eine Ansammlung von Streptokokken erinnert.

1000fache Vergrößerung

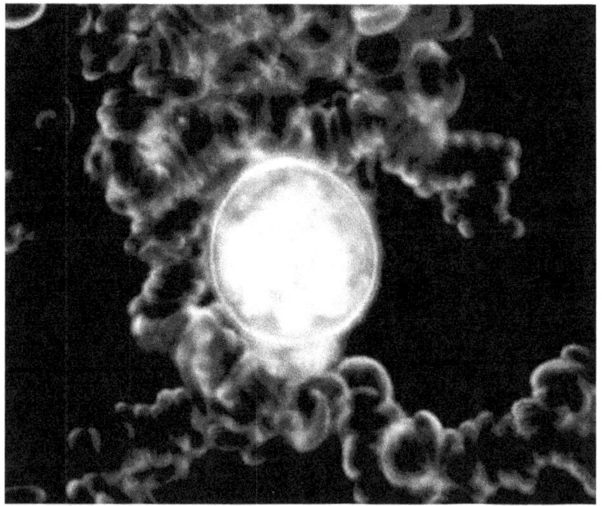

Eine geschlossene Zystenform (1. Tag) mit einem Leukozyten am unteren Zystenrand, die auf ein bereits aktiviertes Immunsystem hinweist.

1000fache Vergrößerung

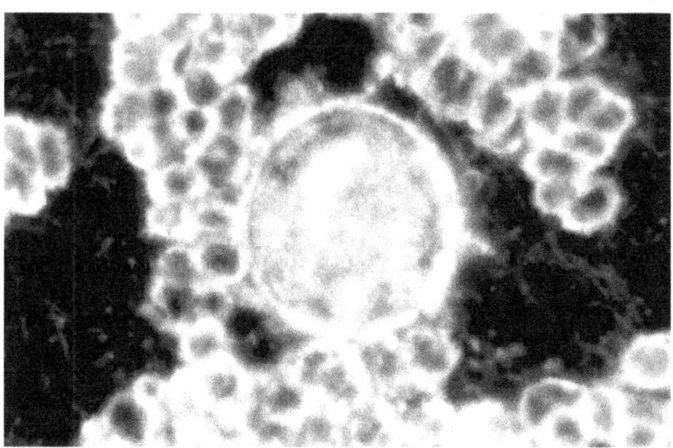

Die oben abgebildete Zystenform am 2. Tag mit deutlich erkennbaren Stechapfelformen der Erythrozyten.

1000fache Vergrößerung

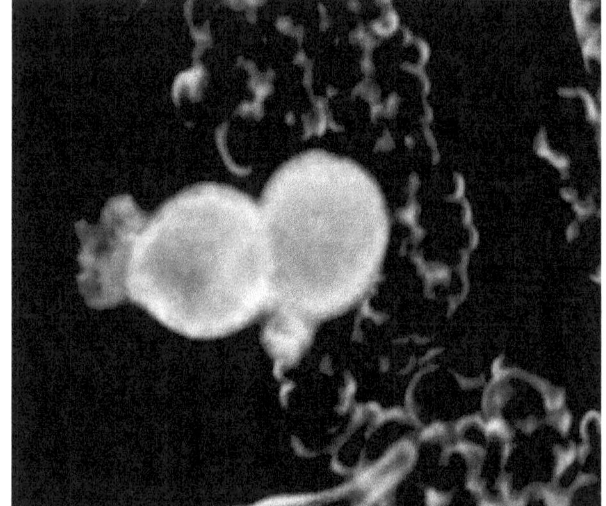

Zwei zusammenhängende
Zysten mit einem Leukozyten
an der linken Seite.

(Digital gezoomt)

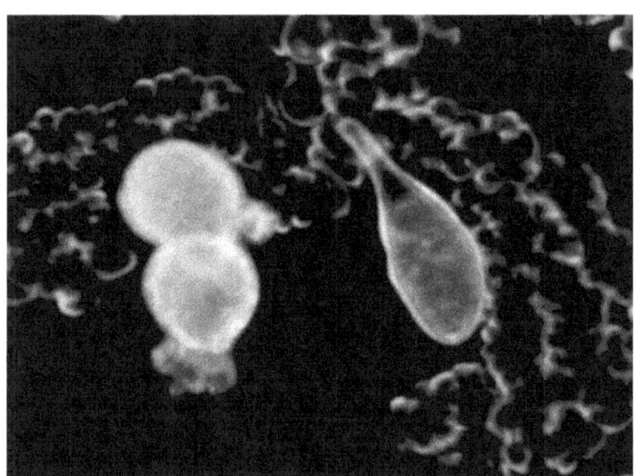

Auf der rechten Seite von den
Zysten ist ein Hautpilz gut zu
erkennen.

1000fache Vergrößerung

L. Schwermetalle

Sie gelangen in den Körper über die

- Ernährung

- Atmung

- medizinische Produkte (z.B. Aluminium in Impfprodukten wegen der Depotwirkung, d.h. zur verlangsamten Abgabe des Wirkstoffs vom Muskelgewebe ins Blut. Daraus folgt eine verstärkte Antikörperbildung.) und über

- Hautkontakte mit vielfältigen Auswirkungen, bis hin zu Stoffwechselblockaden.

Aufgrund ihrer farblichen Nuancen können sie im Dunkelfeldmikroskop erkannt und ggf. zugeordnet werden. Sie geben folgende Hinweise: Gelb (Quecksilber), Rot (Blei), grau/weiß (Silber), bläulich (Aluminium), Magenta (Palladium), Aubergine (Kupfer).

Schwermetalle können solitär im Plasma schwimmen (helle farbig leuchtende Punkte in verschiedenen Größen und Lichtintensitäten). Sie können statisch und/oder in Symplasten eingebunden sein.

Zu weiteren Informationen verweisen wir auf das Kapitel III. Pos. 6.2 Belastungen durch Schwermetalle.

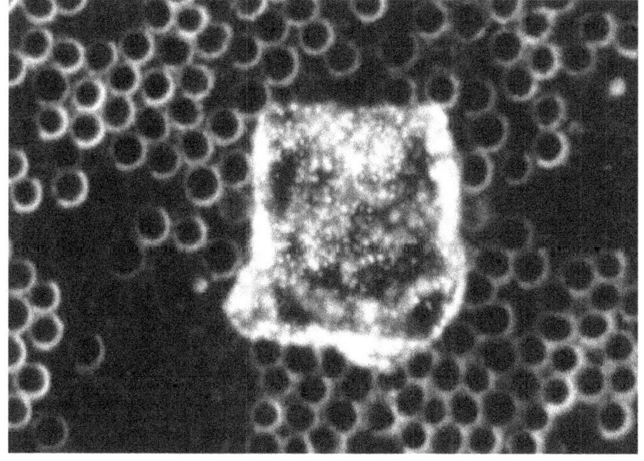

Ein Symplast mit gelblichen Einschlüssen, die einen Hinweis auf Quecksilber (Hg) geben.

600fache Vergrößerung

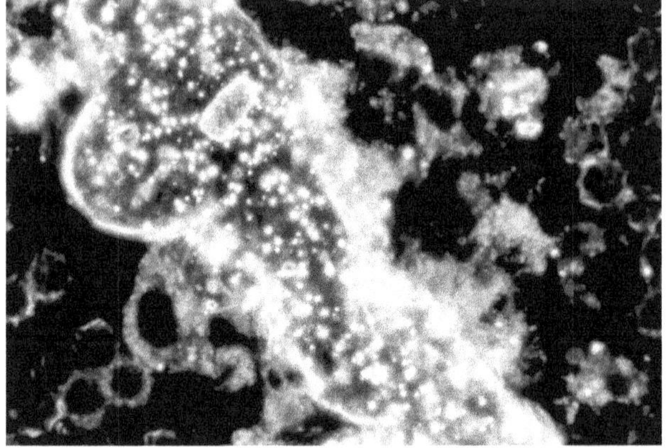

Zwei aufeinander folgende
Aspergillus niger - Symplaste
mit vielen verschiedenfarbige
Einschlüssen, die auf Schwermetallbelastung hinweisen.

1000fache Vergrößerung

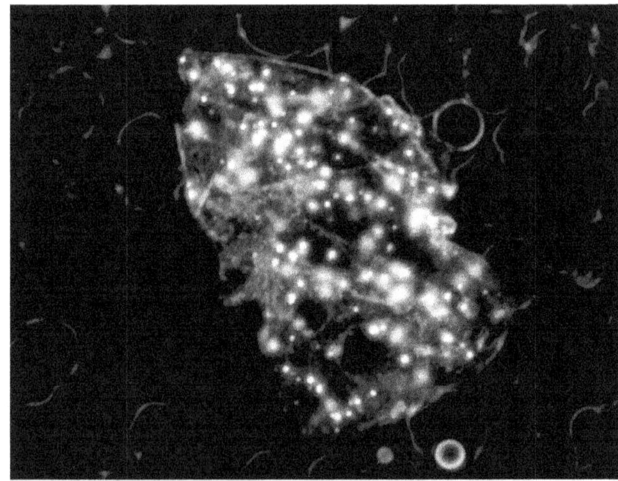

Ein weiterer interessanter
Mischsymplast

1000fache Vergrößerung

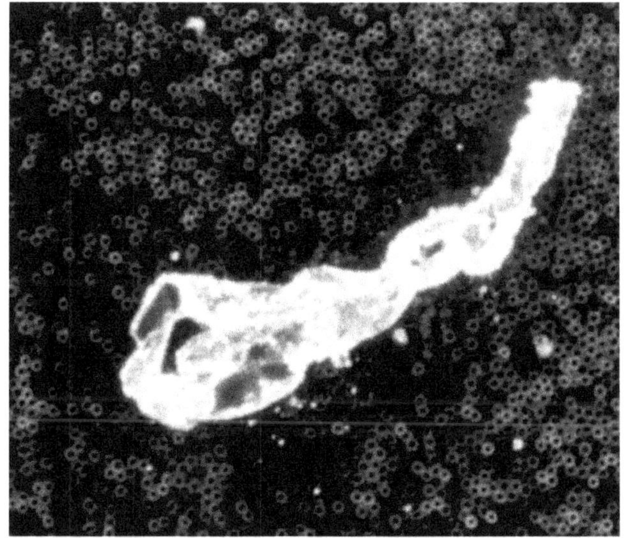

Ein Mischsymplast mit blauen großflächigen Einschlüssen. Es könnte sich um Aluminium handeln.

100fache Vergrößerung

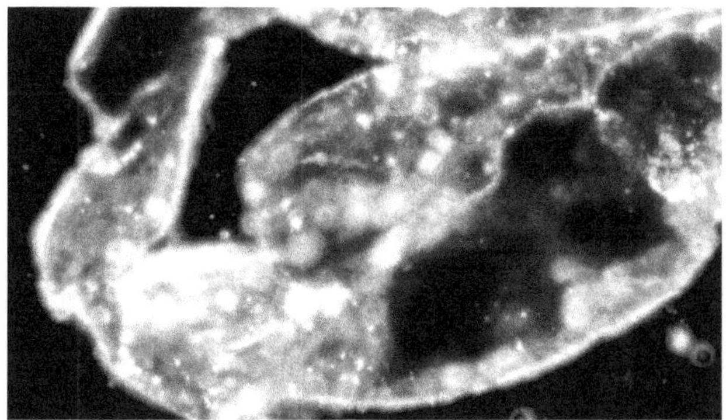

(vergrößerter Ausschnitt)

1000fache Vergrößerung

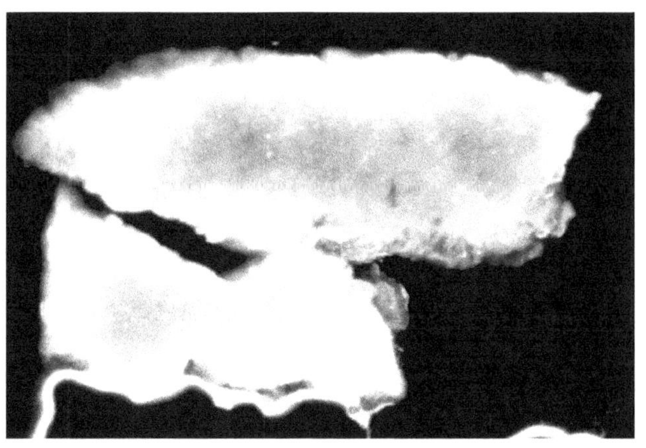

Mucor racemosus Symplast mit hellblauen und rosafarbenen Einschlüssen – gilt als ein Hinweis auf Aluminium/ Cadmium /Zinn

1000fache Vergrößerung

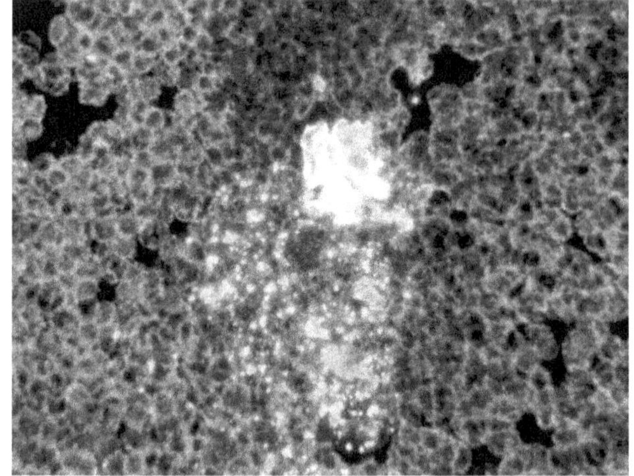

Sehr hyaliner Symplast mit
rosafarbenen Einschlüssen,
Hinweis auf Cadmium/ Zinn

600fache Vergrößerung

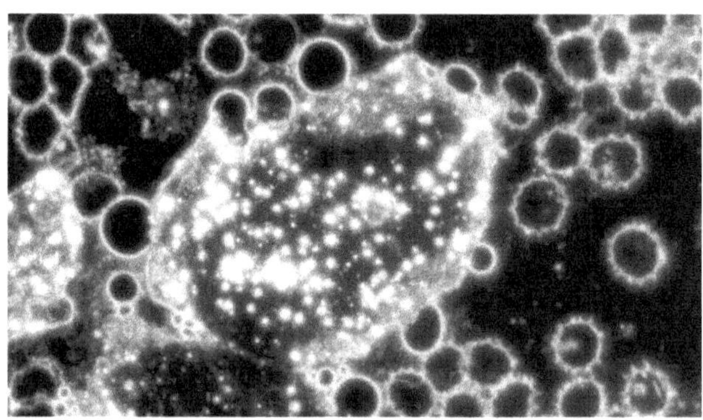

Aspergillus niger - Symplast
mit Hinweis auf Schwermetal
belastung - in allen Farben
leuchtend.

1000fache Vergrößerung

M. Symplasten

Symplasten entstehen in der Abkühlphase des Blutes (auf dem Objektträger) durch einen sogenannten symplastischen Prozeß, d.h. durch „Verbindung" der Abbauprodukte der Pilz-Zykloden, des Stoffwechsels, Toxine, Schwermetalle und weitere Belastungen.

Durch die Art (Pilz-Zyklode) und Beschaffenheit des Symplasten sowie deren Anzahl können Rückschlüsse auf die allgemeine toxische Belastung des Patienten gezogen werden.

Werden in der weiteren Beobachtungszeit (1 - 2 Tage) Symplasten von neutrophilen Leukozyten angegriffen, ist davon auszugehen, daß in dem Symplast Anteile pathologischer Mikroorganismen/Parasiten enthalten sind. Dies zeigt sich als aktiver Abwehrmechanismus im Sinne einer Leukozytenansammlung um den Symplast herum.

Im Vorkapitel wurden die farbigen Einschlüsse in Symplasten als Hinweis auf Schwermetallbelastung eingehend beleuchtet.

Symplasten zeigen sich in der Regel als sog. Mischsymplasten, d.h. einer Kombination aus mehreren Ursprungsformen der Pilze in uns.

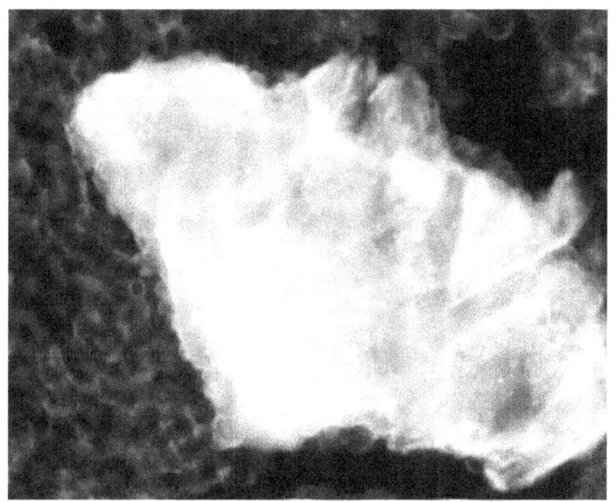

Ein Mucor racemosus- Symplast mit minimalem Aspergillus – Anteil (dunkle Bereiche).

600fache Vergrößerung

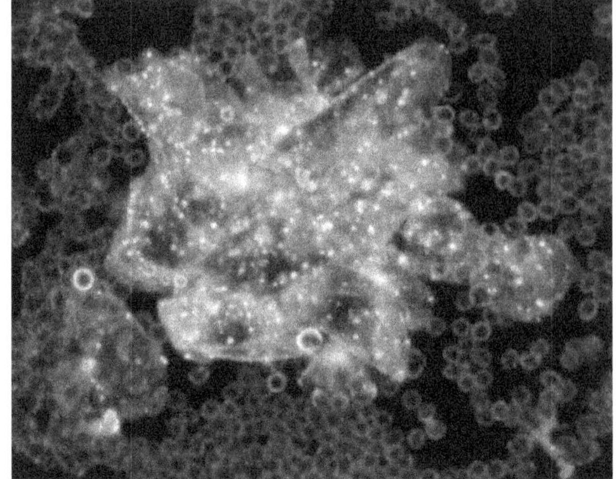

Klassischer Mischsymplast mit hellen Einschlüssen.

400fache Vergrößerung

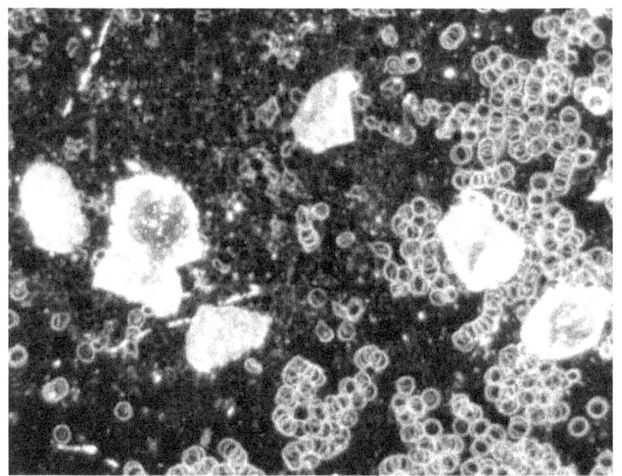

Starke Bildung von Mischsymplasten aus Mucor racemosus und Aspergillus niger.
In der linken Hälfte deutet sich ein Entzündungsherd an.

400fache Vergrößerung

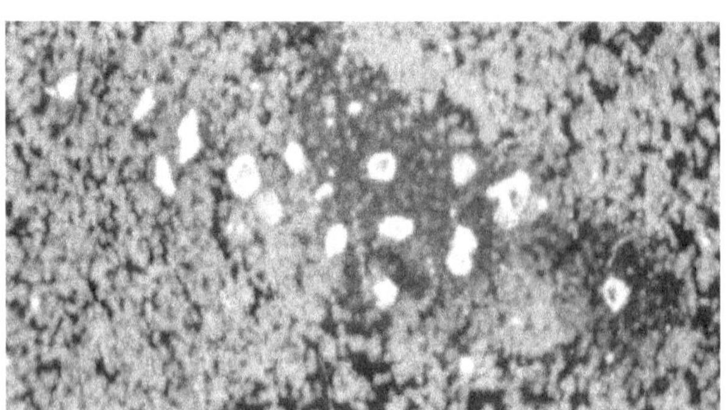

Starke Belastung mit Symplasten mit hohem Mucor racemosus-Anteil, was auf eine starke Übereiweißung/Stauungs-zeichen hindeutet.

1000fache Vergrößerung

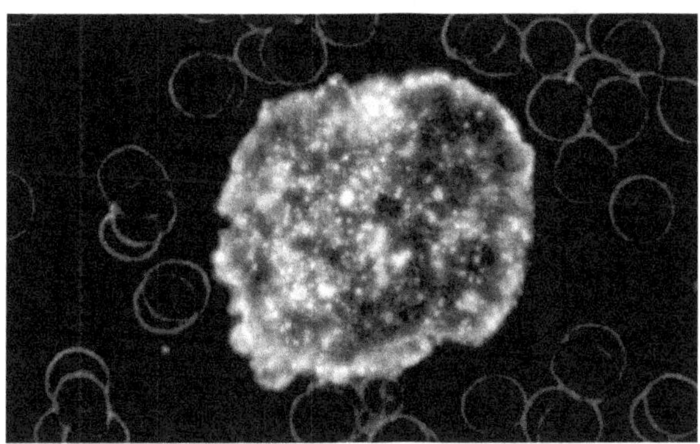

Starke Symplasten-Häufig-
keit mit gleichzeitiger Geldrollenbildung –
Stauungszeichen.

400fache Vergrößerung

Symplast mit massivem
Toxininhalt als Hinweis auf
Bleibelastung.

1000fache Vergrößerung

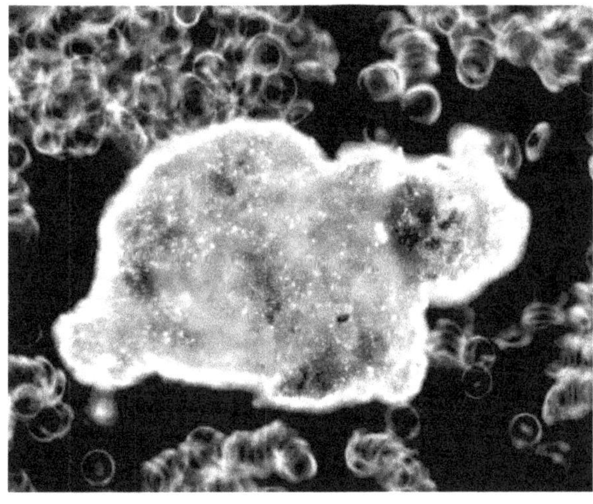

Symplast mit Erhebungen,
sandartigem Aussehen,
Mischsymplast.

600fache Vergrößerung

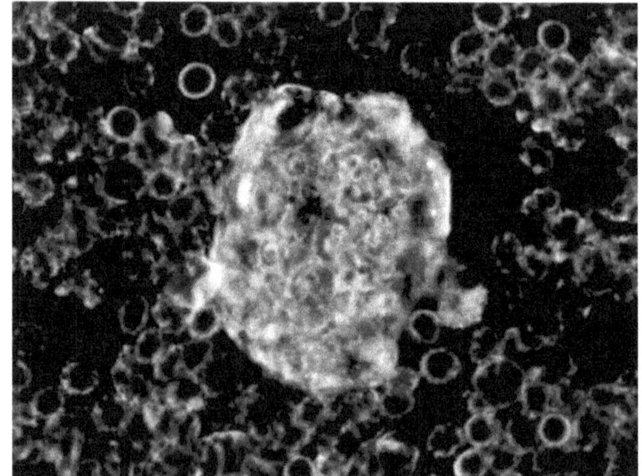

Die Farbgebung gibt einen Hinweis auf das betreffende Organsystem (hier: Leber - Gallen – Symplast).

600fache Vergrößerung

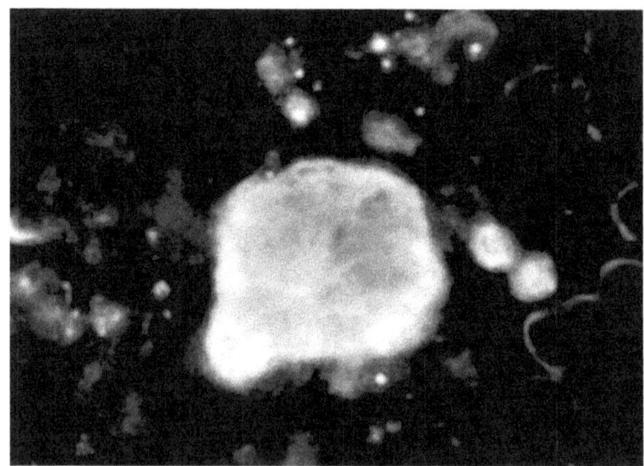

Symplast mit Toxinen.

600fache Vergrö-ßerung

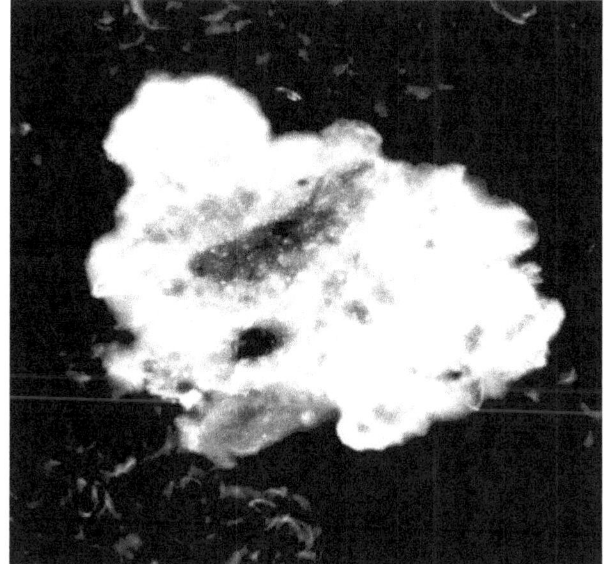

Mucor racemosus Symplast
mit Leberzeichen, d.h. die
bräunlichen Bereiche sind
Hinweis auf eine Leberüber-
lastung.

600fache Vergrößerung

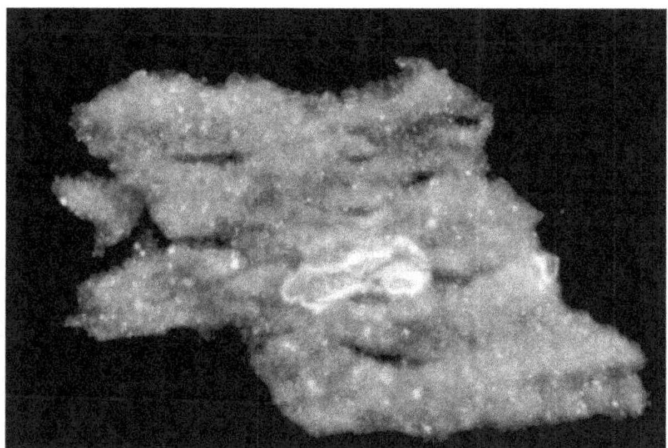

Symplast mit Toxinen

600fache Vergrößerung

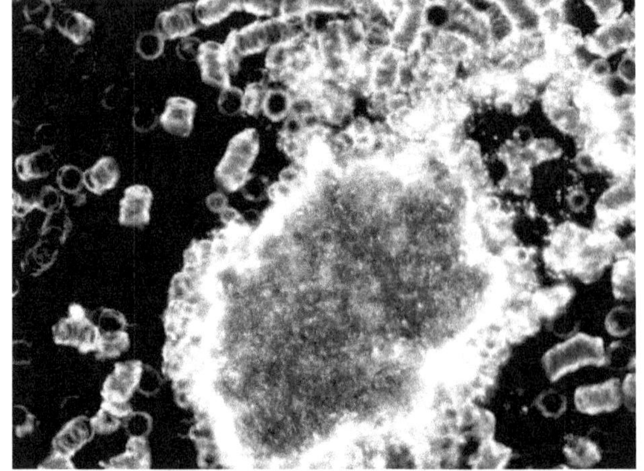

Misch-Symplast aus Mucor racemosus und Aspergillus niger.

400fache Vergrößerung

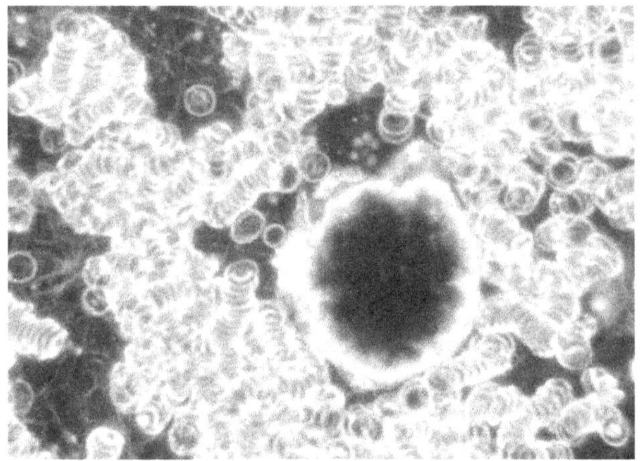

Aspergillus niger – Symplast; durch seine relativ runde Form wird er auch als Blasensymplast bezeichnet.

1000fache Vergrößerung

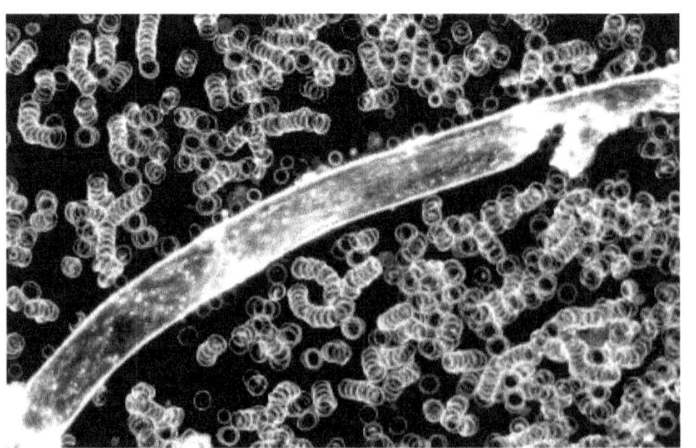

Strahlend blauer Symplast als Hinweis auf Schilddrüsenerkrankung und/oder Aluminiumbelastung.

400fache Vergrößerung

N. Filit

Filit gehört zu den pathologischen Aufwärtsentwicklungen aus dem Urpilz Mucor Racemosus (Enderlein) und deutet primär auf eine Verschiebung des pH-Wertes hin. Filit kann je nach Ausprägung zu verminderten Fließeigenschaften (Viskosität) des Blutes führen. Filit gibt Hinweise auf entzündliche Prozesse im Organismus, Störungen im Säure-Basen-Haushalt sowie auf Stoffwechselerkrankungen.

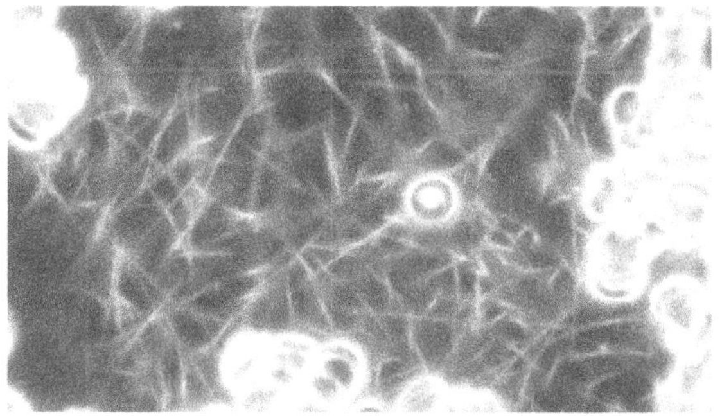

Filit sieht netzartig aus und behindert die Bewegung der Erythrozyten – sichtbar im Blut-Dunkelfeldmikroskop.

1000fache Vergrößerung

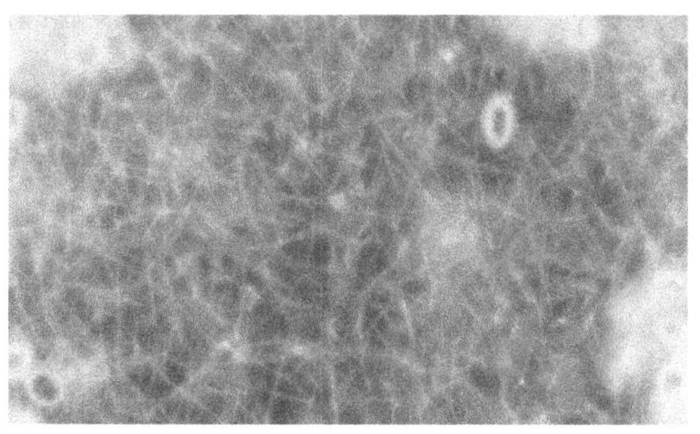

Massive Filitbildung mit starkem Stauungszeichen mit Auswirkung auf die Viskosität (Fließfähigkeit des Blutes).

600fache Vergrößerung

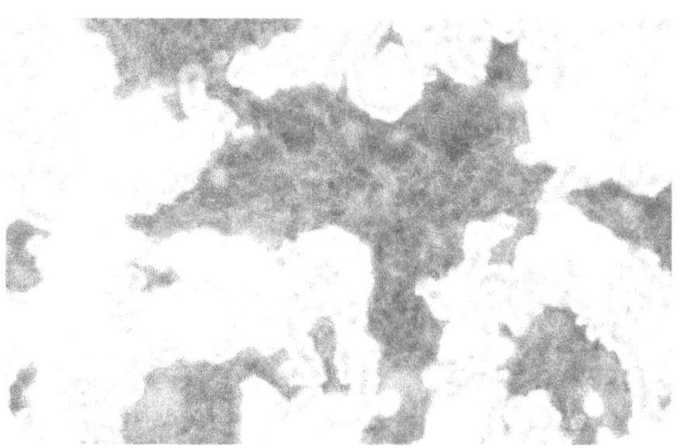

Filit kann sich über die Beobachtungszeit (1-3 Tage) vermehren und ist ein Hinweis auf Stauung im System sowie auf Entzündungen und toxische Belastungen.

400fache Vergrößerung

O. Herd- bzw. Störfeldbelastungen

Ein Herdgeschehen zeigt sich in der 100fachen Vergrößerung in der dunkelfeldmikroskopischen Untersuchung als dunkler Fleck mit auffallend deutlich weniger Erythrozyten im Feld.

Im Inneren des Herdes finden sich verschiedene Bakterienformen sowie veränderte und belastete Blutzellen (Leukozyten, Erythrozyten).

Mögliche Quellen für die Entstehung eines Herdes bzw. von Störfeldbelastungen sind Entzündungen mit unterschiedlichen Lokalisationen im Körper. Vom durchgemachten bis stillen Infekt sowie Entzündungen jeglicher Art wie zum Beispiel: Zahnfleischentzündung, Rhinitis, Sinusitis, Arthritis, Divertikulitis, entzündliche Hauterkrankungen u.a.

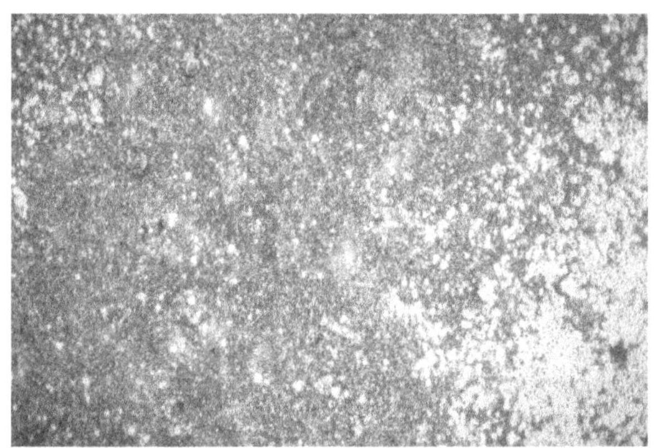

Ein „dunkler Fleck" (linke Seite); rechts mit normaler ErythrozytenHäufigkeit.

100fache Vergrößerung

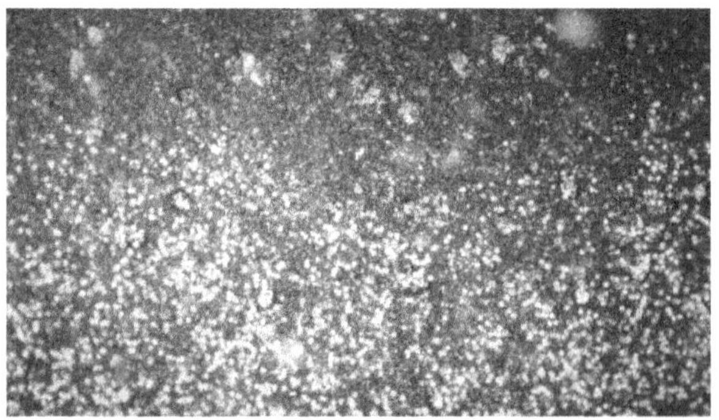

Im oberen Bereich sind kaum Erythrozyten sichtbar, aber eine starke Symbiontenbildung.

1000fache Vergrößerung

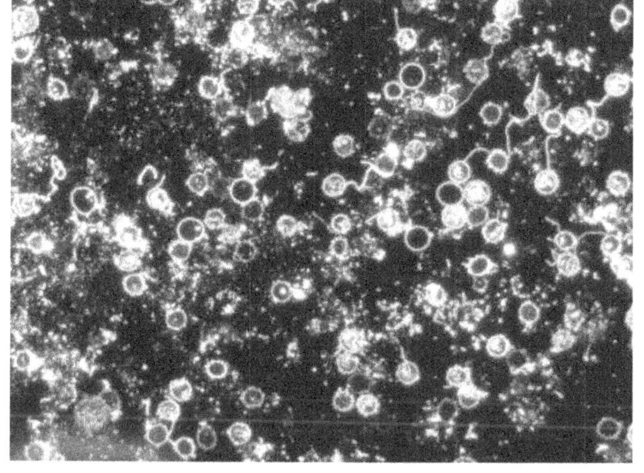

Im Inneren des Herdes sind belastete und veränderte Erythrozyten und Leukozyten zu sehen sowie verschiedene Bakterienformen u.a. Leptotrichia buccalis.

600fache Vergrößerung

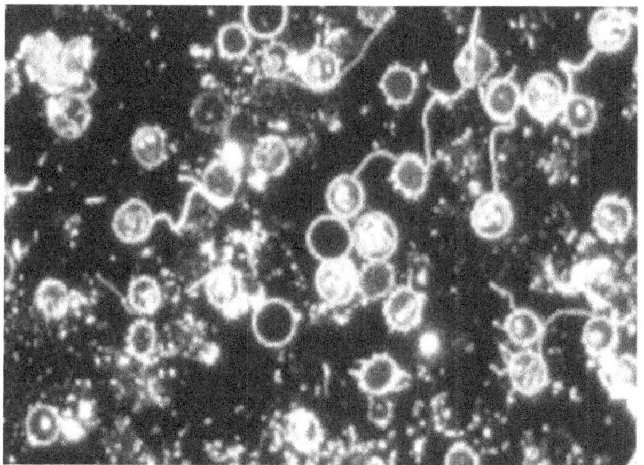

Herdgeschehen - gut sichtbar sind die Bakterienformen im Inneren der Erythrozyten sowie eine massive Endobiose der Zellen.

(Ausschnitt vom obigen Bild – digital gezoomt).

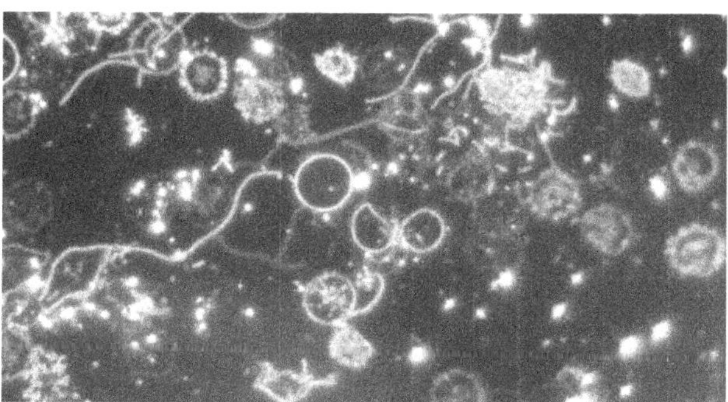

Sehr stark belastetes Blut (sog. Herdgeschehen).

600fache Vergrößerung

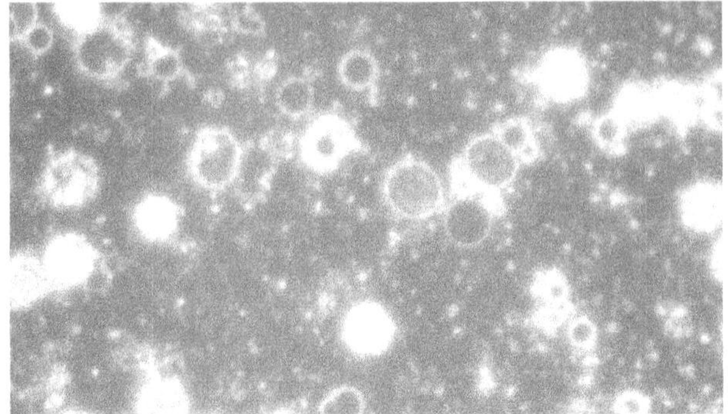

Leere Erythrozyten, Bakterienformen und verschiedene Thecite bestimmen das Bild. Die vermehrten Symbionten sind als helle bewegliche Punkte gut sichtbar. Das Bild zeigt ein klassisches Herdgeschehen.

600fache Vergrößerung

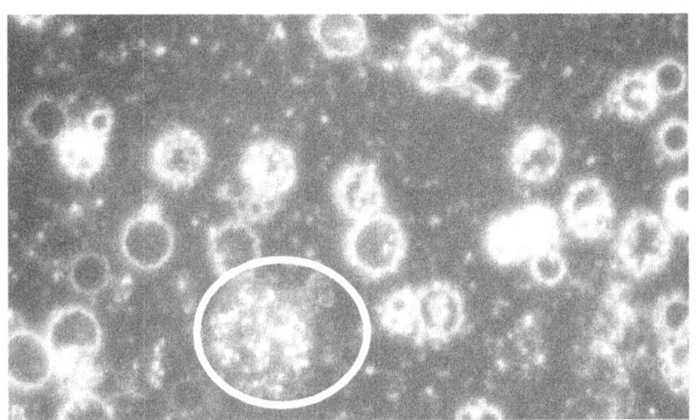

Ascite (schlauchähnliche Form), die sich aus dem Leukozyten herauswinden.

600fache Vergrößerung

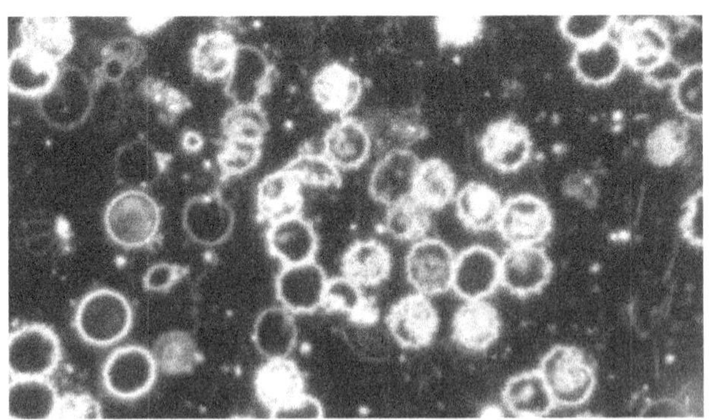

Eine Ansammlung von entstehenden Kolloidtheciten; siehe nächstes Kapitel.

600fache Vergrößerung

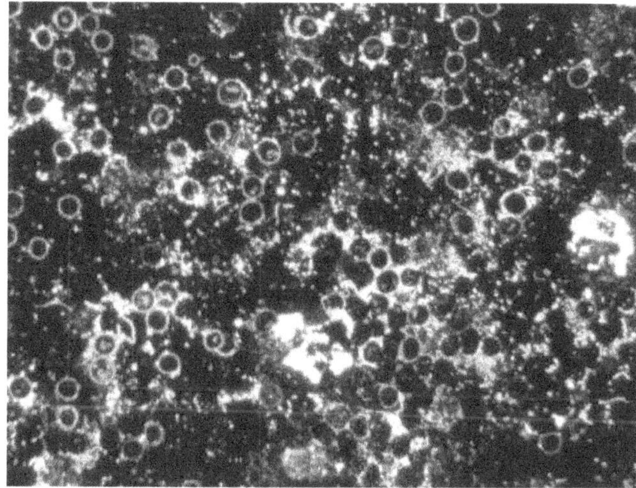

In diesem Bild ist eine starke Symbiontenbildung sichtbar. Symbionten dienen der Rückentwicklung von pathologischen zu apathologischen Zyklodenformen.

400fache Vergrößerung

P. Thecite - das Immunsystem des Dunkelfelds

Die verschiedenen Thecit-Arten (Kolloid-, Dioekothecite, Thecit) werden ausschließlich gebildet, um mehr Symbionten (Symprotite - Kleinstlebewesen) zu produzieren. Die Symbionten sind eine große Hilfe bei der Rückentwicklung der pathologischen Aufwärtsbewegung der Pilzzykloden (Mucor racemosus, Aspergillus niger, Mucor mucedo, Penicillium notatum). Sie haben somit einen großen Stellenwert bei den Aufräumarbeiten und sind auch bei Abwehrprozessen mit beteiligt.

Nach unserer Auffassung zählen Sie zum aktiven im Dunkelfeld sichtbaren Immunsystem. Das Vorhandensein von Theciten zeigt dem Therapeuten, dass ein Entzündungsprozeß im Organismus abläuft oder am Abklingen ist.

Beschrieben wurden die Thecite von Dr. Enderlein in den 50iger Jahren (Quelle: Pleomorphismus). Sie entwickeln sich aus den Erythrozyten heraus, wenn Sie für die Symbiontenbildung des Blutes gebraucht werden. Sie sind in der Regel bei einem Herdgeschehen/ Störfelder mitbeteiligt.

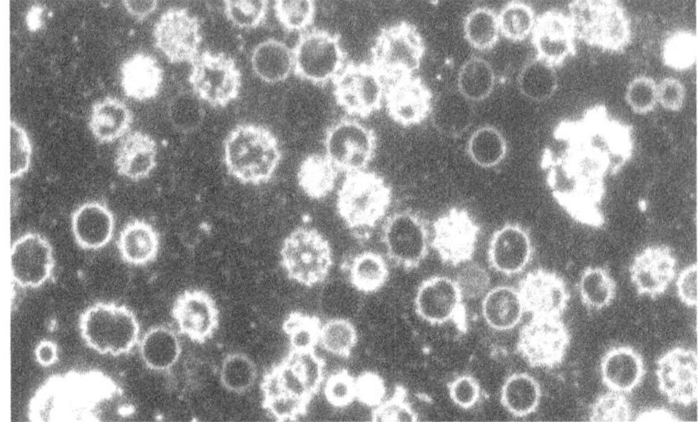

Kolloidthecite entwickeln sich aus den Erythrozyten heraus. Es entsteht eine netzartige Ausbreitung im Inneren des Erythrozyten, bis Sie aufgrund der intensiven Umwandlung schneeweiß aussehen. Die Kolloidthecite platzen auf und entleeren die Symbionten ins Plasma.

600fache Vergrößerung

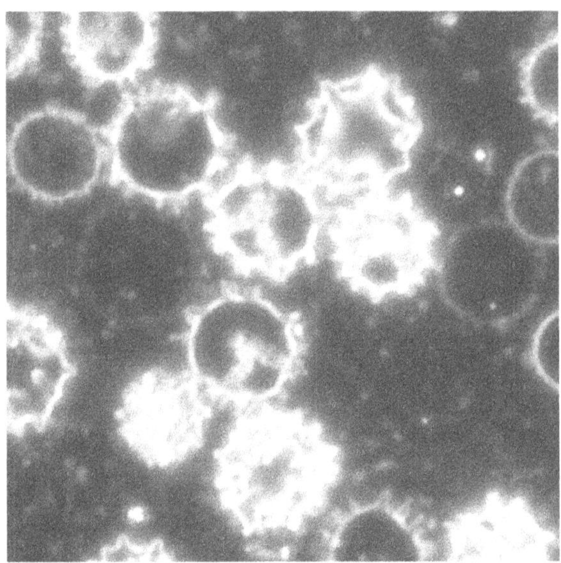

In diesem Bildausschnitt ist gut erkennbar, wie sich die Erythrozyten in ihrer Entwicklungsphase zum ausgebildeten Kolloidthecit netzartig entwickeln.

(digital gezoomt)

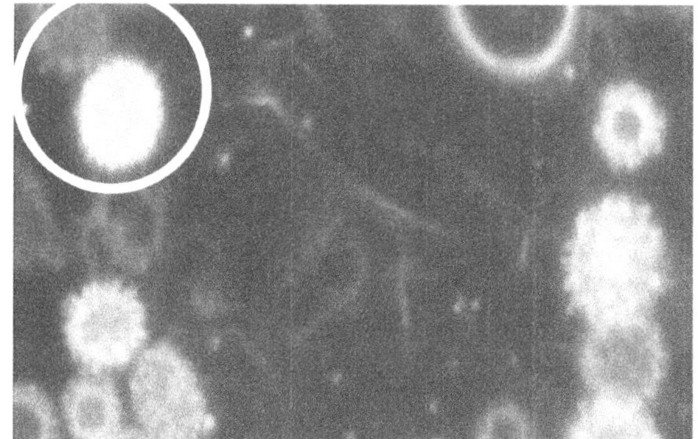

Schneeweiser Kolloidthecit, kurz vor der Absonderung der Symbionten. Rechts oben im Bild ein Dioekothecit als weitere Form.

1000fache Vergrößerung

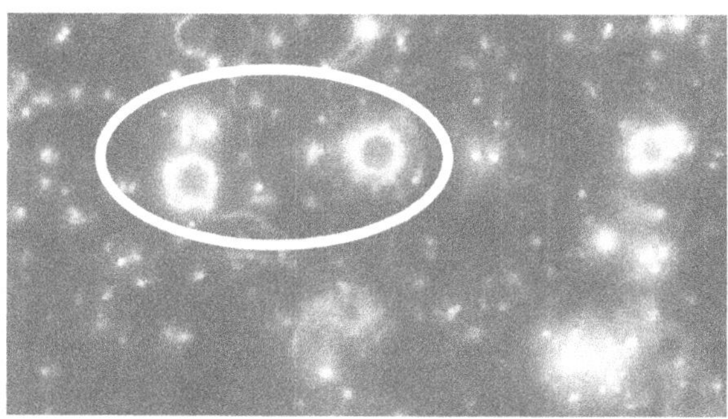

Eine weitere Thecit-Art sind die Dioeko-Thecite. Sie sind kleiner als die Kolloidthecite, kreisförmig und drehen sich ununterbrochen um die eigene Achse. Bei dieser Dreh-Bewegung geben Sie kontinuierlich Symbionten in Ihre Umgebung ab.

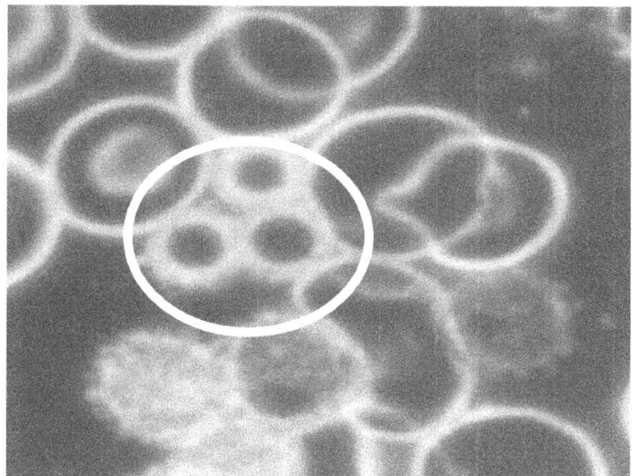

1000fache Vergrößerung

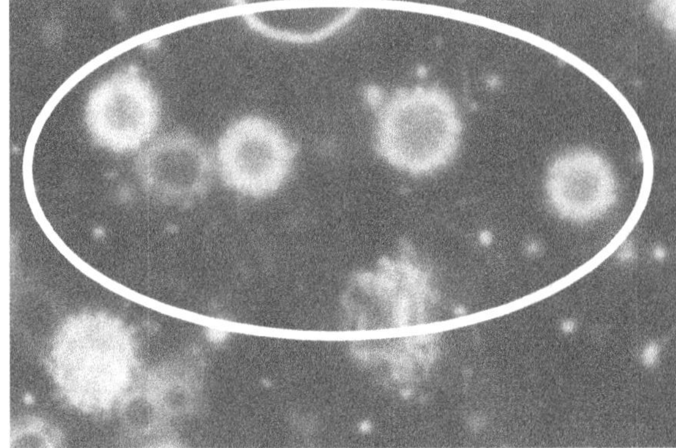

Mehrere Dioeko-Thecite in verschiedenen Größen mit haarfeinen Filia säumen den kugelförmigen Körper. Sie sind sehr gut von den Kolloid-Theciten abzugrenzen.

1000fache Vergrößerung

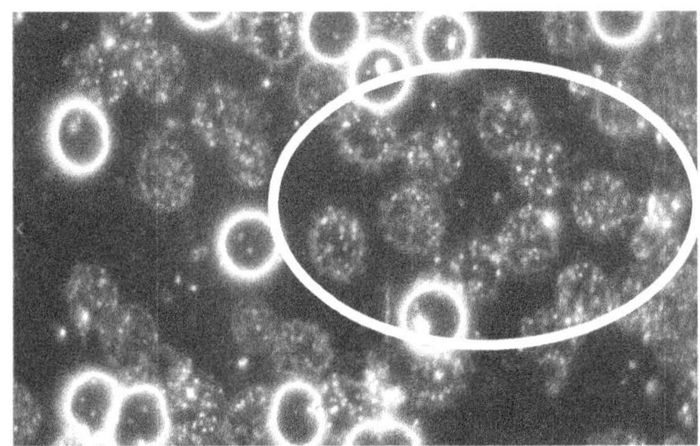

Eine weitere eigenständige Form ist der Thecit - so groß wie ein rotes Blutkörperchen mit einer zarten Membranhülle. Im Inneren tummeln sich zahlreiche Symbionten.

Er ist relativ selten und steht für ein geschwächtes Immunsystem.

1000fache Vergrößerung

Die Thecite sind in der Regel erst am 2. – 4. Tag sichtbar.

Q. Symbionten

Im gesunden Nüchternblut sind nur vereinzelt Symbionten zu finden. Sie werden als kleine, sich schnell bewegende Lichtpunkte wahrgenommen.

Die Symbionten (synonym: Endobionten) entwickeln sich aus der kleinsten Primitivform, dem Protit – als Urkeim (Spore) des Mucor Racemosus Fresen. In diesem Urkeim sind alle Informationen der Pilzzykloden gespeichert. Wir Menschen, alle Tiere und alle Pflanzen tragen diesen Protit (Urkeim) in sich.

Aus dem Protit, der kleinsten Lebensform entwickelt sich durch Verbindung die Makroprotite; diese sind aufgrund ihrer geringen Größe im Dunkelfeld nicht sichtbar. Erst durch weitere Verbindung entstehen die Symbionten, welche im Dunkelfeld als sichtbare bewegliche Teilchen (Lichtpunkte wahrgenommen werden). Sie bestehen aus pflanzlichem Eiweiß.

Diese Protite → Makroprotite → Symbionten sind die Grundlagen des Pleomorphismus, der Vielgestaltigkeit von Symbionten/ Mikroorganismen, die im Blut vorhanden sind und je nach Milieu entweder lebensaufbauend in Symbiose miteinander leben oder sich als pathogene Keime entwickeln können.

Die krankmachenden Prozesse beginnen bei Verschiebung des Säure-Basen-Haushaltes durch die Aufwärtsbewegung. Bei der Beobachtung des Blutes über mehrere Tage kann die Symbionten-Vermehrung beobachtet und verfolgt werden.

So helfen die Blutzellen selbst bereits durch bestimmte aktive Prozesse, das Blut am Leben zu erhalten - u.a. durch die Bildung von Kolloid-Theciten aus den Erythrozyten heraus.

Auch Leukozyten geben bei Bedarf ihre Granula kugelförmig aus ihrem Innern ins Plasma ab, um im weiteren Verlauf aus diesen Granula Symbionten entstehen zu lassen. Diese Prozesse finden sich im Dunkelfeld normaler nur bei stark belastetem Blut.

Es handelt sich dabei (vereinfacht ausgedrückt) um im Rahmen der Enderlein-Cyclogenie zu Symprotiten rückentwickelte Partikel, die versuchen, das Blut zu reinigen und am Leben zu erhalten.

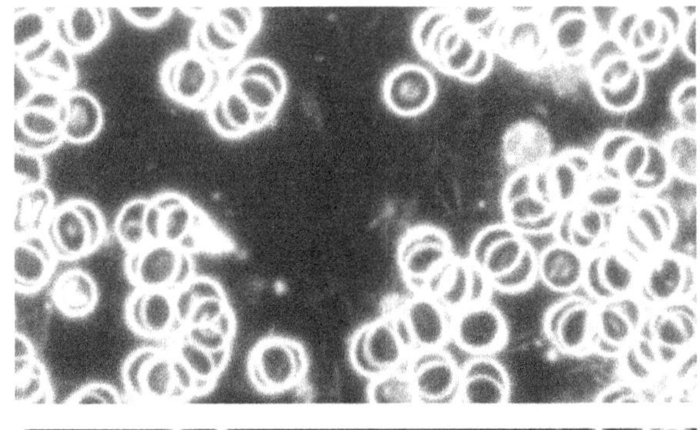

Erster Tag: Am 1. Tag der Blut-abnahme sind kaum Symbionten sichtbar. Sauerstoff ist in den Erythrozyten in unterschiedlichem Umfang vorhanden.

1000fache Vergrößerung

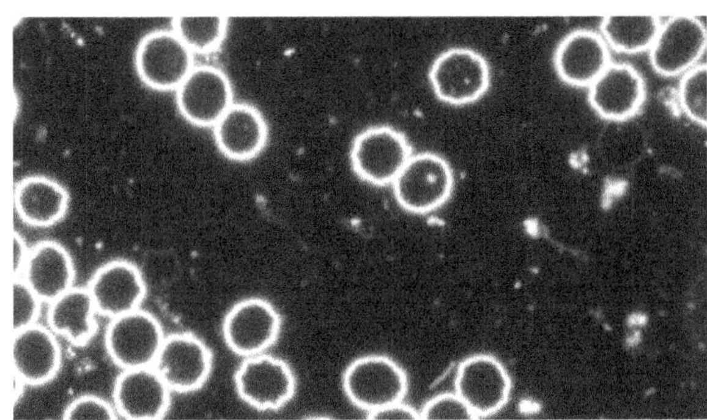

Zweiter Tag: Symbionten erscheinen punktförmig, leuchtend und sich schnell bewegend.

1000fache Vergrößerung

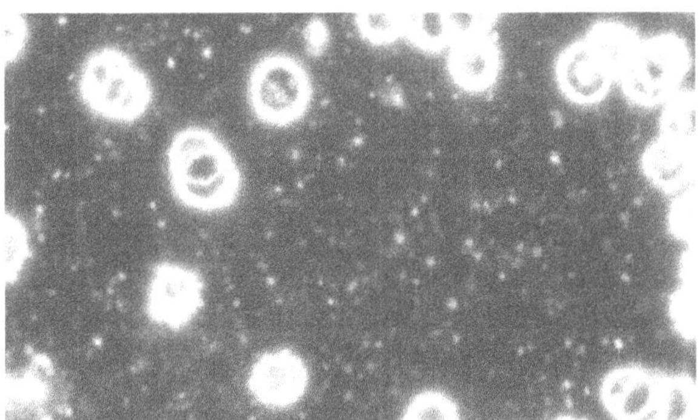

Dritter Tag:

normale Symbiontenbildung.

1000fache Vergrößerung

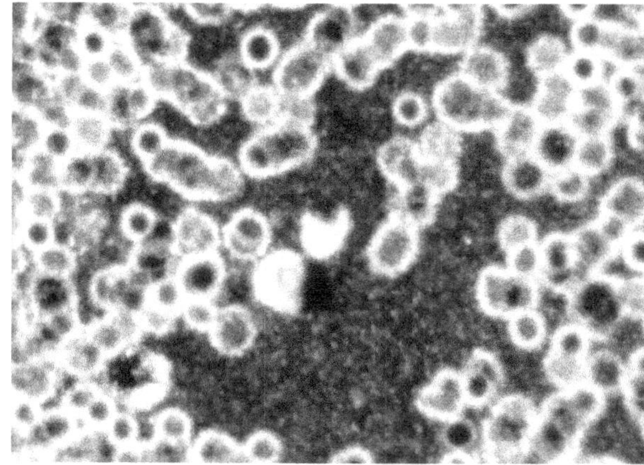

Vierter Tag:

Symbionten nehmen sichtlich zu.

1000fache Vergrößerung

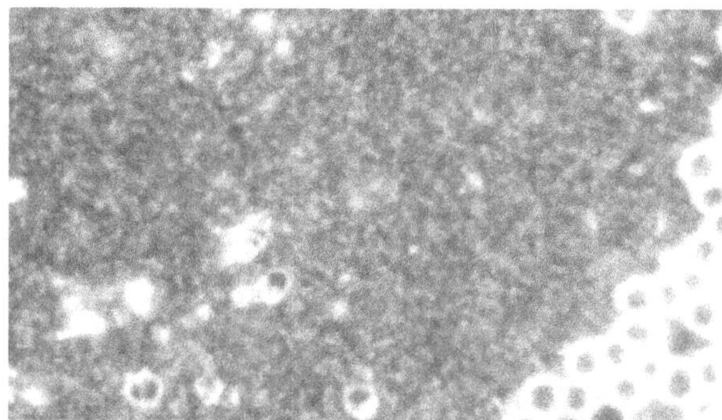

Fünfter Tag:

massive Symbiontenbildung

1000fache Vergrößerung

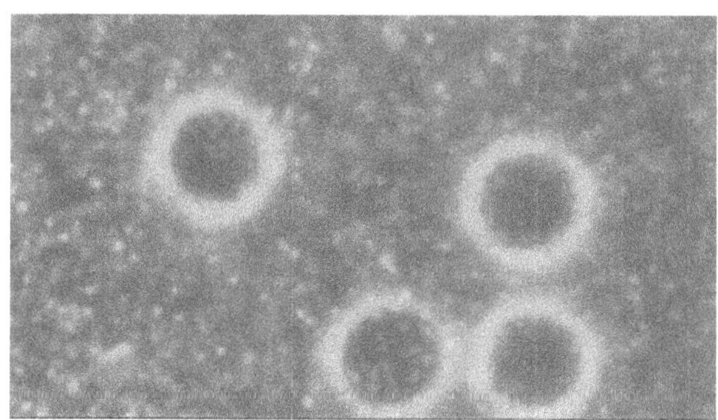

Fünfter Tag:
Ein großes Symbiontenfeld mit 4 Erythrozyten mit auffallend heller Membran sichtbar.

1000fache Vergrößerung

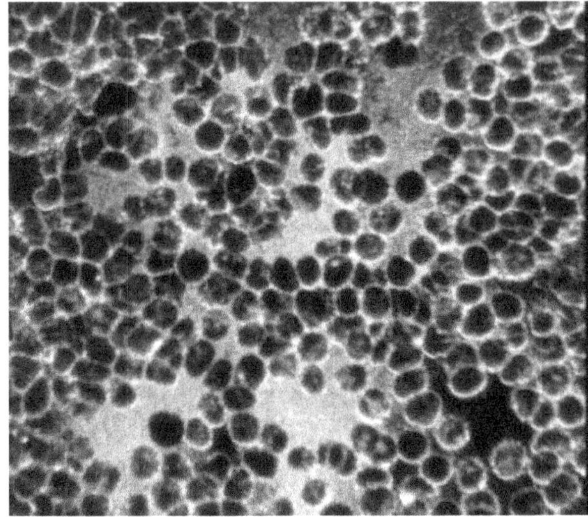

Im weiteren Verlauf kann sich eine deutliche Vermehrung der Symbionten zeigen; sie können sich wie kleine Seen zwischen den Erythrozyten entwickeln.

Ursächlich dafür ist die Rückentwicklung im Rahmen der Enderlein´schen Zyklogenie.

1000fache Vergrößerung

Die nachfolgen Bilder zeigen pathologische Formen:

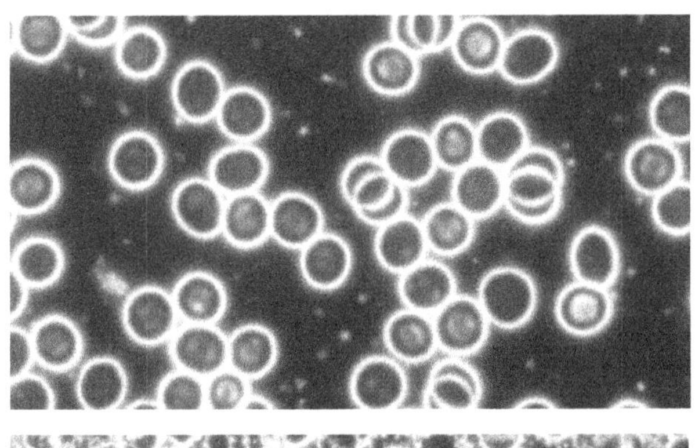

Wenn bereits am Tag der Blutabnahme viele Symbionten im Dunkelfeld sichtbar sind, kann es sein, daß der Patient nicht nüchtern ist oder es kann ein Verdacht auf entzündliche Prozesse bestehen.

1000fache Vergrößerung

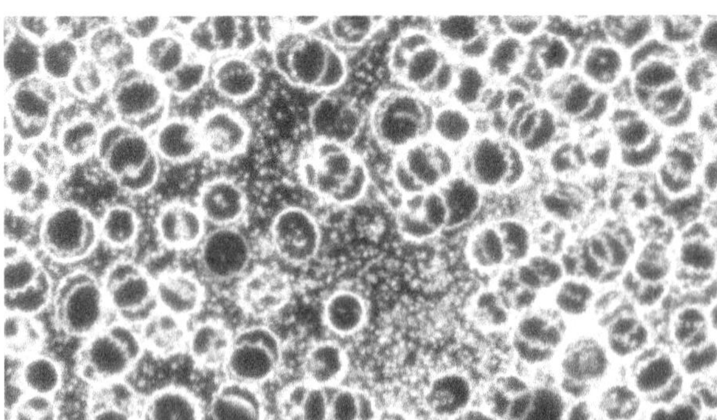

Hier zeigen sich am 2. Tag der Blutkontrolle zahlreihe Makrosymbionten als eine pathologische Form; d.h. es entstehen durch Verbindung vergrößerte Symbionten → Makrosymbionten

1000fache Vergrößerung

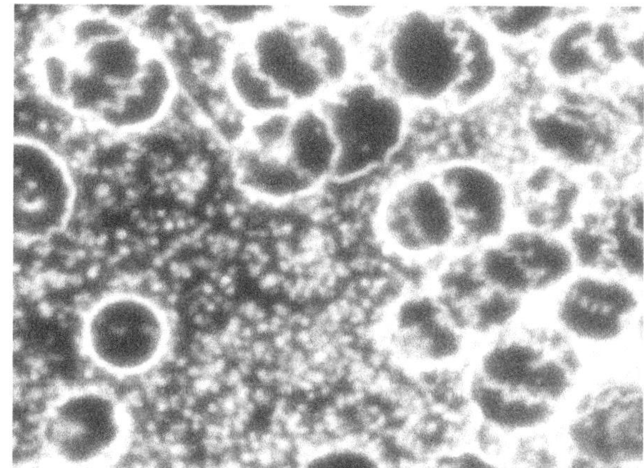

Ausschnitt aus dem obigen Bild zur Verdeutlichung der vergrößerten bzw. verdickten Symbionten.

(digital gezoomt)

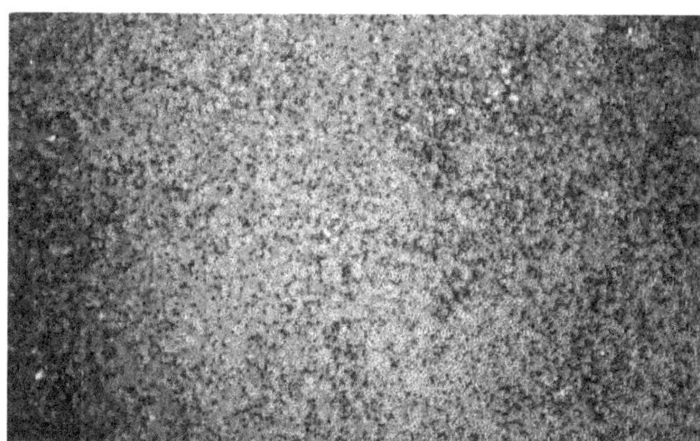

Pathologische Bild einer Symbionten-Flut am 4. Tag – als Hinweis auf toxische/entzündliche Belastung des Blutes.

100fache Vergrößerung

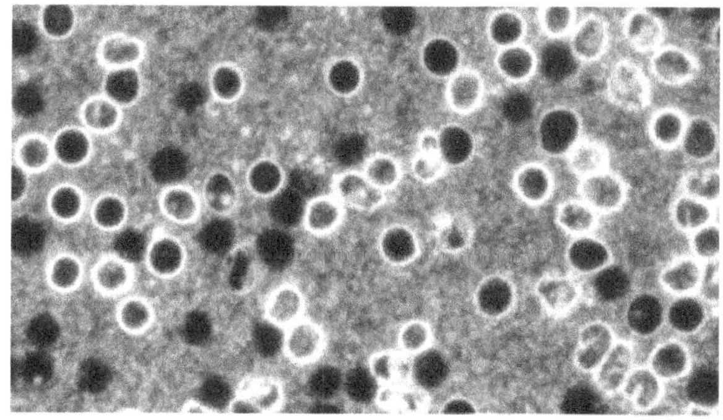

Ausschnitt aus dem obigen Bild zur Verdeutlichung der vergrößerten bzw. verdickten Symbionten. 1000fache Vergrößerung.

(digital gezoomt)

R. Autoimmunreaktionen, Erkrankungen und Allergien

Zu den Autoimmunreaktionen und -erkrankungen

Unter einer Autoimmunreaktion bzw. -erkrankung versteht man, dass körpereigene Zellen bzw. Organe vom überschießenden Immunsystem angegriffen werden. Es handelt sich dabei um eine Fehlsteuerung des eigenen Immunsystems. Als Auslöser werden u.a. diskutiert: Virusinfekte, hormonelle Schwankungen, genetisch bedingte Faktoren, Medikamente und Umweltschadstoffe.

Folgen davon sind Entzündungszeichen (wie z.B. Rötung, Schwellung, Überwärmung, Funktionseinschränkungen und Schmerzen), jeweils in Abhängigkeit davon, welches Organ bzw. Organsystem davon betroffen ist. Das überschießende Immunsystem schwächt grundsätzlich den gesamten Organismus mit den typischen Symptomen wie z.B. Antriebsarmut, Energielosigkeit, schnelle Ermüdung u.ä. als Folge und kann auch zu Schädigungen des Organgewebes führen.

Zu den bekannten Autoimmunerkrankungen zählen u.a. die Überfunktion der Schilddrüse Morbus Basedow, sowie der Morbus Hashimoto, der Diabetes mellitus Typ 1, die rheumatoide Arthritis, Morbus Crohn und Multiple Sklerose, um nur einige zu nennen.

Eine Zusammenballung (Anhäufung) der Thrombozyten (sog. Blutplättchen) und/oder der neutrophilen Granulozyten (Untergruppe der Leukozyten) kann ein Hinweis auf eine Autoimmunerkrankung des Körpers sein. Zu Bildern hierzu verweisen wir auf das nächste Kapitel (Allergien).

Bei den nachfolgenden Bildern handelt es sich um einen Verdacht auf eine Autoimmunreaktion nach einer Impfung.

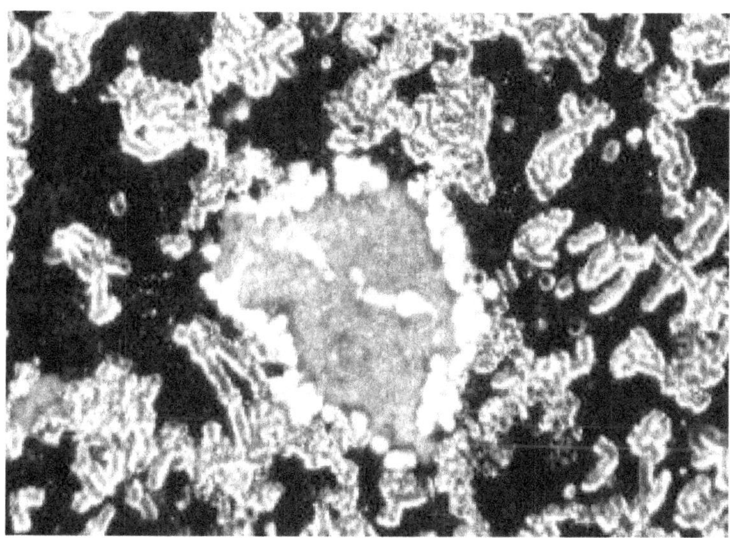

Das obige Bild zeigt eine von einem Leukozytenring umlagerte Thrombozytenzusammenballung (Thrombozytenaggregation).

Entstanden ist dieses Bild bei einer Untersuchung des Blutes ca. 10 Tagen nach einer Coronoa-Impfung. Die Patientin hatte mehrerer Thrombozytennester, die vom unspezifisches Immunsystem, den neutrophilen Granulozyten, angegriffen wurden.

Unsere These zu diesem Befund: Fehlgeleitete Antikörper haben zu einer Zusammenballung der Thrombozyten geführt. Gleichzeitig versucht das Immunsystem gegen die Thrombozytennester vorzugehen.

Zur gleichen Zeit (März 2021) lieferten die Forscher der Greifswald Universität eine mögliche Erklärung zu den Thrombozytenaggregationen nach einer Corona-Impfung: Fehlgeleitete Antikörper, die sich gegen die Thrombozyten richten, was diese wiederum zur Verklumpung veranlassen. Durch diese Thrombozytennester bzw. Verklumpung kommt es ggf. zu einer Thrombose bei gleichzeitigem Mangel an Thrombozyten – eine sogenannte Verbrauchs-Thrombozytopenie (siehe: www.spiegel.de/wissenschaft/medizin/astra-zeneca-greifswalder-forscher-haben-offenbar-ursache....).

Ein solcher Befund sollte umgehend klinisch abgeklärt werden.

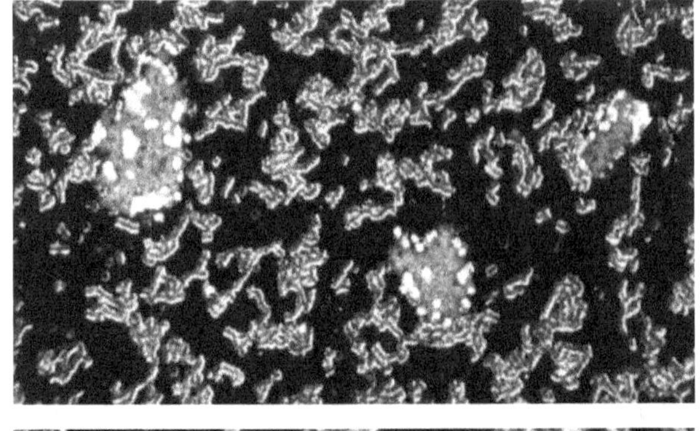

Erster Tag:

Leukozyten greifen diese
Thrombozyten-Akkumula-
tionen an.

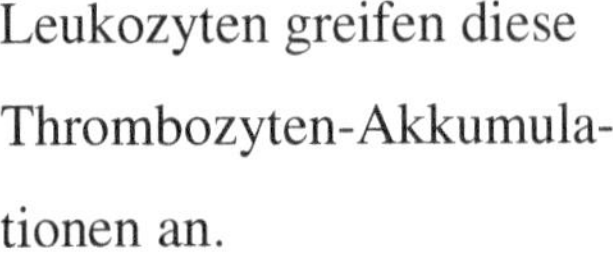

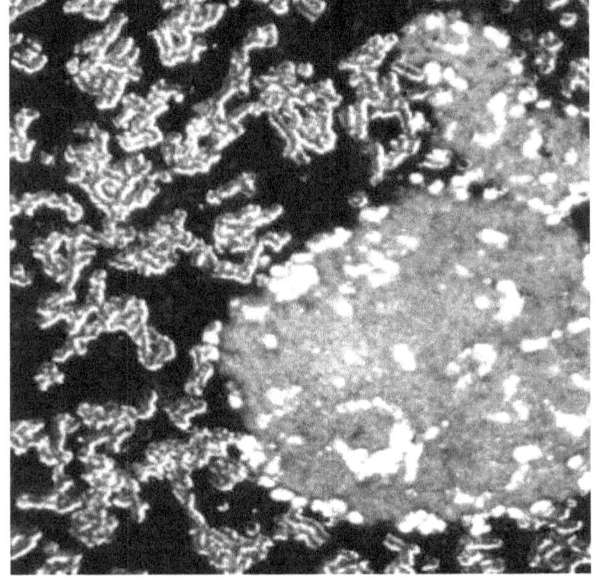

100fache Vergrößerung

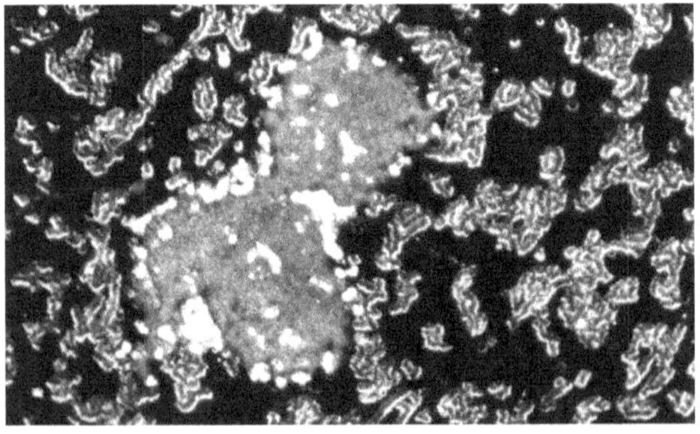

Zu den Allergien

Ein Hinweis auf allergische Reaktionen zeigt sich z.B. in einer Anhäufung von Leukozyten. Das Phänomen kommt durch eine gegenseitige Anziehung zustande. Soweit es sich ausschließlich um Leukozyten handelt, kann es auf eine allergische Komponente sowie auf eine Autoimmunerkrankung hindeuten.

Zu weiteren Erläuterungen zum Thema Allergien verweisen wir auch das Kapitel III. Pos. 10.1 (Belastungen von außen durch Allergene).

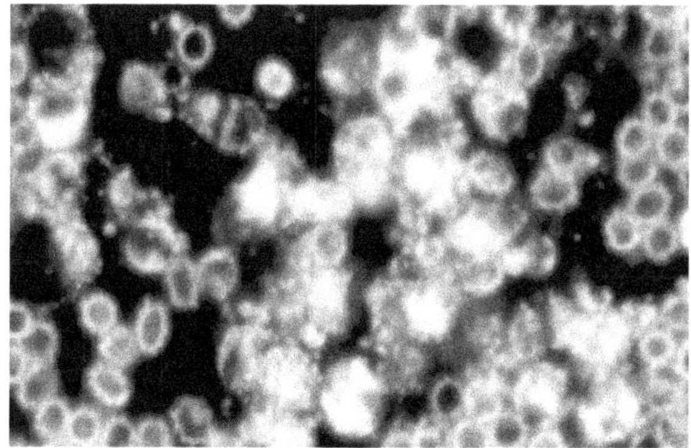

Die Leukozyten ziehen sich gegenseitig an; dies ist ein Hinweis auf allergische Komponente.

1000fache Vergrößerung

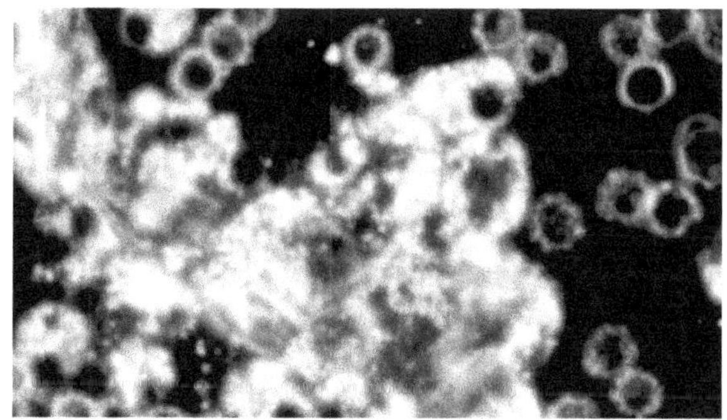

Leukozytenansammlung und Hinweis auf Quecksilberbelastung (links oben als heller gelb leuchtender Punkt).

1000fache Vergrößerung

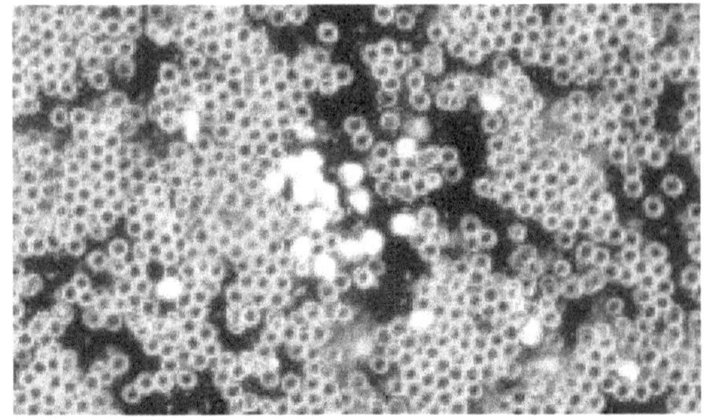

Leukozytenansammlung, gut sichtbar.

100fache Vergrößerung

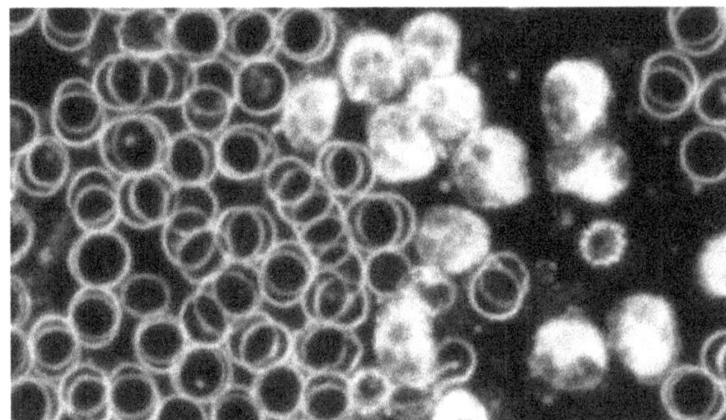

Die neutrophilen Granulozyten ziehen sich an. Hinweis auf Allergie oder Autoimmunreaktion.

1000fache Vergrößerung

S. KPU Kryptopyrrolurie

Die Kryptopyrrolurie ist eine Stoffwechselerkrankung, die sich in unterschiedlichem Schweregrad symptomatisch zeigen kann. Sie geht mit einer Störung des Hämoglobinstoffwechsel einher; die Synthese (Umwandlung vom Häm) im Organismus ist gestört bzw. läuft fehlerhaft ab. Unser Körper ist ein absoluter Recycling-Profi, d.h. alle Substanzen, die im Körper noch verwertbar sind, werden wieder verfügbar gemacht.

Bei der Umwandlung von Häm (roter Blutfarbstoff in den Erythrozyten) werden sog. Pyrrole freigesetzt, die bei einem gesunden Menschen über den Stuhl ausgeschieden werden. Bei Patienten mit dieser Stoffwechselerkrankung entstehen bei diesem Recyclingprozeß vermehrt Pyrrole.

Diese können nur über die Niere ausgeschieden werden, wenn Sie an Vitamin B6 (Pyridoxin), Zink, Mangan oder Magnesium gebunden sind.

Dies führt zu einem Mangel an Vitamin B6, Zink, Mangan, Magnesium und an Häm (ein wichtiger Baustein des Hämoglobins) mit der Folge, daß diese Mikronährstoffe und das Häm dem Körper nicht mehr in ausreichender Menge zur Verfügung stehen.

Häm wird vor allem gebraucht für den Sauerstofftransport, für die Stoffwechselfunktionen in den Zellen, für die Bildung des Myoglobins in den Muskelzellen und für die Energiegewinnung in den Mitochondrien.

Der rote Blutfarbstoff (Häm) ist zudem ein wichtiger Ausgangsstoff bei der Herstellung von Neurotransmittern und Cholesterin bzw. Hormonbildung.

Des Weiteren ist durch die reduzierte Verfügbarkeit der genannten Mikronährstoffe eine gute Ausleitung der Stoffwechselabbauprodukte sowie der Umweltschadstoffe und der Toxine eingeschränkt.

Ein Mangel an Häm führt ferner einerseits zu einer geringeren Bildung von Botenstoffen (Hormone, Neurotransmitter) und andererseits zu einem eingeschränkten Sauerstofftransport zu den Muskelzellen, was zu einer Reduzierung der Muskelkraft führt. Außerdem wird die Entgiftungsleistung auf Zellebene herabsetzt. Daraus erklären sich vielfältige Symptome.

Betroffene Patienten berichten über eine eingeschränkte Energiereserve, die sich vor allem in einer körperlichen, geistigen und psychischen Erschöpfung zeigen kann. Der normale Alltag kann zur Belastung werden. Chronische Müdigkeit, Streßempfindlichkeit, Konzentrationsschwäche sowie Depression und Angststörungen sind in der Anamnese keine Seltenheit, ebenso wie Verdauungsstörungen, Gewichtsprobleme und Allergien.

Da auch die Hormonproduktion (bei Stoffwechselerkrankungen) unter Mikronährstoffmangel leidet, sind in diesem Bereich ebenso Erkrankungen zu finden wie z.B. Schilddrüsenerkrankungen, Hormonstörungen bis hin zu unerfülltem Kinderwunsch.

Die Patienten haben in der Regel eine eher zierliche Erscheinungsform; sie haben häufig dünnes, feines Haar, schlanke feingliedrige Finger und eine geringe

Belastungs- und Streßtoleranz, was häufig mit einer Nebennierenschwäche in Zusammenhang gesehen wird.

Bei der dunkelfeldmikroskopischen Untersuchung erkennt ein erfahrener Therapeut Hinweise auf einen Mangel an der Versorgung mit Vitamin B6 an dem Zustand der roten Blutkörperchen.

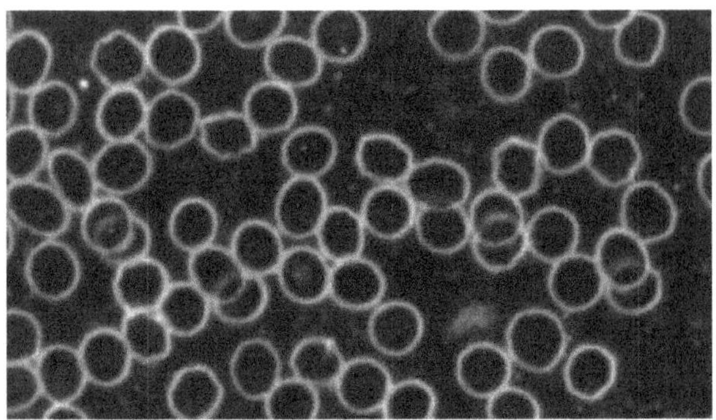

Deutlich erkennbar sind die Formveränderungen sowie die schwach ausgeprägte Membran der Erythrozyten.

1000fache Vergrößerung

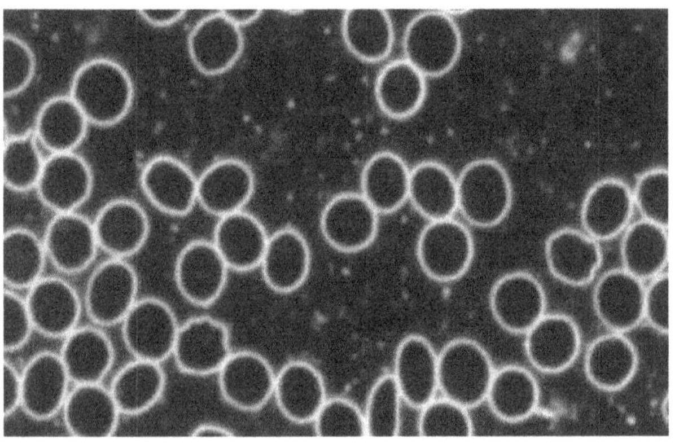

Hier zeigen sich ovale (statt runde) Blutkörperchen und ebenso solche mit Membranveränderungen. Des Weiteren fehlt die Sauerstoff-beladung.

1000fache Vergrößerung

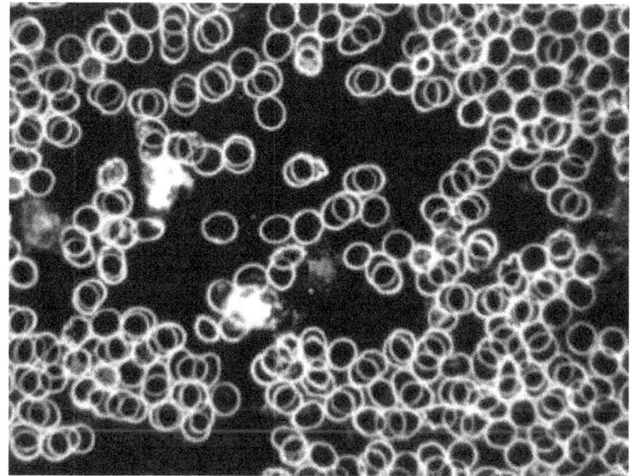

Sauerstoffarme und Form-ver-
änderte Erythrozyten.

1000fache Vergrößerung

T. Morgellon, Nanopartikel

Mit dem Begriff Morgellon wird eine Erkrankung benannt, die seit etwa 30
Jahren bekannt ist. Patienten klagen über Juckreiz, Schlafstörungen, stechende
punktuelle Schmerzen in der Haut. Sie weisen Hautausschläge auf sowie offene kleine entzündete Wunden. Weiterhin zeigen die Patienten das klassische
Bild einer massiven Übersäuerung.

In Internet-Foren wird häufig ein Zusammenhang mit Borrelieninfektionen
hergestellt. Da eine Borrelieninfektion eine Übersäuerung des Körpers ver-
schlimmert, ist es möglich, dass Betroffene mit Borrelieninfektionen zusätzlich auch eine Morgellonerkrankung entwickeln können.

Nach unserer Erfahrung zählt der massive Einsatz von Kunststoffen in Nano-
partikelform (z.B. Microfasern in allen Bereichen der Textilbranche, Kosmetika, vom Shampoo bis zur Hautcreme, Plastikflaschen sowie in Plastik
verpackte Nahrungsmittel) zu den Hauptrisikofaktoren für Morgellonerkran-
kungen.

Eine Studie von 2018 von der Universität Wien hat ergeben, dass im Stuhl aller
8 Probanden, die aus verschieden Ländern stammen, Mikrofaserpartikel zu

finden waren. Die Stuhlproben wurden auf die zehn am häufigsten genutzten Kunststoffe getestet und in jeder Probe fanden sich Mikroplastikteilchen – und inzwischen auch im menschlichen Blut und neuerdings sogar auch in Mineralwasserflaschen. Es gibt leider noch keine Studien dazu, welche Auswirkungen sie auf den menschlichen Körper haben können.

In Tierversuchen haben Untersuchungen bestätigt, dass Mikroplastikteilchen ebenso im Blut, Lymphe und in den Organen zu finden sind.

Durch diese Belastung kann es zu Entzündungen im Magen-Darm-Trakt kommen; es können die Schleimhäute des Darmes so empfindlich gestört werden, dass Krankheitserreger wie Bakterien, Viren und Pilze die Darmwand passieren können.

Zu den Therapieformen zählen unter anderem z.B. eine strikte Rauchentwöhnung bei Rauchern, eine basenreiche Ernährung, Entsäuerung mit geeigneten Präparaten sowie eine qualifizierte Entgiftung des Organismus. Darüber hinaus ist auf eine Reduzierung der Benutzung von Plastikteilen im Haushalt, bei der Verpackung und bei der Kleidung zu achten.

Als These für die Entstehung von Morgellons kommt in Betracht, daß sich Nanopartikel (Mikroplastik) mit den in uns lebenden Symbionten (Pilzformen) verbinden (können).

Durch den gestörten Säure-Basen-Haushalt kommen die Symbionten in die pathologische Aufwärtsentwicklung (nach Enderlein) und es entstehen die im Dunkelfeld sichtbaren und sich vergrößernden Morgellonfasern und als Folge das damit einhergehende Krankheitsbild.

In der Medizin werden diese Patienten häufig dem psychosomatischen Ursachenkreis zugeordnet, anstatt als ersten Schritt eine qualifizierte Entgiftung, Entsäuerung und Ausleitung zu empfehlen – in Verbindung mit einer Umstellung des Lebensstils sowie der Ernährungs-, Trink- und Bewegungsgewohnheiten.

Beispiele für Morgellonformen bzw. Nanopartikel in Verbindung mit den Pilz-Zykloden: die typische Form der Fasern sind u.a. die dornenähnlichen aus den Gebilden herausragenden Auswüchse. Sie können sich im Dunkelfeld auch in verschieden Farben zeigen.

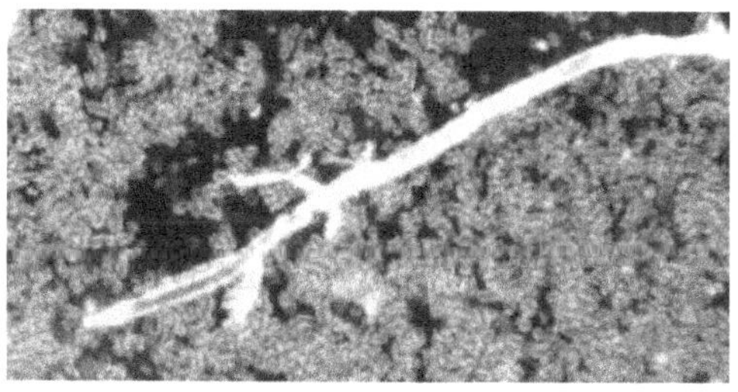

100fache Vergrößerung

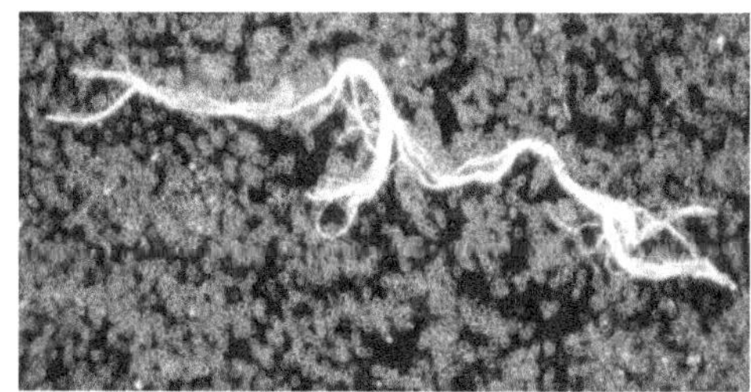

100fache Vergrößerung

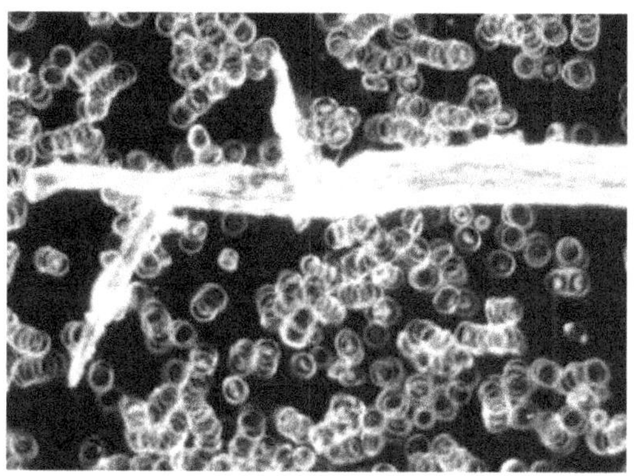

400fache Vergrößerung

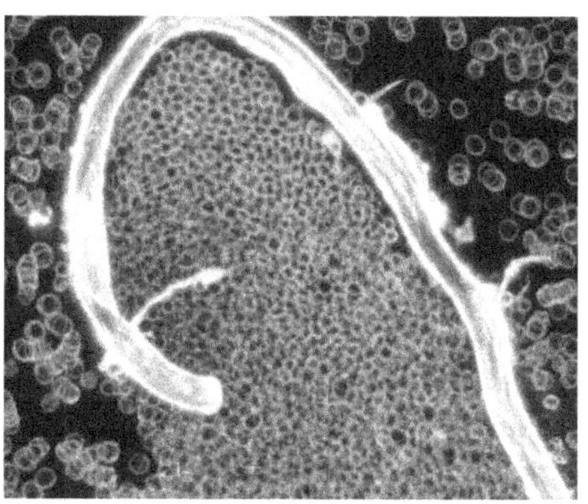

400fache Vergrößerung

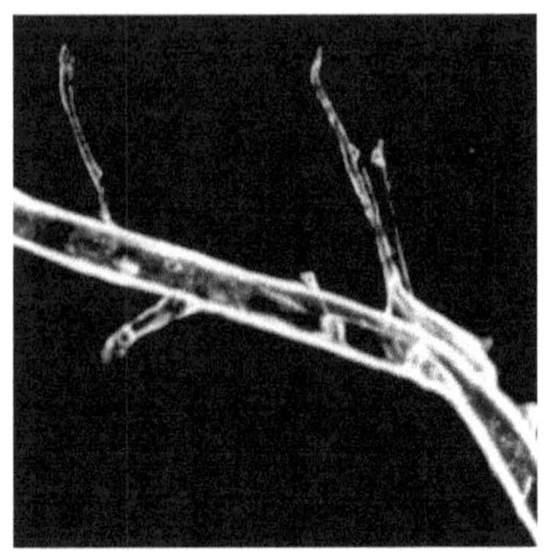

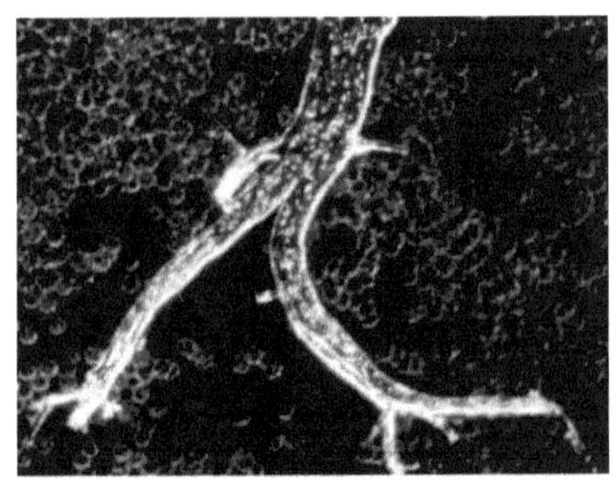

400fache Vergrößerung

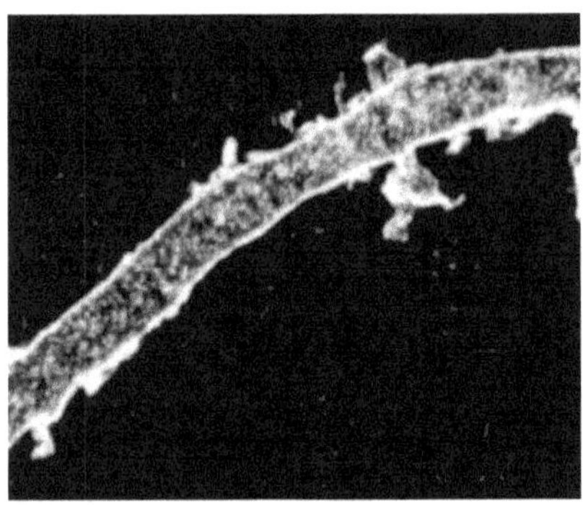

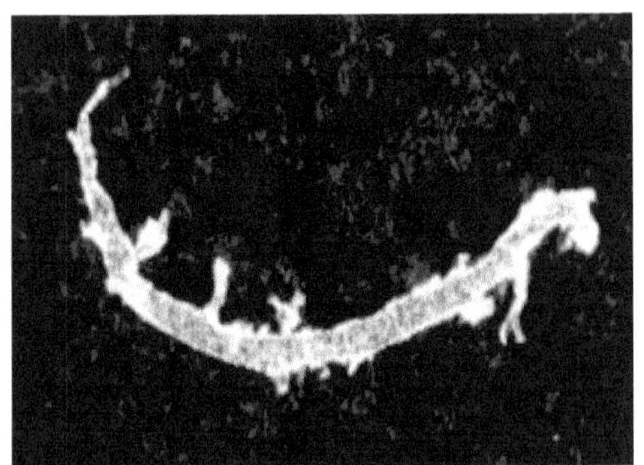

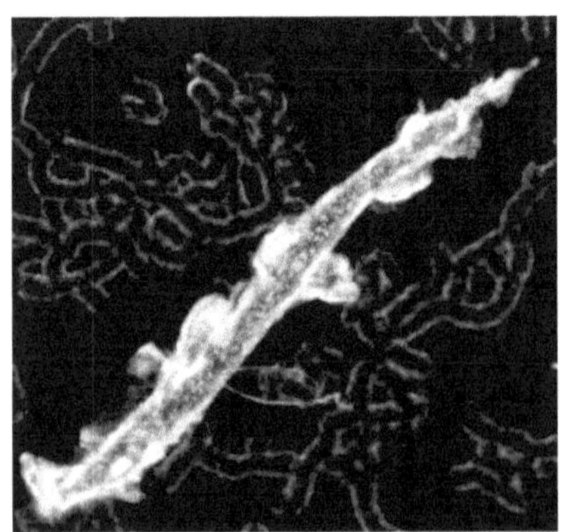

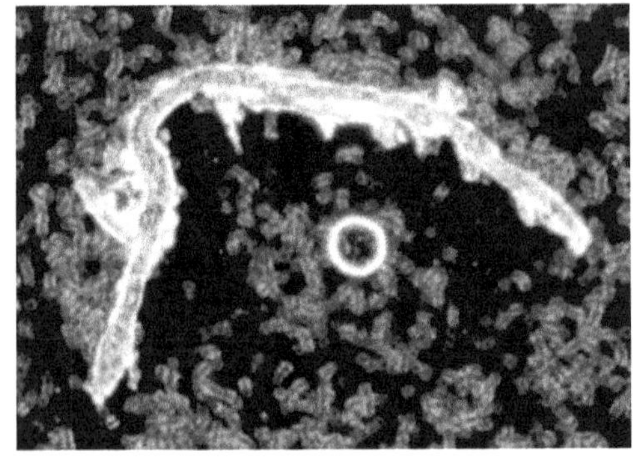

U. Hautpilze im Dunkelfeld

Hautpilze können bei der Blutabnahme vom Patienten in die Blutprobe (auf dem Objektträger) gelangen, d.h. die Dermatophyten (Hautpilze) sind meistens auf Infektionen der Nägel, der Haare oder der Haut zurück zu führen. Eine Pilzerkrankung ist immer ein Hinweis auf eine Immunschwäche des Organismus und bedarf daher der ganzheitlichen Behandlung.

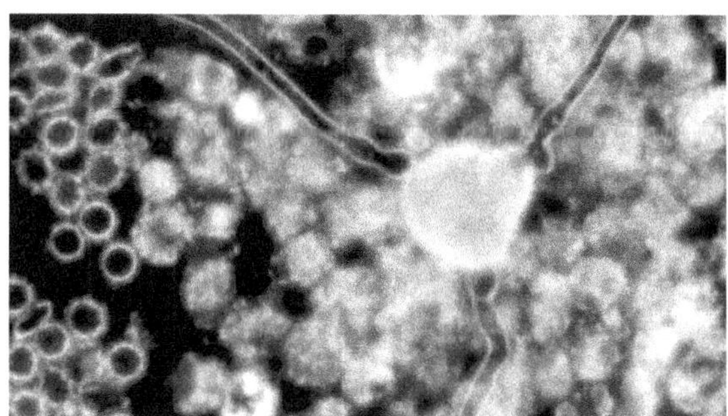

Als weiteres Beispiel zeigt sich am 2. Tag eine Hautpilz-Spore mit drei Hyphen als Auswüchse. Sichtbar ist der Leukozytenring des Immunsystems um die Spore herum.

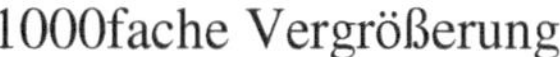

1000fache Vergrößerung

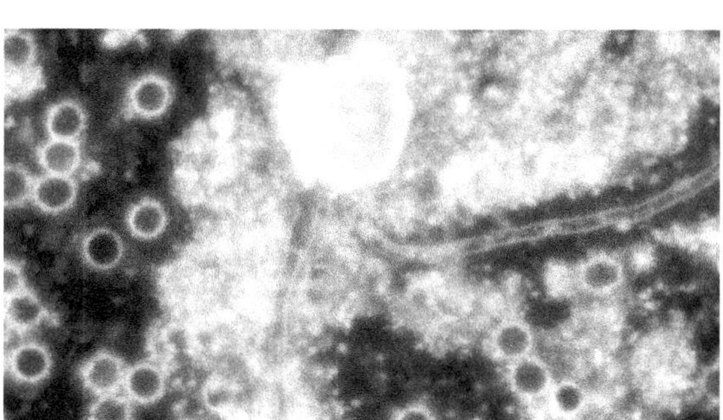

Am 3. Tag zeigt sich eine weitere Verlängerung des Myzels (der Auswüchse), die sich täglich verändern bzw. verlängern können. Sie stellen eigentlich das Wurzelwerk des Hautpilzes dar. Die um das Pilzzentrum herum erkennbaren massiven Leukozyten geben ihre Granula (Abwehr/ Auflösung) ins Blutplasma ab. 1000fache Vergrößerung.

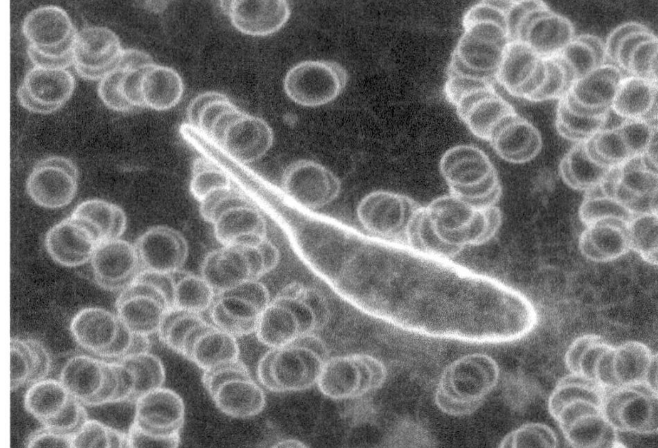

Ein Hautpilz; die Spore ist gut sichtbar und es bildet sich eine Hyphe (Auswuchs).

1000fache Vergrößerung

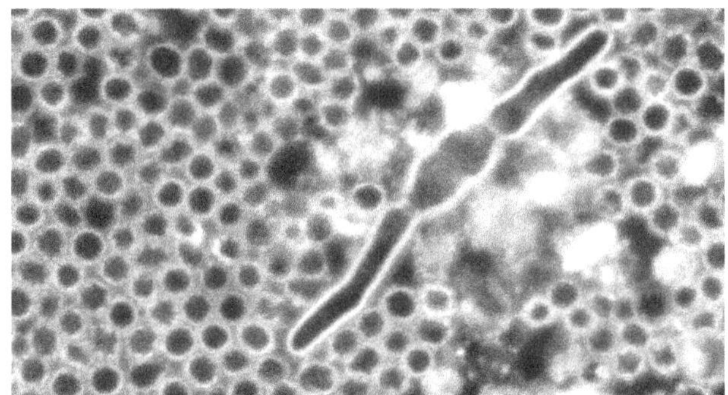

In der Mitte ist deutlich die Spore („Pilzkörper") sichtbar und nach rechts und links bilden sich Hyphen heraus. Auch die Leukozytenansammlung ist deutlich erkennbar.

1000fache Vergrößerung

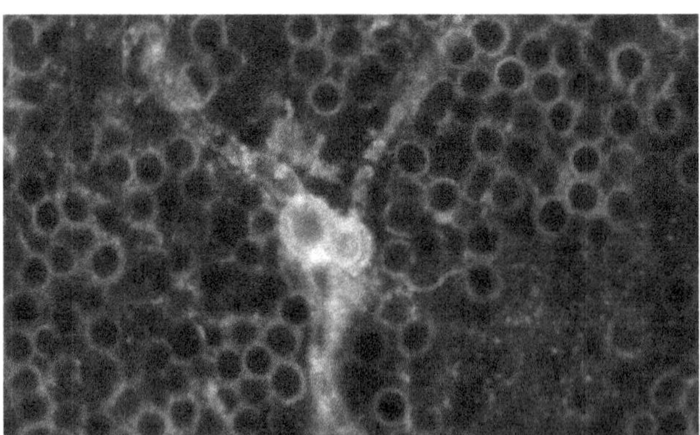

Zwei Sporen mit den herauswachsenden Hyphen (Auswüchsen).

1000fache Vergrößerung

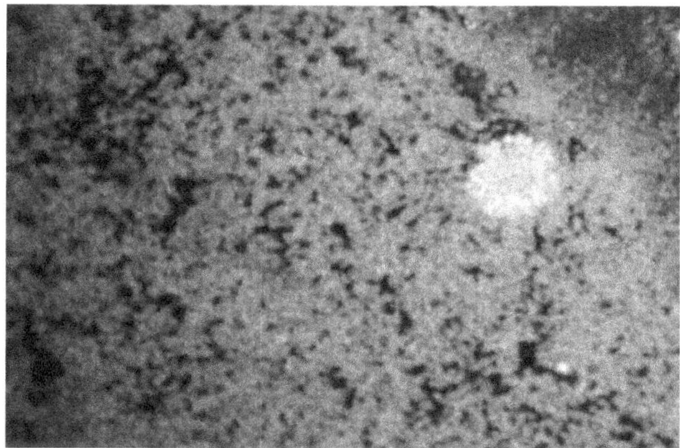

Am 3. Tag wird in diesem Beispiel ein fächerförmiger Hautpilz sichtbar

100fache Vergrößerung

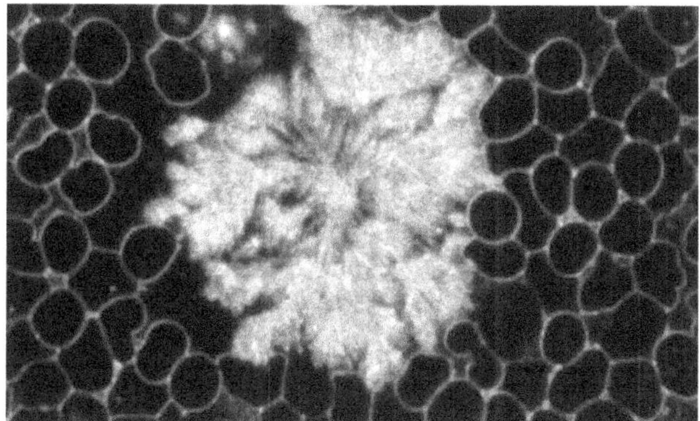

Hautpilz

1000fache Vergrößerung.

V. Viren im Dunkelfeld

Viren haben eine Größe von 20-300 Nanometer und sind somit weder bei der klinischen Hellfeldmethode noch im Dunkelfeldmikroskop sichtbar.

Dennoch können virale Belastungen bzw. durchgemachte Virusinfekte bei der Dunkelfeld-mikroskopischen Untersuchung beurteilt werden, da sie u.a. an den Lymphozyten Spuren hinterlassen und diese zeitweise pathologisch verändern können. Die Lymphozyten zeigen im Dunkelfeld Ausfransungen sowie Kernbildungen im Randbereich von Lymphozyten: sog. Virozyten mit leuchtenden Kernchen am Rand der Zelle.

Diese Virozyten können in diesen Fällen somit einen Hinweis geben auf durchgemachte Virusinfektionen wie z.B. beim Epstein Barr-Virus, Corona und auch nach Impfungen.

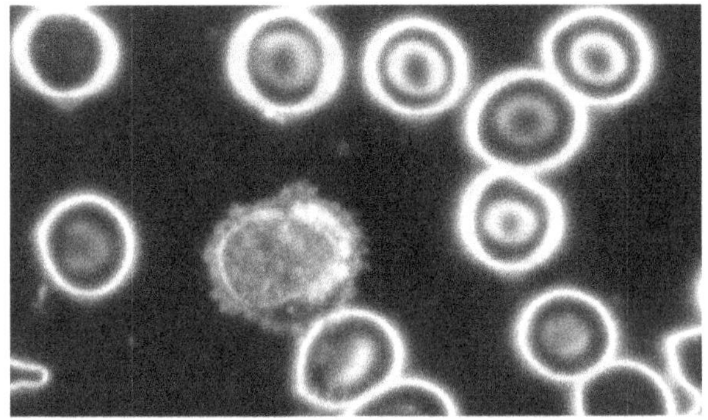

Mittig links im Bild:

ein Lymphozyt mit perlenartigen Kernchen am rechten Rand (Virozyt).

1000fache Vergrößerung

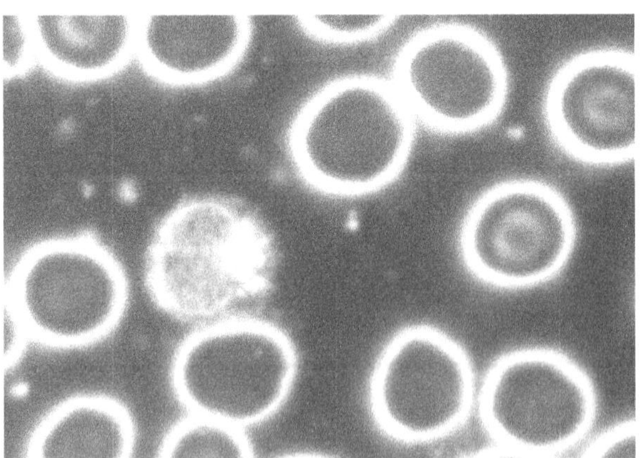

Links im Bild ebenso ein Virozyt mit vermehrter Kernchenbildung.

1000fache Vergrößerung

W. Drepaniten

Drepaniten sind ein Zusammenschluß von sklerosierten (verhärteten) Eiweißen, die einer sichel- und/oder wirbelförmigen Form ähneln. Sie werden gleichermaßen den Zykloden des Mucor racemosus und des Aspergillus niger zugeordnet und zeigen einen chronifizierten Zustand der Erkrankung bei dem Patienten an. Ihre Darstellung hat viele Varianten von zartförmigen bis hin zu Symplasten-ähnlichen Strukturen.

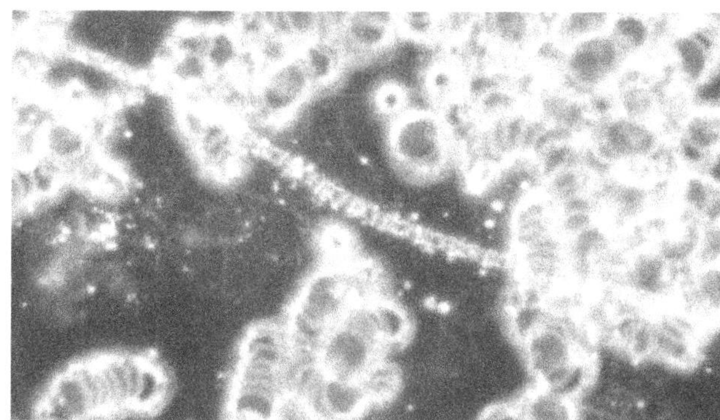

Die Wirbelsäulen-ähnliche Form ist deutlich erkennbar.

1000fache Vergrößerung

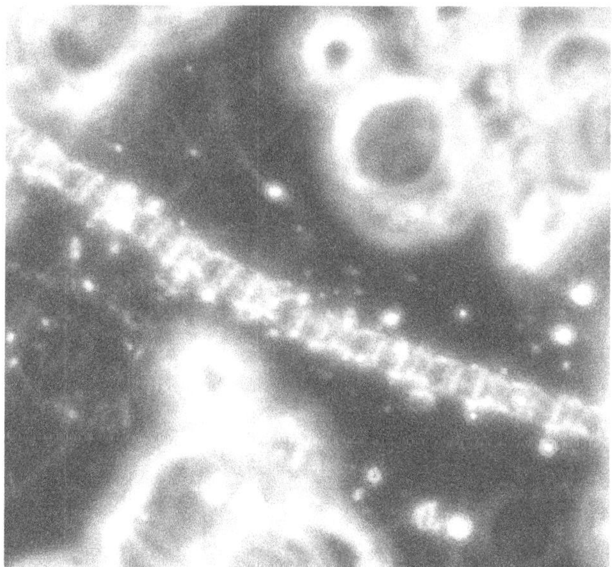

Bei der Vergrößerung werden die einzelnen Wirbel-ähnlichen Strukturen des sklerosierten Eiweißes sichtbar.

1000fache Vergrößerung

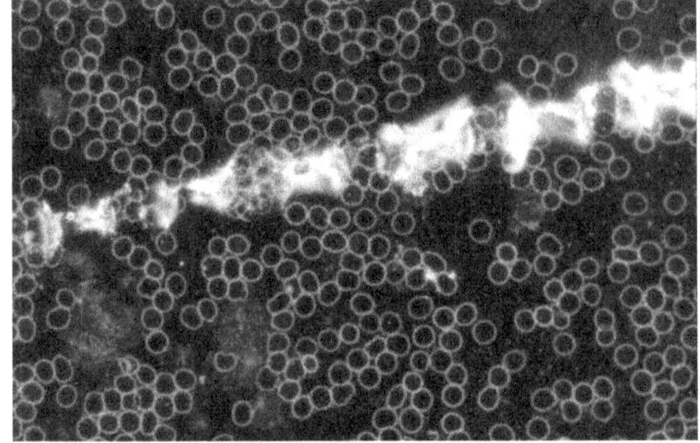

Größere Struktur mit charakteristischen Wirbelkörper-
ähnlichen Partikeln.

600fache Vergrößerung

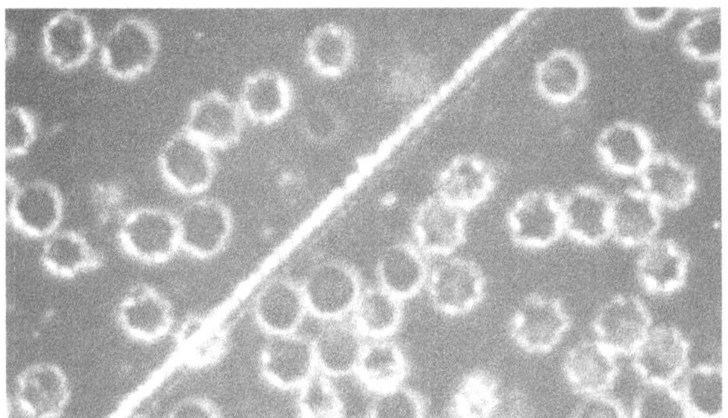

Sie sind feingliedrig und fort-
laufend.

1000fache Vergrößerung

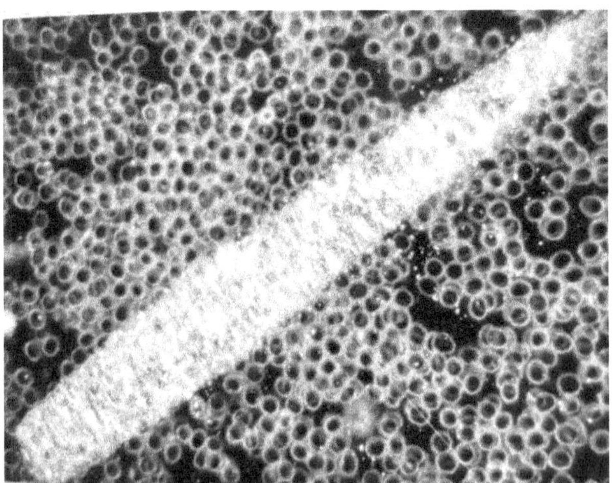

Ein besonders großes
Exemplar, welches mit einem
Symplast verwechselbar ist.
Die aufeinander geschichtete
bzw. aneinander gereihte
Struktur ist gut erkennbar.

1000fache Vergrößerung

X. Zum Zersetzungsprozess des Blutes

Normales vitales Blut sollte etwa sechs bis sieben Tage seine charakteristische Form beibehalten. Das Blut zeigt sich nach unserer Erfahrung normalerweise über eine Zeitdauer von mehreren Tagen (und nicht wie häufig in der Fachliteratur mit zwei bis 4 Tagen beschrieben) in seiner vitalen, aktiven Form. Damit ist im Wesentlichen gemeint, daß bei einem gesunden Organismus

- die roten Blutkörperchen ihre runde Norm-Form weitgehend behalten und ihren Sauerstoff ins Blutplasma abgeben,

- die Symbiontenentwicklung im Laufe der Untersuchungstage zunimmt und der

- Zersetzungsprozess der Leukozyten vom zweiten Tag an beginnt.

Häufig jedoch sieht man im Dunkelfeldmikroskop, dass der Zerfallsprozess schon am zweiten Tag beginnt. Dabei hat die Geschwindigkeit des Zerfallsprozesses nichts mit dem Alter des Patienten zu tun. Es ist durchaus möglich, wie bei einem 80-jährigen Patient dokumentiert, daß das Blut bis zum 28. Tag nach der Blutabnahme noch aktiv und vital war und die Erythrozyten bis dahin noch gut zu erkennen waren.

Bei einer selbst im Jahr 2017 durchgeführten internen Studie zeigten sich bei 100 Patienten bei der Erstkontrolle eine durchschnittliche Vitalität (Lebendigkeit des Blutes auf dem Objektträger) bei 6 – 7 Tagen.

Nach einer ca. 3 Monate dauernden Therapie mit einer anschließenden Nachkontrolle des Blutes ist die Vitalität um ca. 50 % angestiegen. Bei Patienten mit einer guten gesunden Ausgangssituation wurden noch längere Vitalphasen beobachtet (bis hin zu 28 Tagen). Bei Säuglingen und Kleinkindern ist die Zeitdauer der Vitalphase des Blutes signifikant höher als bei erwachsenen Patienten.

Als vitales lebendes Blut wird Blut bezeichnet, das im Mikroskop noch Aktivitäten zeigt.

Die Symbionten vermehren sich von Tag zu Tag und sorgen für die Rückentwicklung der belasteten pathologischen Gebilde im Blut (z.B. Symplasten,

Säurekristalle, Parasiten etc.) bis zum vollständigen Zerfall (siehe hierzu die nachfolgenden Bilder). Zuletzt sind lediglich nur noch die Schwermetalle auf dem Objektträger im Mikroskop sichtbar.

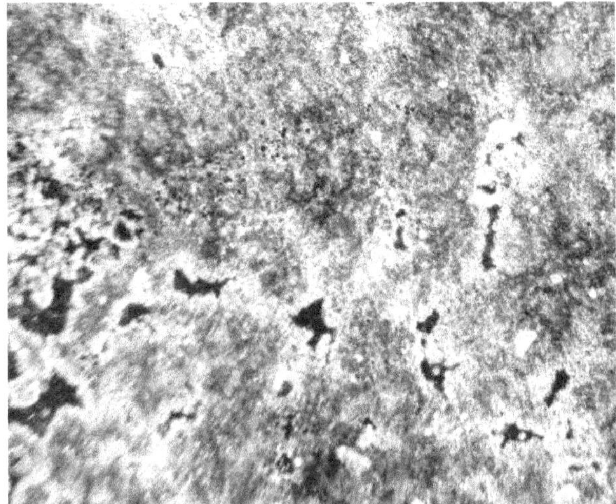

Bereits im Zersetzungsprozess befindliches Blut.

100fache Vergrößerung

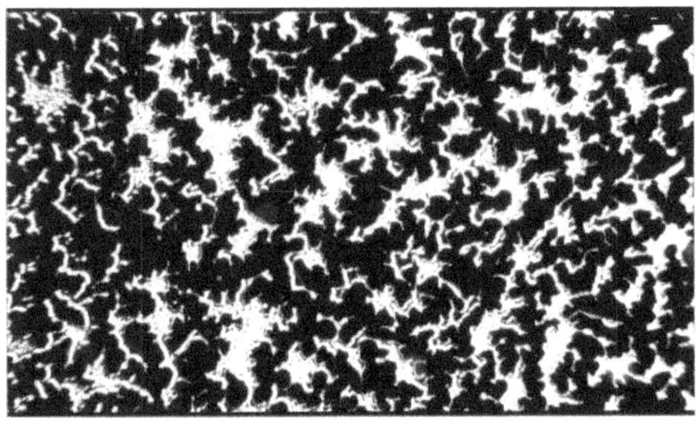

Bild mit bereits weitgehend zersetztem Blut.

100fache Vergrößerung

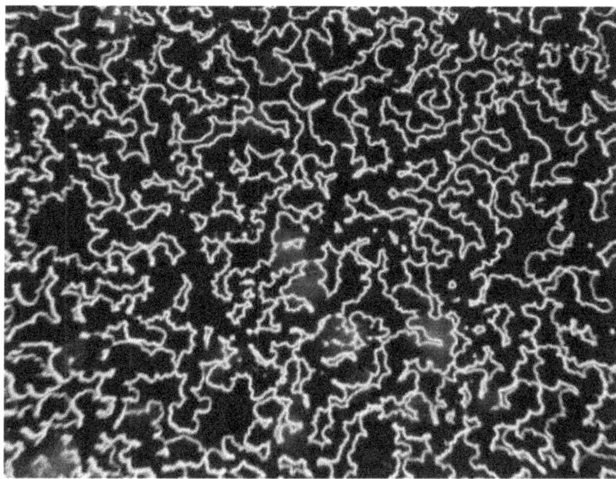

Kurz vor dem Ende des Zersetzungsprozesses des Blutes zeigen sich auffallend häufig diese Formbildungen.

600fache Vergrößerung

Noch stärker zersetztes Blut.

100fache Vergrößerung

Als Beispiel für einen Hinweis auf einen organbezogenen pathologischen Zerfallsprozess dienen die nachfolgenden Bilder:

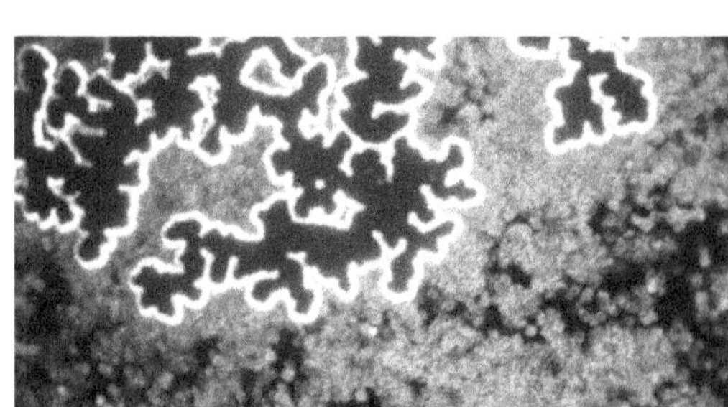

Vorzeitige Zersetzung mit klassischen Darmzeichen am ersten Tag. Das Bild gibt einen Hinweis auf die Notwendigkeit einer Darmtherapie.

100fache Vergrößerung

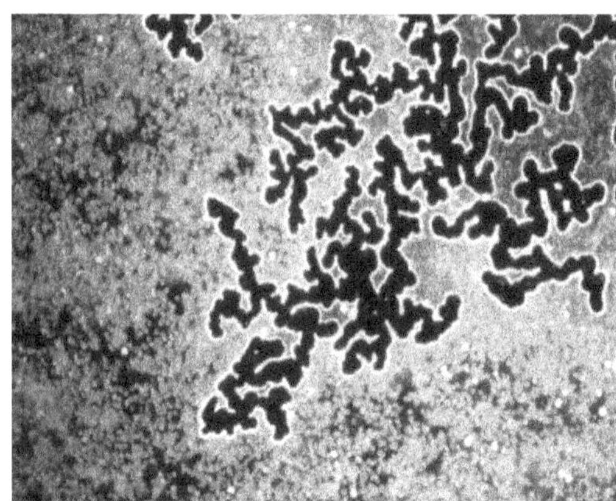

Am dritten Tag der Abnahme zeigen sich die Darmzeichen.

100fache Vergrößerung

Y. Sonstige Erscheinungsformen

In diesem Abschnitt werden Bilder dargestellt, deren Einordnung schwierig ist. Natürlich können z.B. auch ganz normale Fasern über die Atemwege in das Blut gelangen. Sie haben natürlich keine pathologische Bedeutung; wohl aber sind sie manchmal schwer von pathologischen Formen zu unterscheiden. Ein deutliches Abgrenzungsmerkmal wäre z.B. die Feststellung, ob das Partikel am zweiten oder dritten Tag vom Immunsystem angegriffen wird oder nicht. Wenn ja, handelt es sich eher um organisches Material; wenn nein, dann um anorganisches Material.

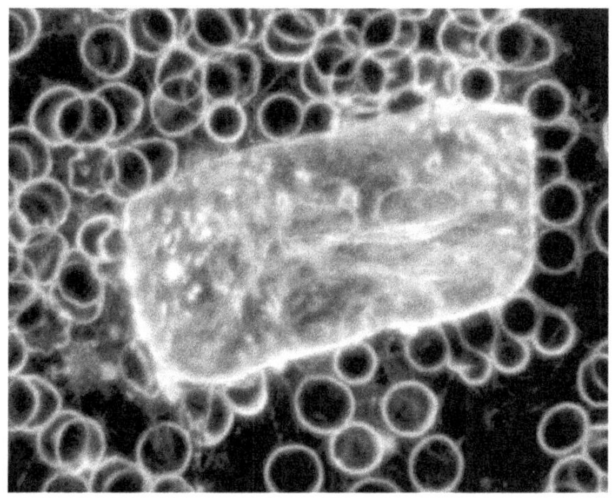

Seit ein paar Jahren häufiger anzutreffende Formen mit Eier-förmigen Inhaltsstrukturen.

600fache Vergrößerung

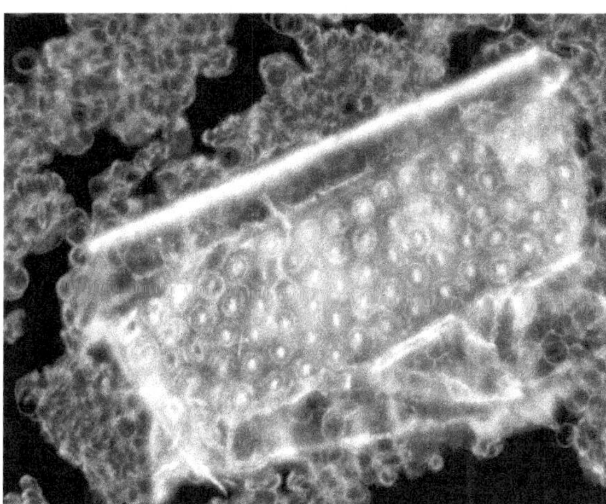

600fache Vergrößerung

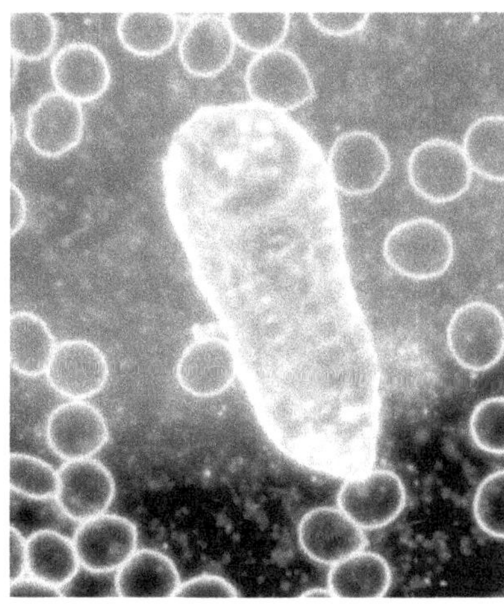

1000fache Vergrößerung

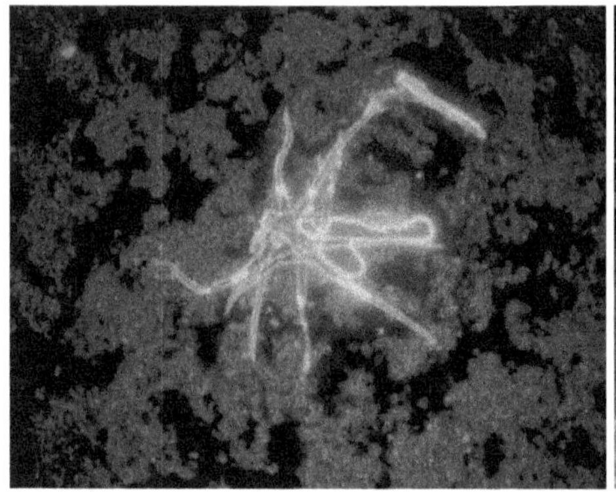

100fache Vergrößerung

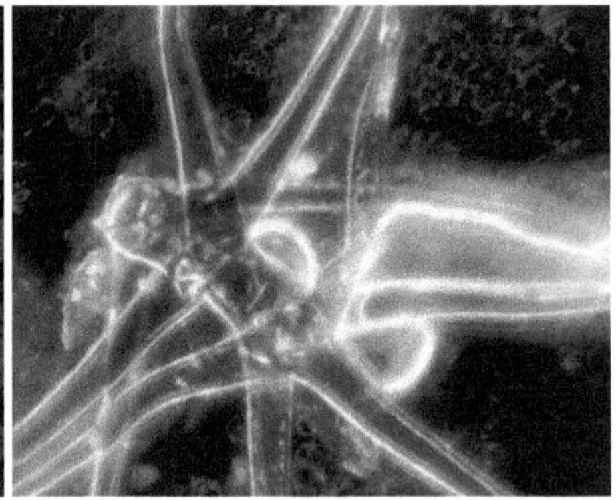

600fache Vergrößerung

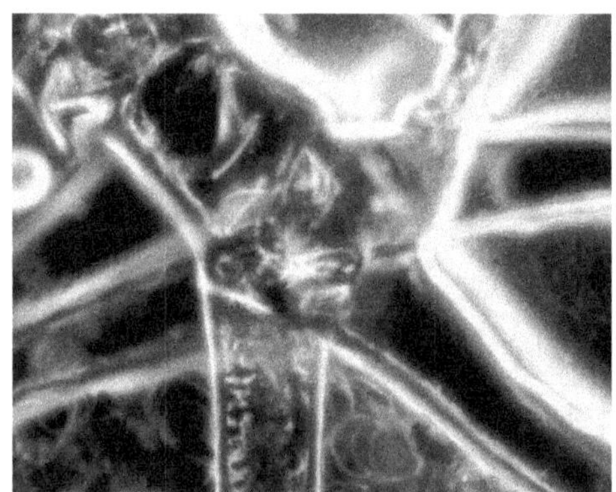

1000fache Vergrößerung

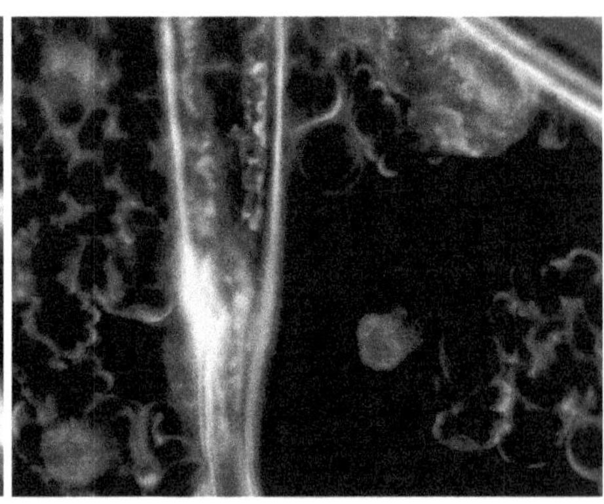

1000fache Vergrößerung

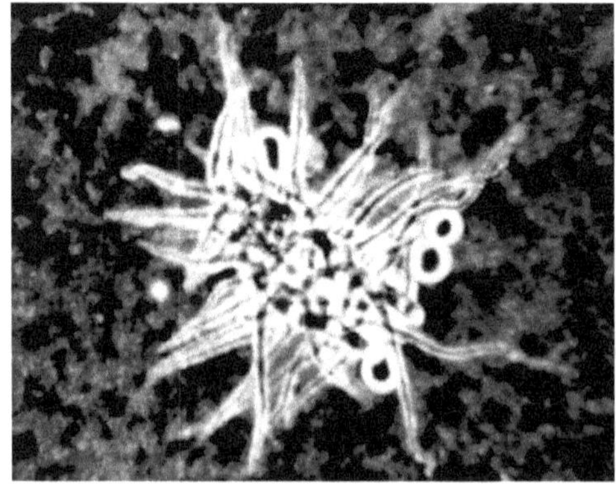

100fache Vergrößerung

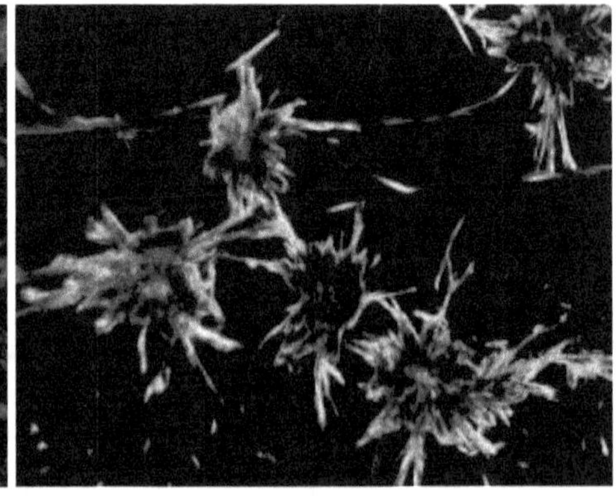

600fache Vergrößerung

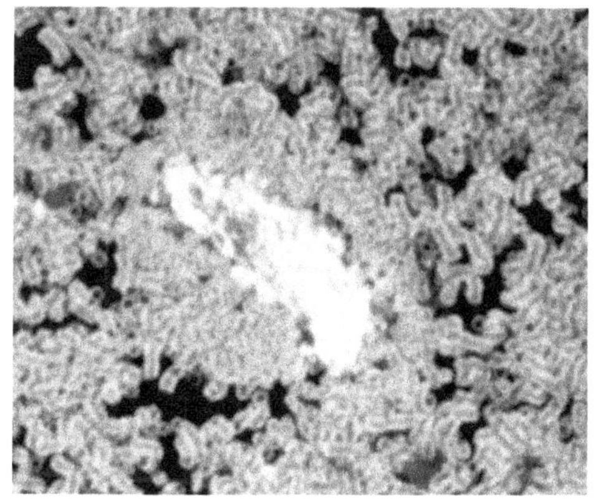

100fache Vergrößerung

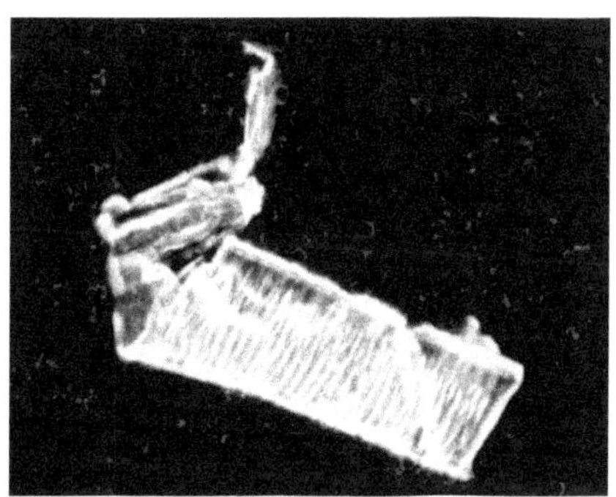

600fache Vergrößerung

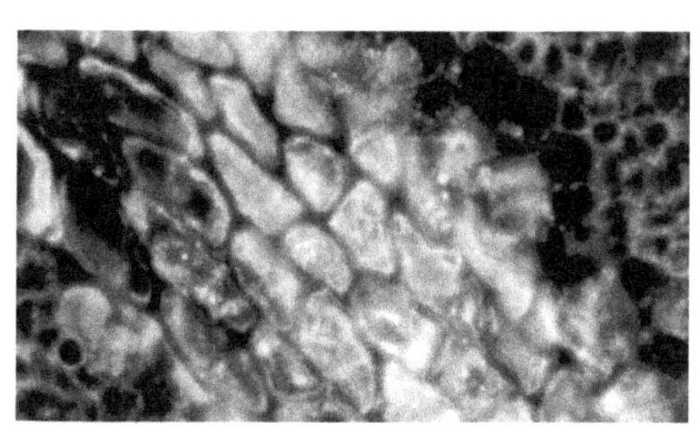

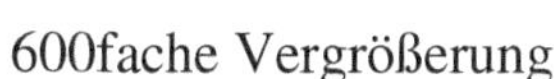

600fache Vergrößerung

600fache Vergrößerung

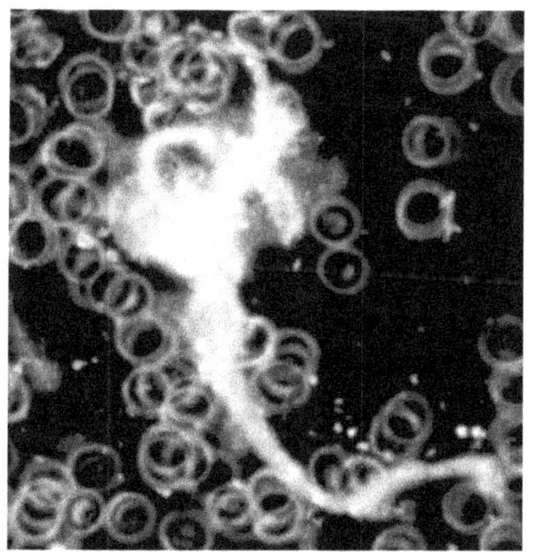

600fache Vergrößerung

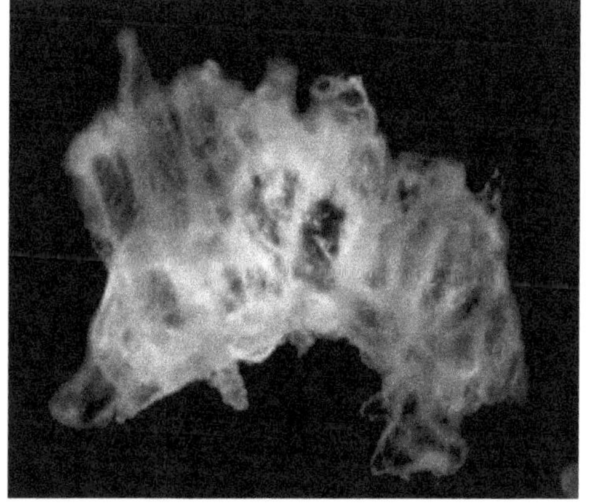

600fache Vergrößerung

Eine besondere interessante Symplastenform:

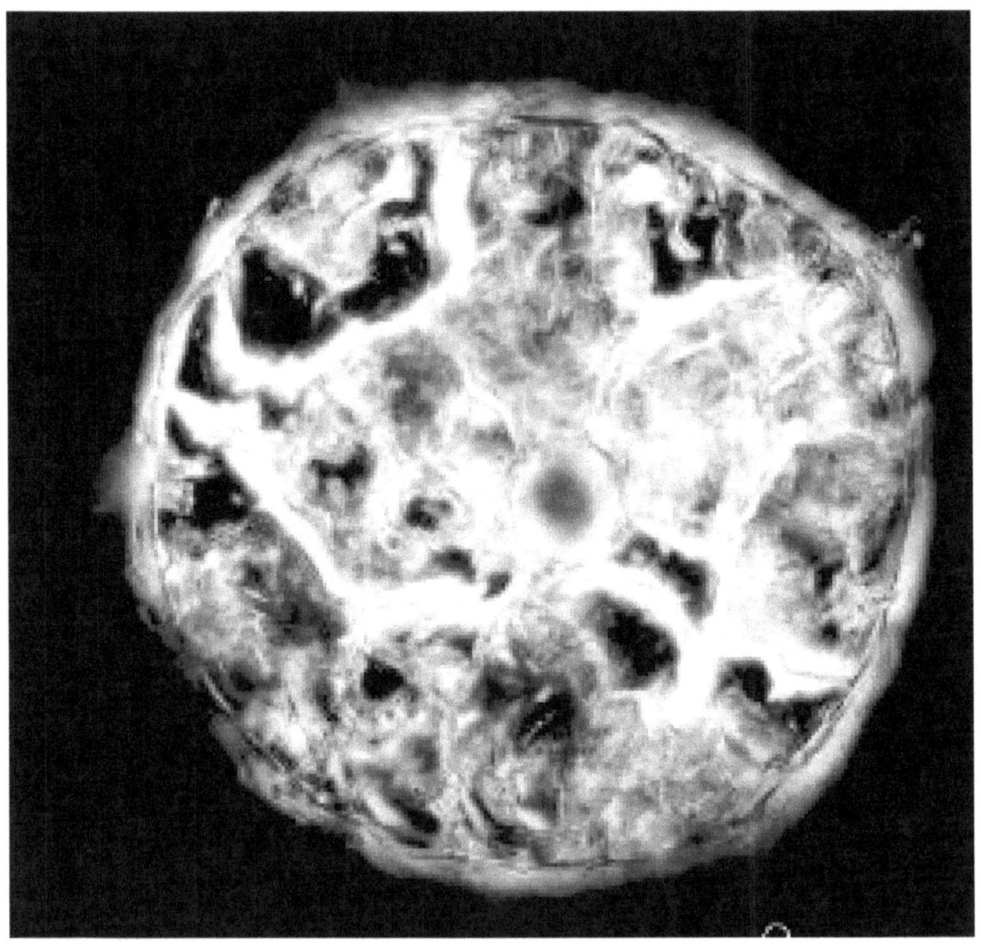

600fache Vergrößerung

Z. Luftblasen, Fusseln

Hierzu zählen im Dunkelfeldbild sichtbare Formen wie z.B. Luftblasen, Seifen- bzw. Handcreme-Reste, Verklebungen am Rand des Objektträger-Deckglases etc. Sie sind von den in den vorangehenden Kapiteln dargestellten Substanzen und Partikeln zu unterscheiden. Beispiele hierzu:

(1) Luftblasen, mit Fettpartikel verunreinigte Bereiche sowie ebenfalls nicht zu bewertende Stauungen am Objektträgerrand

(2) Fusseln von Pullovern und sonstigen Kleidungsstücken, Vorhängen, Polstermöbeln

Bei der Beurteilung sind die Luftblasen, randnahen Stauungen und Fusseln etc. nicht zu berücksichtigen; sie müssen von pathologischen Erscheinungsformen (Parasiten etc.) unterschieden werden. Die Letzteren können zu einem enormen und permanenten Belastungspotential bzw. Gesundheitsrisiko für den Körper führen und sich in vielfältigen Formen als Allergien und Unverträglichkeiten zeigen und letztlich sogar Intoleranzen und Malabsorptionen bei der Nährstoffaufnahme im Dünndarm auslösen.

Zu (1) Luftblasen, randnahe Stauungen und Bereiche mit Verunreinigungen durch Fette, Öle und Cremes

Luftblasen können mit oder auch ohne Fett- und andere Verunreinigungen auftreten. Insbesondere Fett-bedingte Verunreinigungen sind nicht immer einfach von zystenähnlichen Gebilden unterscheidbar. Als randnahe Stauungen werden Anhäufungen (Aggregationen) z.B. von Blutzellen an den Rändern des Objektträgers bzw. Deckblattes bezeichnet; sie werden beim Befund nicht mitberücksichtigt.

Zu (2) Fusseln und ähnliche Partikel

Hierzu zählen z.B. Fusseln von Pullovern und anderen Stoffen wie z.B. Mikrofasertüchern etc., die bei der Blutabnahme auf den Objektträger gelangen können. Sie können u.a. an zerfetzten Abrisskanten erkannt werden: Sie haben oftmals gerissene Endstücke (im Gegensatz zu Parasiten mit wurmartigen Gliedendmaßenden) und auch farbliches Material.

Fett- oder Handcreme-Partikel

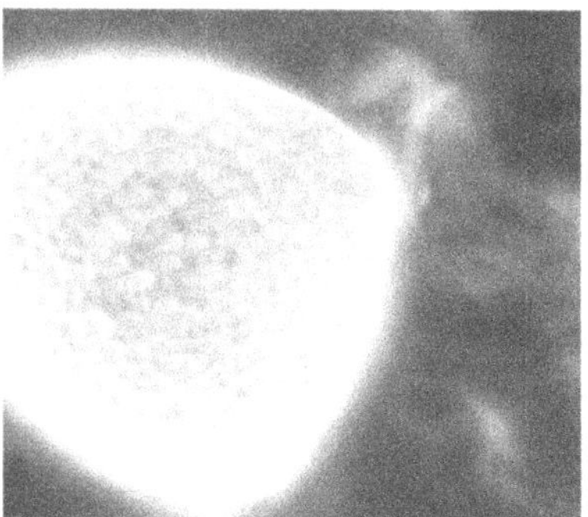

600fache Vergrößerung

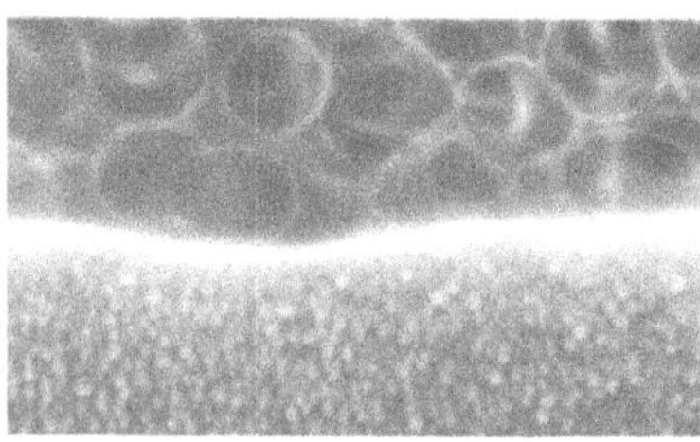

1000fache Vergrößerung

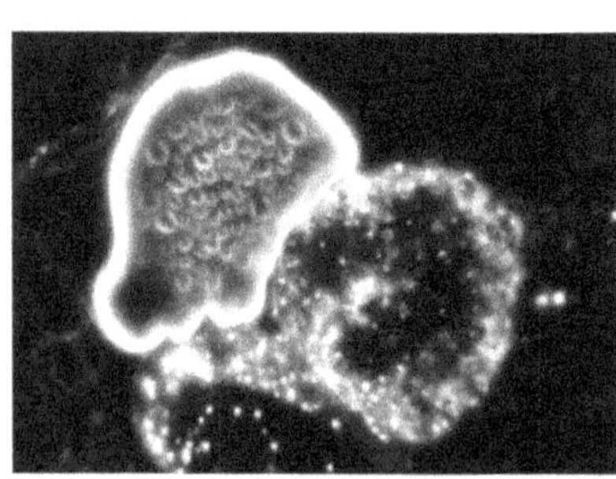

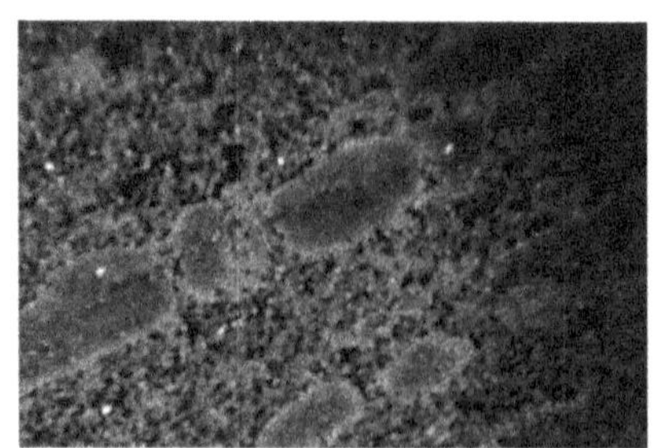

Eine Blase mit Fettinhalt:

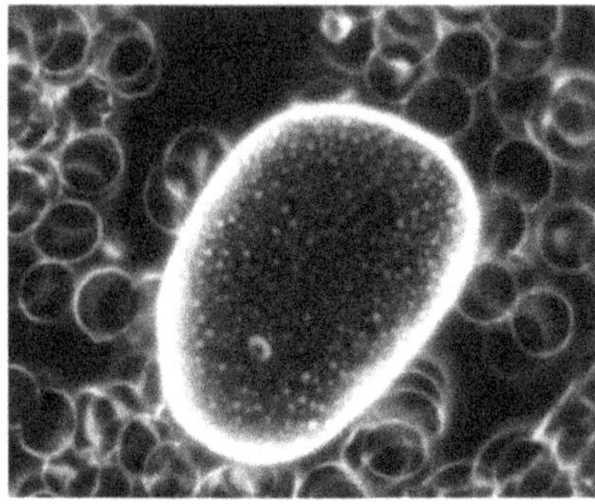

600fache Vergrößerung

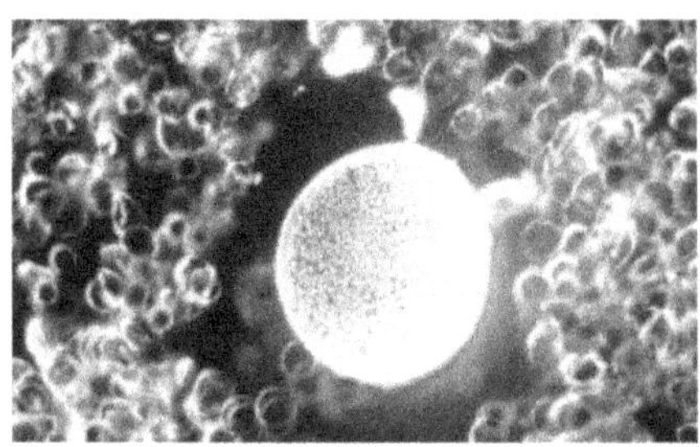

Fett- oder Handcreme-Partikel
600fache Vergrößerung

Bei der linken (weiß umrandeten
Form) handelt es sich eine Luftblase
mit Fett- bzw. Handcremereste.

600fache Vergrößerung

Am Rand einer Blutprobe sind
Zusammenballungen von Erythrozyten normal und werden hier
z.B. nicht als sog. Lebeberinseln
bewertet.

1000fache Vergrößerung

III: ZENTRALE THEMEN

1. Cyclogenie nach Prof. Dr. Enderlein

Nach der Lehre von Prof. Dr. Enderlein (Vater des Pleomorphismus) sind es die von ihm analysierten Endobionten (Synonyme sind: Symbionten bzw. Symprotite, Protite) – sog. Kleinstlebewesen genannte Partikel, die in Symbiose im Organismus leben.

Diese Endo-/Symbionten können sich nach seiner Lehre in einem gestörten Körpermilieu wie z.B. Störungen im Säure-Basen-Haushalt (Übersäuerung) zu krank machenden Wuchsformen (Bakterien, Pilze, Parasiten etc.) entwickeln. Diese Entwicklung wird als Aufwärtsbewegung bezeichnet – zu einer höheren Form.

Erreger und sonstige Mikroorganismen können also nicht nur von *außen* in den Körper gelangen – z.B. über die Nahrung, Atmung, Hautkontakte etc., sondern sie können sich bei einem gestörten Milieu des Organismus auch aus ihm selbst heraus entwickeln und damit u.a. das Immunsystem stören bzw. schwächen.

Als Folge können sie unmittelbar Organzellen befallen, sich im Zellzwischenraum ablagern und auch das Blut selbst belasten.

Nach der Lehre von Prof. Dr. Enderlein kann dieser Prozess der krankmachenden Entwicklung der Symbionten (bis hin zu Bakterienformen und symplastiziden Pilzformen) mit Hilfe von geeigneten Therapiemitteln gestoppt und die Aufwärtsbewegung wieder rückentwickelt werden.

Der Protit wird in der Dunkelfeldliteratur teilweise auch als die kleinste materiell verdichtete Form der Lichtenergie bezeichnet. Ein Symbiont würde sich danach aus einer Gruppe (Ansammlung) von Protiten zusammensetzen. Mit analogem Blick auf den aus der Quantenphysik stammenden Begriff des *Biophotonen* als kleinste materiell verdichtete Form (nach der Wellen-Teilchen-Umwandlung) könnte somit ein Protit vereinfacht ausgedrückt als Träger der Lebensenergie (Prana, Qi, Orgon) verstanden werden? Für weitergehende Informationen ist das Buch „Unser Blut – Spiegelbild des Lebens" von A.F. Dlouhy und Ralf Hofmann zu empfehlen.

Hinweise zum Pleomorphismus:

Pleomorphismus bedeutet die Vielgestaltigkeit von den im Blut vorhanden Mikroorganismen, die in Abhängigkeit vom Milieu (Lebensumfeld im Organismus) entweder lebensaufbauend in Symbiose mit dem Organismus leben oder sich als pathogene Keime lebenszersetzend entwickeln können. Unter Pleomorphismus versteht Enderlein somit die Aufwärtsentwicklung von den Urwuchsformen hin zu Bakterien und pathogenen Pilzen und ebenso deren Rückbildungsmöglichkeit.

Durch eine Milieuveränderung (minimale Verschiebung des pH-Wertes des Blutes) können sich die Symbionten (von anderen Autoren auch Endobiont genannt) als Kleinstlebewesen (Filum, Spermit, Oit, Chondrit) im Rahmen der apathogenen Primitivphase durch weitere Verbindungen (Kumulationen) zu höheren pathogenen Bakterienformen wie z.B. Leptotrichia buccalis weiterentwickeln.

Ab diesem Stadium geben sie an ihre Umgebung Säuren ab, um ihre eigene pathogene/krankmachende Aufwärtsbewegung zu unterstützen. Eine Milieuverschiebung im Blut entsteht u.a. durch Übersäuerung, Toxine und Schwermetallbelastungen, akute Erkrankungen, hohe Eiweißzufuhr, Medikamentengifte, Umweltgifte, Darmgärung, Parasitose und Stress.

Die sogenannte Aufwärtsentwicklung mit gleichzeitiger Entstehung der Endobiose sind häufige Ursachen für viele chronischen Erkrankungen.

Es ist dringend anzuraten, eine Entgiftung und Entsäuerung einzuleiten und nachhaltige Veränderungen der Lebensgewohnheiten insbesondere bei der Ernährung, Trinkverhalten und Bewegung anzustreben.

2. Zu den beiden hauptsächlichen Urwuchsformen

Nach der Lehre Enderleins ist der Protit (Pilzspore) des Mucor racemosus die Urwuchsform. Er bildet die Basis für die daraus entstehenden weiteren Folgeformen wie z.B. der Aspergillus niger (Schimmelpilz), Penicillium notatum und Mucor mucedo. Sie stellen die bekannten Pilzzykloden dar, aus denen alle anderen apathologischen und pathologischen Wuchsformen (Bakterien mit parasitärem Verhalten, Symplasten) hervorgehen. Sie bauen nach der Lehre Enderleins den lebenden Organismus mit auf und zersetzen ihn später wieder beim Zerfallsprozess nach dem Tod. Auch die parasitäre Wuchsform des C-Candida albicans (nach HP S. Scheller) stellt eine Weiterentwicklung der obigen Pilzformen dar.

Nach der Lehre Enderleins werden den Pilzformen insbesondere folgende Organsysteme zugeordnet:

Der Mucor racemosus fresen ist bei der Entstehung des Blut- und Gefäßsystems sowie den Organen beteiligt. Bei Erkrankungen in diesem Bereich kann man davon ausgehen, daß eine Aufwärtsbewegung dieser Pilzzyklode stattfindet. Dazu gehören alle Erkrankungen, die mit Stauungen bzw. Stauungszeichen wie z.B. Bluthochdruck, venöse Insuffizienz, Krampfadern (Varizen), Hämorrhoiden, koronare Herzerkrankung, Herzinfarkt, Lebererkrankungen, Arteriosklerose, arterielle Durchblutungsstörungen und Schlaganfall bis hin zu Tumorbildungen, Bluterkrankungen (z.B. Leukämie) einhergehen.

Der Aspergillus niger hilft beim Aufbau des gesamten Bewegungsapparates. Bei einer pathologischen Aufwärtsbewegung können z.B. folgende Erkrankungen entstehen: Gelenkarthrosen, degenerative Erkrankungen des rheumatischen Formenkreises, Osteoporose. Gleichzeitig hat er eine Zuordnung zu den Lungen, Nieren und Hohlorganen. Daraus ergeben sich die für diese Bereiche typischen Erkrankungsarten wie z.B. Blasenkrebs, Nierenfibrose, Lungen-Tbc.

Der Penicillium notatum ist maßgeblich am Aufbau der gesamten Bakterienflora im Körper (insbesondere der Darmflora) beteiligt. Die Erkrankungsformen finden sich im bakteriellen Bereich mit entzündlichen Prozessen.

Der Mucor mucedo ist dem Gehirn, dem Hormonsystem und dem zentralen Nervensystem zugeordnet. Bei den daraus sich ergebenden pathologischen Formen handelt es sich primär z.B. um Erkrankungen des Nervensystems (z.B. Morbus Parkinson, Multiple Sklerose, Neuralgien usw.) sowie psychosomatische Störungen (z.B. Angststörungen, Psychosen, Depressionen).

Eine pathologische Aufwärtsbewegung innerhalb der Enderlein-Cyclogenie findet statt, wenn unter anderem der Säure-Basen-Haushalt aus der Balance gerät; siehe dazu die nachfolgenden Erläuterungen.

3. Körperebenen als Betrachtungsebenen

Für die Blut-Dunkelfeldmikroskopie können wir zunächst drei Hauptebenen unterscheiden, um die innerorganischen Zusammenhänge besser darstellen zu können (selbstverständlich gibt es – je nach Zweck – auch weitere Einteilungen):

I. Die Ebene der Organzellen (Innerste Ebene)

II. Der Zellzwischenraum (Matrix)

III. Das Gefäßsystem (Herz-Kreislauf-System)

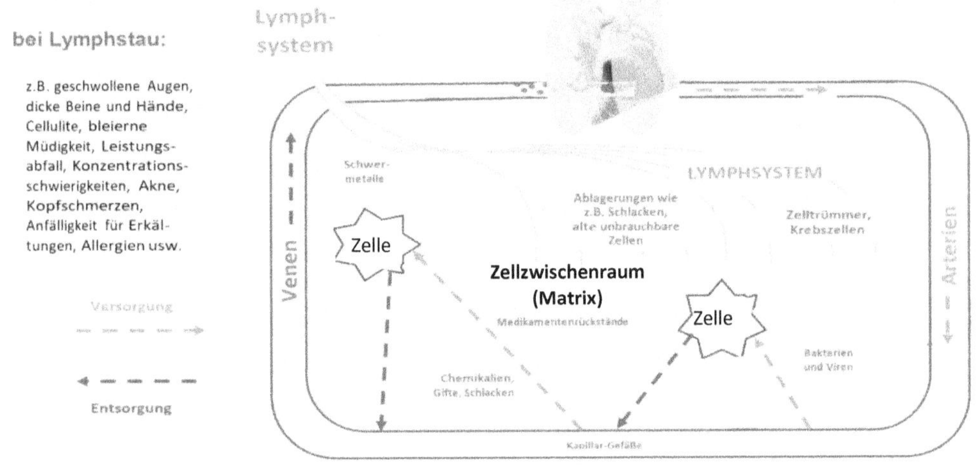

Zu I. Die Organzellen (Innerste Ebene):

Der menschliche Körper besteht aus ca. 60 – 80 Billionen Einzelzellen (je nach Körpergröße und Statur). In ihnen findet der Stoffwechsel /Metabolismus statt und dort wird (neben unzähligen sonstigen biochemischen Prozessen) die Kraft bzw. Energie produziert, die unser Organismus für seine vielfältigen Funktionen seiner Organe und Organsysteme und für sämtliche Bewegungen aller Art benötigt.

Für ihre Produktionsprozesse benötigen die (Organ)Zellen unter anderem Nährstoffe, Vitamine, Mineralien/Spurenelemente, Enzymc, Sauerstoff, Wasser uvm., die über den arteriellen Zweig des Blutkreislaufsystems im Bereich des Kapillarsystems zur Verfügung gestellt werden und dort im Austausch mit dem Zellzwischenraum (synonyme: Pischinger Raum, Bindegewebe) durch die Kapillarmembran in die Matrix übertreten (difundieren).

Andererseits müssen die in den (Organ)Zellen produzierten Stoffe wie z.B. Hormone, Antikörper, ATP (Adenotriphosphat) dem Blutkreislauf für die Verteilung im Körper zugeführt werden sowie das beim Stoffwechsel anfallende Kohlendioxid und die sonstigen Abfallstoffe und Schlacken wieder aus den Organzellen heraus entsorgt und über die Transitstrecke im Zellzwischenraum dem venösen Zweig des Kapillarsystems für den Abtransport (Entgiftung und Ausscheidung) wieder zugeführt werden.

Die (Organ)Zellen können jedoch z.B. durch den intrazellulären Befall mit Mikroorganismen (Bakterien, Parasiten etc.) und/oder durch die Blockade von Rezeptoren an der Zellmembran durch Schwermetalle in ihrer Funktion beeinträchtigt werden.

Zu II. Zellzwischenraum (mittlere Ebene):
(syn.: Matrix - Pischinger Raum – Bindegewebe – Interstitium)

Der Raum zwischen den einzelncn (Organ)Zellen (Zellzwischenraum, synonym: Matrix, Pischinger Raum, Bindegewebe, Interstitium) dient dem Organismus wie bereits erwähnt als Transitstrecke für die Ver- und Entsorgung der einzelnen (Organ)Zellen einerseits und dem Blutkreislaufsystem andererseits.

Dieser Raum muß von allen ver- und entsorgenden Stoffen (Substraten) überwunden werden.

In diesem Zwischenraum können sich jedoch Ablagerungen der verschiedensten Art ansammeln wie z.B. Zellreste aus den Stoffwechselprozessen, Bakterien, Viren, Parasiten, Schwermetalle, Säuren, Medikamentenrückstände und vieles mehr.

Je mehr der Zwischenraum mit Abfallresten, Schlacken etc. belagert ist, je schwieriger ist es, die für die Zellproduktion notwendigen Stoffe zu den Zellen hinzuführen und die in den Zellen produzierten Stoffe wieder dem Blutkreislauf zuzuführen.

Für das Aufräumen des Zellzwischenraumes ist das Lymphsystem zuständig, das die im ganzen Körper aufgesammelten Substanzen in Höhe der Schlüsselbeinvenen in den Blutkreislauf spült – soweit sie nicht vorher z.B. bereits in Lymphknotenpunkten aufgelöst werden konnten oder teilweise auch direkt vom Zellzwischenraum in das Blut diffundieren. Von da an sind die Substanzen im Blut und damit auch bei der Blut-Dunkelfeld-Mikroskopie sichtbar, sofern sie die notwendige Mindestgröße für ihre Sichtbarkeit erreichen.

Dementsprechend können bei einer gewissen Anhäufung von Abfallresten, Verschlackungen etc. im Zellzwischenraum auch der Abtransport der Stoffwechsel-Endprodukte (z.B. Hormone, ATP) und auch der Stoffwechsel-Umwandlungs- und -Abfall-produkte (z.B. Kohlendioxid, Toxine) erschwert sein.

Die Entfernung von schädlichen Ablagerungen ist auch wichtig, um potenzielle Ursachen für sog. stille Entzündungsquellen (silent inflammation) zu minimieren bzw. gänzlich zu vermeiden. Es leuchtet ein, daß ein von Ablagerungen, Erregern und Schwermetallen belastetes „Milieu" (Zellzwischenraum) das Immunsystem so stark beschäftigen kann, daß seine Kapazität an Grenzen kommt und es nicht mehr in vollem Umfang für „einfachere" Aufgaben zur Verfügung steht wie z.B. für die Infektabwehr.

Da die von Ablagerungen verursachten „Verschmutzungen" im Bindegewebe letztlich über das Blutsystem entsorgt werden müssen, spiegelt sich in dem im Dunkelfeldmikroskop sichtbaren Blut praktisch gleichzeitig auch der Zustand des Bindegewebes wider.

Deshalb liegt der primäre Fokus auf dem Wege zur Verbesserung der Gesundheit zunächst darin, das Bindegewebe von allen hinderlichen bzw. schädlichen Stoffen zu befreien – im Rahmen einer generellen Entgiftung & Entsäuerung & Ausleitung (siehe Kapitel IV: Therapiemöglichkeiten (2) Entgiften – Entsäuern – Ausleiten).

Zu III. Gefäßsystem (äußere Ebene):

Von den ca. 5 bis 6 Litern Blut im menschlichen Körper sind normalerweise ca. 45 % Blutzellen (rote/weiße Blutkörperchen – Erythrozyten und Leukozyten); der Rest ist Plasma, das zu ca. 99 % aus Wasser besteht. Die restlichen 1 % sind alle übrigen Substanzen, die über das Blut im Körper verteilt werden wie z.B. Hormone, Antikörper, Gerinnungsfaktoren etc. sowie die zu den Entgiftungs- und Ausscheidungsorganen zu transportierenden ausscheidungspflichtigen Substanzen.

Im Dunkelfeldmikroskop sieht man im *gesunden nüchternen* Blut die roten Blutzellen (Erythrozyten) und die weißen Blutkörperchen (Leukozyten, Granulozyten, Monozyten, Lymphozyten, Makrophagen) und teilweise auch Thrombozyten (Blutplättchen).

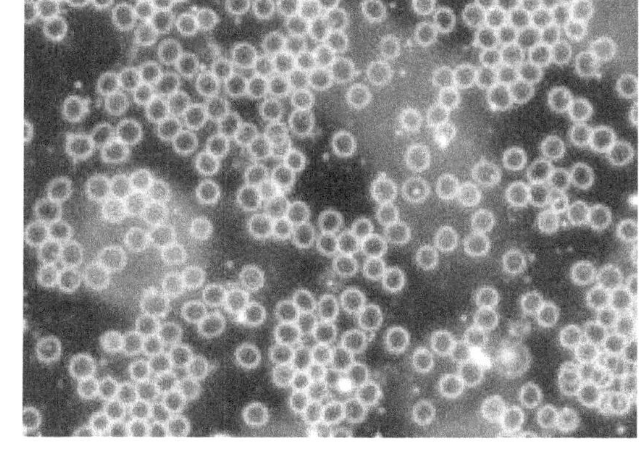

Das Blut hat eine pH-Wert-Normwertbandbreite von 7,3 – 7,4 pH. Im Kapitel III. pH-Wert und Übersäuerung gehen wir noch näher darauf ein. Vorab: ein pH-Wert von 7 gilt als neutral; pH-Werte von 1-6 sind säurehaltige Werte; pH-Werte von 8 – 14 sind basische Werte. Mikroorganismen können sich besser im säurehaltigen Milieu entwickeln und verbreiten. Deshalb ist es wichtig, eine Übersäuerung des Organismus zu vermeiden.

4. pH-Wert und Übersäuerung

Der pH-Wert gibt die Menge der Wasserstoff-Ionenkonzentration an. Bei einem neutralen pH-Wert von 7 befinden sich die Wasser- (H) und Sauerstoff (O) -Ionen in der Balance. Werte darunter werden als sauer bzw. Werte über 7 als basisch bezeichnet. Mikroorganismen, Pilze etc. vermehren sich eher in einem sauren Milieu. Jeder pH-Wert-Schritt z.B. von 5 auf 6 bedeutet eine Vermehrung um den Faktor 10!

Nach einem Beispiel des Zentrums für Gesundheit (siehe Literaturverzeichnis) wird beim sog. „Cola-Versuch" ein Glas Cola mit 300 ml in einen 40 Litereimer mit Wasser hineingeschüttet. Der Ausgangs-pH-Wert des Wassers wird mit 7,4 angegeben. Nach erneuter Messung der Wasser-Cola-Flüssigkeit weist diese nunmehr einen pH-Wert von 4,6 auf. Demnach haben lediglich 0,75 % der Gesamtflüssigkeit (Cola) den Wassergehalt um – 2,9 pH-Wert-Punkte von 7,4 auf 4,6 pH reduziert!

Hier kann man erahnen, was der Organismus bei dem Genuss von stark säurehaltigen Getränken an Mineralstoffen zur Verfügung stellen muss, um die pH-Wert-Balance im Köper aufrecht zu erhalten. Nicht umsonst werden diese Getränke als absolute Mineralstoffräuber bezeichnet.

Aus funktionellen Gründen verfügen bestimmte Organe über unterschiedliche pH-Werte wie z.B. der Magen mit einem für die Aufspaltung und Zersetzung von Eiweißen notwendigen hochsauren pH-Wert von ca. 1,5, der mit seinem sauren Milieu eine bakterizide Wirkung hat und Krankheitserreger abtötet.

Der Dünndarm produziert im Zwölffingerdarm ein starkes basisches Sekret, um den sauren Magenbrei zu neutralisieren. Sein pH-Wert beträgt ca. pH 8. Die Bauchspeicheldrüse ist ebenso an der Verdauung beteiligt und produziert ca. 1,5 – 2 Liter Verdauungssaft mit einem pH-Wert von ca. 8,3, der ebenfalls in den Dünndarm abgegeben wird, damit der saure Speisebrei aus dem Magen für die Aufbereitung und Verwertung im Dünndarm vorbereitet wird. Der Dünndarm hat demnach einen pH-Wert von etwa 7,5 – 8,5.

Das Blut hat einen relativ engen pH-Wert-Korridor von 7,3 – 7,4 pH.

Bereits minimale pH-Wert-Verschiebungen im Blut (im Rahmen des Blut-spezifischen pH-Wert-Korridors) oder auch im Bindegewebe können dazu führen, daß sich Bakterien, Viren, Parasiten und Pilze besser entwickeln oder auch in ihrer Entwicklung gehemmt werden. Sie und andere aerobe Formen sind Lebewesen mit einem eigenen Stoffwechsel und „bauen" sich ihre „Nester", indem sie selber Säure produzieren, um ihr Lebensumfeld zu optimieren. Dies beeinträchtigt die Fließeigenschaften des Blutes und kann überdies das Thromboserisiko erhöhen.

Zur Übersäuerung:

Durch unsere heutige Ernährung nehmen wir zu viele säure-bildende Lebensmittel in teilweise minderwertigerer Qualität zu uns. Dabei spielt auch unsere allgemein übliche Lebensweise eine große Rolle:

- ein erhöhter Anteil an Eiweißen und Fetten aus Tierprodukten (Fleisch, Wurst), was zu einer Übereiweißung führt

- Fastfood und nährstoffarme Fertigprodukte

- Genussmittel (Zucker, Kaffee, Zigaretten, Alkohol, Softdrinks)

- Toxine aus dem Stoffwechsel von Mikroorganismen, Schwermetallen, Umweltgiften, Medikamenten

- Streß, Überforderung, sonstige körperliche und psychische Belastungen (einschließlich Fastenkuren und sonstige einseitige Ernährungsweisen)

- auch die Art der Nahrungsaufnahme (zu schnell und zu viel)

Als Folge kann die Übersäuerung (Azidose) den Stoffwechsel beeinträchtigen, was zu einer sog. Funktions- und Regulationsstarre führen kann und damit auch zu Störungen des Nerven- und Immunsystems. Die Übersäuerung kann sich überdies auf viele verschiedene Arten zeigen wie z.B.

- in Form einer vermehrten Ausscheidung über die Entgiftungsorgane (Niere, Haut mit Bildung von Juckreiz und Ekzeme) – was unter Umständen zu einer Überbelastung und Funktionsstörung der Organe führen kann,

- vermehrte Ablagerungen im Bindegewebe (Zellzwischenraum bzw. Matrix), die zu latenten Entzündungen (silent inflammations) führen können,

- als Mangel an Mineralstoffen und Spurenelementen mit der weiteren Folge einer Entmineralisierung von Knochen (Osteoporose und Gelenkarthrose) und Zähnen (Karies)

- als Müdigkeit, Abgeschlagenheit, Muskelschmerzen, Nervosität, geschwächtes Immunsystem, Schlafstörungen, depressive Verstimmung, verstärkte Neigung zu   Entzündungen bis hin zu rheumatischen Symptomen.

5. Toxine – Herkunft und Wirkungen

Gifte können von extern in den Körper gelangen über die Atmung, über die Ernährung und Trinken und auch über Hautkontakte. Gifte können aber auch vom Körper selbst produziert werden im Rahmen des Stoffwechsels und/oder der Verdauungsprozesse wie z.B. Ammoniak im Dickdarm und auch bei Erkrankungen.

Die Entgiftung erfolgt im Wesentlichen über die Leber als primäres und zentrales Entgiftungsorgan, aber auch über die Lunge, Niere, Darm und über die Haut. Im Falle von Entgiftungsmaßnahmen muß daran gedacht werden, sowohl die Leber in ihrer Arbeit durch geeignete Mittel zu unterstützen (z.B. Mariendistel, Löwenzahn, Bitterstoffe). Aber auch die nachfolgenden Ausscheidungsorgane (Darm, Nieren) müssen mit unterstützt werden, weil sie im Falle einer Entgiftung deutliche Mehrleistungen erbringen müssen.

Diesem Umstand trägt das Entgiftungskonzept von Spenglersan Rechnung, indem es jeweils Entgiftungs-, Ausleitungs- und Stärkungsmittel u.a. sowohl für die Leber (Fella-Mittel) und für die Nieren (Uresin) anbietet.

Als Unterstützung für die Ausscheidungsorgane kommen zudem Bewegung, Saunagänge (Kontraindikationen beachten), neutrales Heilwasser trinken, gesunde Nahrungsmittel zu sich nehmen u.a.m. in Betracht.

6. Belastungen des Organismus

Grundsätzlich kommen drei unterschiedliche Quellen für eine Belastung des Organismus in Betracht:

- Belastungen durch Allergene, Umweltstoffe, Mikroerreger und Schwermetalle als *externe* Faktoren

- Belastungen durch den Stoffwechsel selbst (Metabolismus) als *interner* Faktor

- Belastungen aufgrund von Zyclogenie-Prozessen nach Prof. Dr. Enderlein

6.1 Belastungen von außen durch Allergene & Umwelt

Der Organismus kann durch die unterschiedlichsten Substanzen belastet werden: Luftverschmutzung, Spritzmittel in der Landwirtschaft (Pestizide, Fungizide, Herbizide), Zusatz- bzw. Haltbarkeitsstoffe und Geschmacksverstärker in der Nahrung, chemische Zusatzstoffe in Haushaltswaren, Kleidung, Wohnungseinrichtung (Bodenbeläge, Teppiche, Vorhänge etc.), belastete Baumaterialien insbesondere in älteren Häusern (z.B. Asbest, Wasserrohre aus Blei), Kosmetika, Haarfärbemittel, Plastik aller Art, Elektrosmog, von der Fahrbahn aufgewirbelte Mikro-/Nanopartikel z.B. vom Reifenabrieb, der unter anderem auch Blei enthält u.v.m.

Anmerkung zu den in der Luft umherschwirrenden Mikropartikeln:

Bei flacher Sonneneinstrahlung kann man im Lichtstrahl unzählige in der Luft schwebende kleinste Partikel sehen, die hauptsächlich über die Atemwege aufgenommen werden – ohne daß wir dies bewußt wahrnehmen. Hierbei handelt es sich um winzig kleine Teilchen wie z.B. Hausstaub oder Partikel, die sich aus Materialien ablösen wie z.B. Abriebpartikel von Autoreifen (sie enthalten beispielsweise Blei und andere Schwermetalle und Chemikalien, die bei ihrem Abrieb in die Luft gelangen) oder auch Abgaspartikel aus Autos, Flugzeugen und Zügen.

Man muß davon ausgehen, daß alle in der Luft enthaltenen Schadstoffe über weite Strecken verteilt werden (können) – wie z.B. der auch nach Deutschland strömende Sand aus der Saharawüste.

(1) Zusatzstoffe in Lebensmitteln und Getränken

(2) Spritzmittel in der Landwirtschaft und im Weinanbau (Spritz- und Düngemittel) sowie bei der Schädlingsbekämpfung in Wasser- bzw. Feuchtgebieten

(3) Die Verwendung von Chemikalien der verschiedensten Art ist heute in vielen Bereichen üblich und wird auch in der Zukunft eher noch zunehmen (z.B. gentechnische Veränderungen zur Schädlingsbekämpfung und Steigerung des Ernteertrages).

Auch sie geraten üblicherweise über die Atemwege in unser Blut und werden dann im ganzen Körper verteilt, wo es dann in Organen zu Ablagerungen mit unterschiedlichen Belastungsrisiken – bis hin zu Organschäden kommen kann.

(4) Zu Zusatzstoffen in Lebensmitteln und Getränken:

Ein Blick in die offizielle E-Nummern-Liste genügt, um zu erkennen, was alles an Zusatzstoffen als erlaubt gilt, solange deren Grenzwerte nicht überschritten werden. Sie sollen die Farben von Lebensmitteln stärker hervorheben oder auch bestimmte Geschmacksrichtungen unterstützen bzw. ergänzen.

Auch sollen sie den Befall von Schädlingen verhindern oder reduzieren oder auch die Attraktivität insbesondere bei Obst verbessern wie z.B. die häufig aufgetragene Wachsschicht, damit die Äpfel schöner glänzen.

Die schädliche Wirkung von solchen äußerlich aufgetragenen Schichten kann man durch gutes Abwaschen vor dem Verzehr zumindest teilweise reduzieren. Bei feingliedrigem Gemüse wie z.B. bei Brokkoli ist dies jedoch nicht möglich und auch nicht bei tiefer in die Außenhaut eindringenden Spritzmitteln.

Diese Partikel bzw. Schadstoffe stellen für den Organismus Fremdstoffe dar, die das körpereigene Immunsystem ständig beschäftigen und je nach Belastungsgrad relativ schnell auch überfordern können. Die Folgen davon sind vermehrte Ablagerungen hauptsächlich im Bindegewebe, die sich dort entzünden können und dadurch mittel- und längerfristig zu Organschäden führen können.

Der ständig steigende Umfang der Allergene, Umweltbelastungen und sonstigen Schadstoffe führt zu einer Dauerbelastung des Organismus. Die tatsächlichen Auswirkungen werden vermutlich allgemein deutlich unterschätzt. Einzelne Belastungsarten können im Rahmen der Grenzwerte für den Organismus durchaus noch unschädlich sein. Durch die Kumulation aller Belastungen können die individuellen Belastungsgrenzen für den jeweiligen Organismus dennoch jedoch schnell überschritten sein.

Die mit einer Kumulation der Belastungsfaktoren verbundenen Risiken werden deutlich, wenn die verschiedenen Allergenquellen, Umweltbelastungen und weiteren Faktoren wie z.B. Elektrosmog, geopathologische Quellen in ihrer Gesamtheit betrachtet werden. Die hauptsächlichen Wege, wie Belastungen in unseren Körper gelangen sind

   a.   die Atemwege (Inhalationsallergene)
   b.   Berührung (Kontaktallergene)
   c.   durch Stiche (Injektionsallergene) z.B. von Bienen, Wespen etc.
   d.   über den Verdauungstrakt (Nahrungsmittelallergene)

Zu a. Inhalationsallergene

In dieser Gruppe geht es um die vielen Belastungen durch:

- Pollenarten in Bäumen, Gräsern und auch in Kräutern
- Milben z.B. in Matratzen, Polstermöbeln und Hausstaub
- Schimmelpilze aufgrund von erhöhter Luftfeuchtigkeit und auch in Lebensmitteln
- Tierallergene (Tierhaare, Speichel und Exkremente der verschiedenen Haustierarten wie z.B. Katze, Hund, Meerschweinchen, Vögel etc.)
- Spritzmittel in der Landwirtschaft (Fungi-, Herbi- und Pestizide)
- u.a.m.

Zu b. Kontaktallergene

Die wesentlichen Allergenquellen dieser Gruppe sind Kontaktallergene in Verbindung mit

- Metallen (z.B. Quecksilber, Nickel, Kobalt)
- pflanzlichen Inhaltsstoffen z.B. in Produkten zur Körperpflege und Kosmetika
- Desinfektions- und Konservierungsmitteln
- Sonstige Mittel wie z.B. Duftstoffe (ätherische Öle u.a.), Salben, Gummiartikel etc.

Zu c. Injektionsallergene

Beispiele sind:

- Stiche von Bienen, Wespen, Hornissen etc.
- Giftstoffe (Toxine), die durch Bisse von Schlangen und anderen Tierarten in den Körper gelangen
- medizinische Produkte wie z.B. Narkose- und Röntgenkontrastmittel

Zu d. Nahrungsmittelallergene

Zu dieser Gruppe zählen umfangreiche Nahrungsmittel, die direkt oder auch indirekt (z.B. als Kreuzallergie) allergische Reaktionen des Organismus auslösen. So können z.B.

- Vogelfedern eine Allergie gegen das Fleisch von Geflügeltieren auslösen,
- Baumpollen zu allergischen Reaktionen gegen Obst, Nüsse und Gemüsearten führen oder auch
- Naturkautschuk (Latex) zu Abwehrreaktionen gegenüber bestimmten Obstsorten provozieren wie z.B. Bananen und Avocados.

Eine gute Übersicht zu diesem umfangreichen Thema bieten beispielsweise die Internetseiten des ifp-Instituts für Produktqualität (www.produktqualitaet.com) und die Seiten von Allergopharma (www.allergie-freizeit.de/de/Allergieformen).

Ein Symptom ist zunächst einmal ein durchaus erwünschtes Signal des Organismus als Hinweis dafür, daß „etwas im Körper nicht stimmt". Lediglich das

Symptom z.B. durch Schmerzmittel zu unterdrücken bedeutet vergleichsweise, im Auto die Warnlampe herauszudrehen, die anzeigt, daß z.B. die Temperatur des Motorkühlwassers zu heiß oder daß die Autobatterie nicht mehr nachgeladen wird.

Von Patienten mit deutlichen Belastungen des Organismus durch Allergene und Umweltbelastungen werden besonders häufig z.B. folgende Symptome beschrieben:

- Augen: Rötungen, Jucken, allergische Bindehautentzündung, geschwollene und brennende Augen

- Nase: Nies- und Juckreiz, Schnupfen, Nasennebenhöhlenentzündungen, Schleimhautschwellung, laufende bzw. verstopfte Nase

- Mund: Zungenbrennen, Juckreiz im Gaumen- und Rachenbereich evtl. auch mit Schwellungen (orales Allergiesyndrom)

- Atemwege: Husten, Heiserkeit, Halskratzen und Nasenlaufen bis hin zu Atemnot und Atemstillstand

- Lunge: pfeifende Geräusche, allergisches Asthma, Engegefühl im Brustkorb, Kurzatmigkeit, Luftnot

- Magen-Darm-Trakt: Übelkeit, Erbrechen, Durchfall, Rückfluß (Reflux) von Magenflüssigkeit in die Speiseröhre, Bauchschmerzen und -krämpfe

- Haut: Schwellungen, Ausschlag, Rötungen, Brennen, Quaddeln bis hin zu Neurodermitis mit atopischen Ekzemen, Nesselsucht mit Quaddeln und Hautrötung sowie verschiedenen Entzündungsformen der Haut mit lederartigen Veränderungen wie z.B. bei Lichen ruber, Lichen planus, Lichenifikation etc.

- Kreislaufsystem: Schwindel, Benommenheit, Ängste, Blutdruckabfall (Hypotonie) bis hin zu anaphylaktischen Reaktionen, Schock, Herzrhythmusstörungen (Arrhythmie) und Herzrasen (Tachykardie).

- Zentrales Nervensystem: Müdigkeit, Schlafstörungen, Kopfschmerzen, Konzentrations- und sonstigen kognitiven Störungen

6.2 Belastungen durch Schwermetalle

Schwermetallbelastungen sind im Dunkelfeldmikroskop sowohl als hellglänzende bzw. farbig leuchtende Punkte als auch als flächige Ansammlungen sichtbar. Um die Art des Schwermetalls erkennen zu können, geben die Farbnuancen Hinweise auf das jeweils betreffende Metall; so können z.B. gelbe/goldfarbene Punkte bzw. Flecken auf Quecksilber hindeuten, dunkelrote Materialien auf Blei, blau-weiße Farben auf Aluminium, Lachsfarben auf Cadmium, Pinkfarben auf Zink. Sie können einzeln auftreten oder auch eingebettet sein in sog. Symplasten (Zusammenballungen von Abfallstoffen) oder auch in Pilzformen (z.B. C-Candida).

Da Schwermetalle vom Körper selbst nicht oder nur sehr begrenzt abgebaut werden können, kommt es im Laufe des Lebens zu mehr oder weniger starken Ansammlungen im Körper und damit zu entsprechend negativen Folgen für den Stoffwechsel.

Bekanntlich können Schwermetalle neben ihren krank machenden toxischen Wirkungen auf die Zellen und das Gewebe (z.B. sog. silent inflammation) unter anderem auch Rezeptoren an Zellen blockieren, was dazu führt, daß diese Rezeptoren nicht für die Ein- und Ausschleusung von notwendigen Substanzen in die Zelle hinein und auch die intrazellulär produzierten Stoffe nicht aus der Zelle heraus abtransportiert werden können.

Die Frage, wie Schwermetalle überhaupt in den Körper hineingelangen können, ist leicht zu beantworten: über die Nahrung und Getränke sowie über die Atmung und über Körperkontakte.

Aus den nachfolgenden exemplarischen Beispielen wird deutlich, daß inzwischen praktisch unser gesamter Alltag als Quelle für Schwermetallbelastungen in Betracht kommen kann: in Zahnfüllungen (Amalgam), Kosmetika, Meeresfrüchten, medizinischen Artikeln, Tabakrauch, Holzschutzmitteln, Lebensmitteln, Farbstoffen, Druckereierzeugnissen (Zeitungen z.B.), Küchengeräten, Haushaltsverbrauchsmitteln, Haarfärbemitteln, Batterien und vieles andere.

Daraus wird deutlich, daß es nicht nur darum geht, Ansammlungen aus früheren Zeiten durch geeignete Entgiftungs-, Entsäuerungs- und Ausleitungsmaßnahmen einmalig zu eliminieren. Durch die allgemeine Verschmutzung unserer Umwelt werden solche Maßnahmen künftig in immer kürzeren Zeitabständen alleine schon als Prophylaxe notwendig werden.

Zum Spektrum der möglichen Erkrankungen (Vergiftungserscheinungen) zählen beispielsweise Wachstumsverzögerungen (insbesondere bei Kindern), Haarausfall, Sterilität, psychische Erkrankungen (z.B. Antriebslosigkeit, Depressionen), Nachlassen von kognitiven Fähigkeiten (z.B. Gedächtnis, Vergesslichkeit, Konzentrations- und Lernschwierigkeiten), Schlafstörungen, Schwindel, Müdigkeit bis hin zu Erschöpfung und Burn-out-Syndrom, Hautkrankheiten, Verdauungsprobleme (z.B. Verstopfung und Durchfall, Bauchschmerzen), Sehstörungen, Appetitlosigkeit, Asthma bis hin zu krebsartigen Geschwülsten und vieles mehr.

Zu weiteren Informationen verweisen wir auf die umfangreiche Literatur hierzu wie z.B. auf das Buch „Schwermetalle – Ursache für Zivilisationskrankheiten" von Peter Jennrich, Facharzt für Allgemeinmedizin (sh. Literaturverzeichnis).

6.3 Belastungen durch den Körper-internen Stoffwechsel

Um sich zu erneuern, wandelt der Körper Nahrungsmittel in den Organzellen ständig in auf- und abbauende Stoffe (sog. Baustoffwechsel) sowie z.B. Adenosintriphospat (ATP) für die Energiegewinnung (sog. Energiestoffwechsel) um.

Bei diesen biochemischen Umwandlungsprozessen in Zwischen- und Endprodukte fallen unter anderem auch Abfallstoffe, Schlacken und Toxine an, die vom Organismus (neben den von außen z.B. über die Nahrung zugeführten Schadstoffen) ebenfalls entgiftet und entsorgt werden müssen.

6.4 Belastungen aufgrund von Zyklogenie-Prozessen nach Enderlein

Hierbei geht es um die im Rahmen von sog. Aufwärtsbewegungen aus dem Urtyp des Mucor racemosus sich entwickelnden pathologischen Belastungsformen; siehe hierzu die Beschreibungen in Kapitel II ff.

7. Ernährung und Verdauung

Nicht alles was wir essen führt unserem Körper die für ihn notwendigen Nährstoffe zu. In der heutigen Zeit wird es unter Ernährungsgesichtspunkten immer wichtiger, daß wir uns möglichst mit regionalen und saisonal frischen Bioprodukten ernähren. Der Körper kann seine Formen und Funktionen nur dann aufrechterhalten, wenn er über die Art und die Qualität der Ernährung die erforderlichen Vitamine, Mineralien, Spurenelemente, Enzyme etc. nachhaltig erhält.

Auf der anderen Seite jedoch hängt es auch davon ab, ob die Magen- und Darmschleimhaut funktionell so gesund ist, daß sie in der Lage ist, die vom Speisebrei angebotenen Nährstoffe überhaupt aufnehmen zu können. Und hier kommen wieder die langjährigen Eß- und Trinkgewohnheiten und auch die sich allgemein verschlechternde Nahrungsmittelqualität ins Spiel, die die Magen- und Darmschleimhaut soweit schädigen können, daß sie irgendwann gar nicht mehr in der Lage sind, die vom Magen- und Darminhalt angebotenen Nährstoffe, Vitamine, Mineralien etc. in der erforderlichen Menge aufnehmen zu können!

Bei vielen Patienten zeigen die Untersuchungen z.B., daß

1. die Aufspaltung und Verwertung (Absorption bzw. Resorption) von Nährstoffen vor allem im Dünndarm aufgrund von Schädigungen der Dünndarmschleimhaut (z.B. bei Leaky Gut) reduziert ist. Als (Mit)Ursachen kommen hier zumindest teilweise auch ggf. frühere ohne externe fachmännische Begleitung durchgeführte Diät- oder Fastenkuren (Hungerkuren) in Betracht.

2. der Weitertransport (Peristaltik) des Speisebreies im Magen und im Dünndarm bzw. der Inhalt im Dickdarm vermindert ist. Soweit dies den Dickdarm betrifft, bedeutet das, daß der Kot länger im Darm verweilt und Verstopfung, Divertikulitis, Darmkoliken, Darmerkrankungen bis hin zum Darmkarzinom zur Folge haben kann. Weiterhin kann auch die direkte Umgebung des Afterschließmuskels leiden unter Hämorrhoiden und Fissuren bis hin zur Fistelbildung.

Offenbar ist die Erkenntnis zu wenig bekannt, daß die „Verdauung bereits im Mund" beginnt. Man weiß zwar, daß man viel kauen soll, aber die meisten

Patienten wissen nicht warum – und betrachten somit den Kauvorgang lediglich als Maßnahme zur Verkleinerung der Nahrung.

Kaum jemand weiß jedoch, daß man die Nahrung solange im Mund kauen sollte, bis sie ausreichend mit den im Mundspeichel umfangreich vorhandenen Verdauungsenzymen (z.B. Alpha-Amylase) durchmischt sind. Denn nur so ist der Nahrungsbrei genügend vorbereitet, daß er im Magen, Dünndarm ausreichend aufgespalten und die Nährstoffe über die Schleimhäute ins Blut aufgenommen werden können.

8. Zum Stoffwechsel

Die unzähligen permanent im Rahmen des Kohlenhydrat-, Eiweiß- und Fettstoffwechsels im Organismus ablaufenden auf- und abbauenden Vor-, Zwischen- und Hauptprozesse sind sehr komplex und dienen insbesondere dem Aufbau und der Erneuerung des Organismus und seinen Funktionen sowie der Energiebereitstellung. Um den Körper in seinen Funktionen zu stärken und gesund zu erhalten (Homöostase), ist unter anderem das Vorhandensein von ausreichenden Vitalstoffen notwendig.

Hierzu kann die Dunkelfeldmikroskopie dahingehend einen wichtigen Beitrag leisten, daß z.B. Mangelerscheinungen bei bestimmten Vitaminen (insbesondere B-Vitamine) und Mineralien (z.B. Eisen) ebenso erkannt werden können wie Zeichen der Übersäuerung.

9. Selbstheilungskräfte

Die körpereigenen Selbstheilungskräfte versuchen naturgegeben stets, den Organismus und seine Funktionen in einem ausbalancierten physiologischen Gleichgewicht zu halten – Homöostase genannt. Sie verschließen z.B. offene Wunden bei Verletzungen, sie steuern die Blutgerinnung, lassen z.B. Organe heilen und Knochenverletzungen wieder zusammenwachsen und vieles mehr.

Aber auch die Fähigkeit des Organismus zur Selbstheilung kann im Falle einer Überlastung an ihre Grenzen stoßen. Sie nimmt dem Menschen keineswegs die Aufgabe ab, sich auch selbst um die Gesundheit seines Körpers zu kümmern.

Und gerade hier kommt der Funktion der Blut-Dunkelfeld-untersuchung nach Prof. Dr. Enderlein eine besondere prophylaktische Bedeutung zu.

10. Enderlein versus Quantenmedizin

Zur Philosophie von Enderlein zählt unter anderem auch, daß - was unter dem Aspekt des heute bekannten quantenphysikalischen Wissens nach dem deutschen Physiker Max Planck eher verständlich wird – die von ihm vor über 100 Jahren benannten Protite (bzw. Biophotonen) es sind, die die kleinsten Bausteine des Lebens darstellen. Sie sind es, die sich zusammenschließen zu Symprotiten und durch die Verbindung immer weiter zu noch größeren Partikeln. Ob und inwieweit der gedankliche Rückschluss zulässig ist, ob die damals von ihm so benannten Protite eventuell identisch sind mit den von Prof. Popp erforschten Biophotonen, wäre noch zu klären. Vielleicht ist es tatsächlich die Brücke von der feinstofflichen zur grobstofflichen Welt? Vielleicht kann man die Protite in Wirklichkeit tatsächlich als den „Beginn des Lebensprozesses" ansehen, wie es M. Felder (sh. Literaturverzeichnis) in seinem Buch „Dunkelfeldmikroskopie" formuliert?

Bei allen quantenphysikalischen, philosophischen, biomedizinischen und biochemischen Überlegungen zum Entstehungsprozess des Lebens geht es letztlich um die Frage, auf welchem Wege transformiert sich die universelle Lichtenergie über die feinstofflichen Zwischenstufen in die unterschiedlichen materiellen Erscheinungsformen und welche Wuchsformen kennzeichnen den Weg dieser im ständigen Prozeß befindlichen Umwandlung?

11. Das „Milieu" als Nährboden für die Organzellen

Den Begriff „Milieu" kann man in diesem Zusammenhang beschreiben als die *Umgebung*, bestehend aus dem Zellzwischenraum (synonym: Bindegewebe, Matrix), in der Organzellen im ständigen Austausch mit ihr „lebt". Da das Blut ebenfalls eng mit dem Bindegewebe verbunden ist, kann man auch das Blut indirekt als Teil des Milieus betrachten. Alle Nährstoffe müssen auf ihrem Weg vom Blut zu den Organzellen durch das Zellzwischenraum (als Transitstrecke) hindurch transportiert werden. Beim Rücktransport   von den

Organzellen zum Blut werden die dort produzierten Stoffe wie z.B. Hormone, Antikörper, ATP wiederum durch den Zellzwischenraum hindurch transportiert, um über den Blutweg im ganzen Körper verteilt werden zu können.

Einen plastischen Eindruck zum Milieu, bestehend aus der engen netzartigen Verflechtung des Bindegewebes mit den Blutgefäßen, kann man bei der Betrachtung der Modelle bei den Ausstellungen der Körperwelten von Gunther von Hagen erahnen.

So gesehen ist das Milieu der Nährboden für einen gesunden Organismus oder für Krankheit – je nachdem, wieviel Stoffwechselabfallstoffe und Belastungen im Zellzwischenraum zwischengelagert sind.

Zu den Aufgaben des Zellzwischenraumes und seinen Ver- und Entsorgungsfunktionen verweisen wir auf die Erläuterungen im Abschnitt III. 3. Zentrale Themen – Körperebenen als Betrachtungsebenen – Zellzwischenraum (Matrix).

12. Weitere Untersuchungsmedien

Im Grunde genommen kommen *alle* flüssigen Untersuchungsmedien für eine mikroskopische Analyse in Betracht, somit also auch Urin, Speichel, Schweißtropfen, Wundsekret, Vaginalsekret, Wasser/Tee u.a.

Als Beispiel hierzu siehe das folgende Bild eines Tierchens im Tee von frisch gepflückter Pfefferminze:

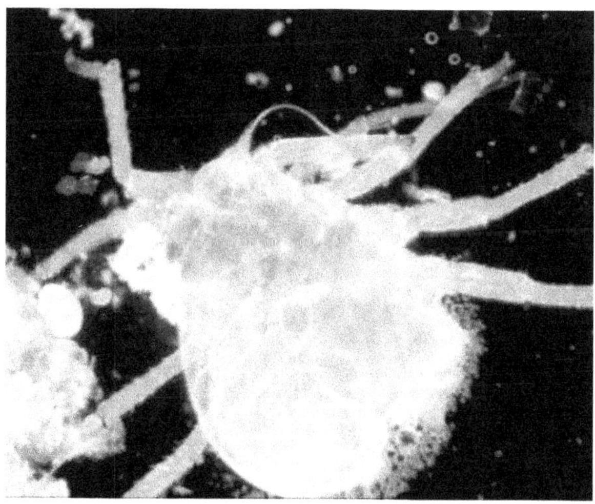

In einem weiteren Beispiel wurde Leitungswasser in folgender Untersuchungsreihenfolge untersucht:

1. Stufe: Zunächst wurde das Leitungswasser aus dem Wasserhahn unbearbeitet entnommen.

2. Stufe: Das gleiche Leitungswasser wurde anschließend in einer Wasserreinigungsanlage gefiltert.

3. Stufe: Das gefilterte Wasser wurde danach verwirbelt.

Es zeigten sich die nachfolgend dargestellten Ergebnisse. Da sich weitgehend neue Formen zeigen, kann zwar nicht zweifelsfrei beurteilt werden, um welche Stoffe es sich handelt. Zulässig ist jedoch der Hinweis, daß sich solche Substanzen eigentlich nicht in Trinkwasser befinden sollten.

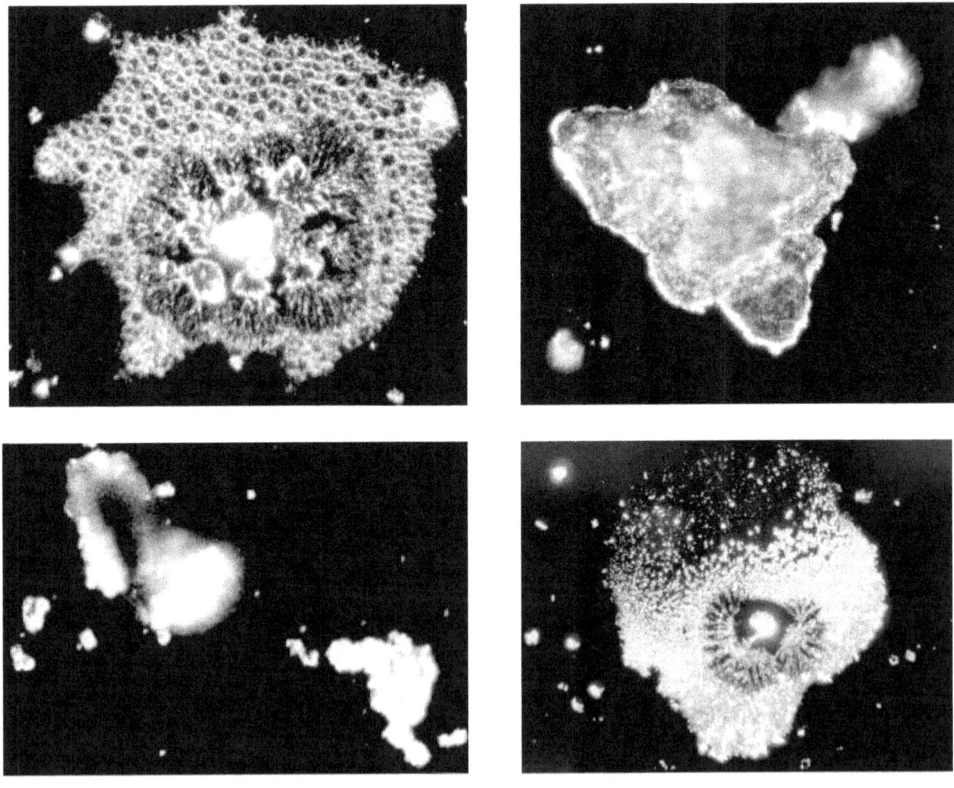

In einem weiteren Test wurde ca. 9 Monate lang in einem verschlossenen Behälter aufbewahrtes Wasser von der Lourdesquelle untersucht. Interessant sind die verschiedenen Farbkonstellationen und auch die Form im letzten Bild:

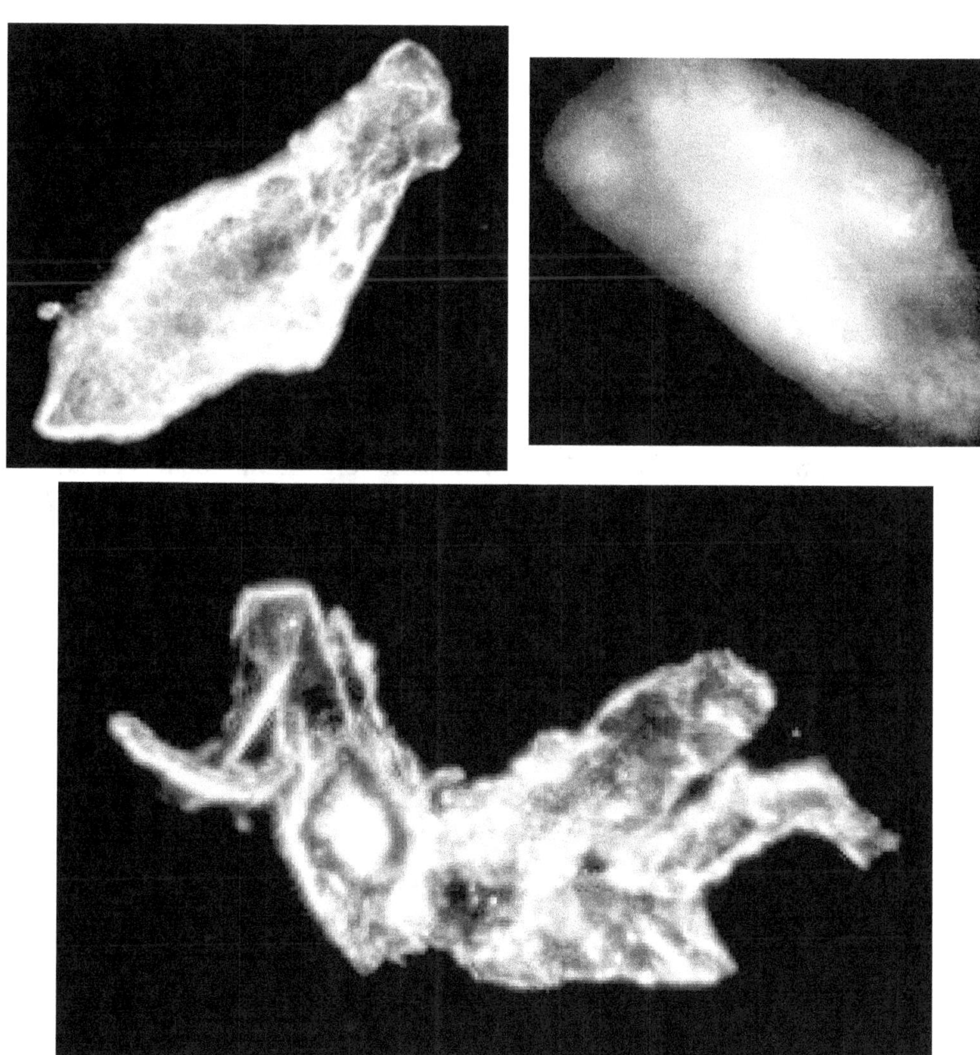

Formen zur Stufe I (Leitungswasser – Original):

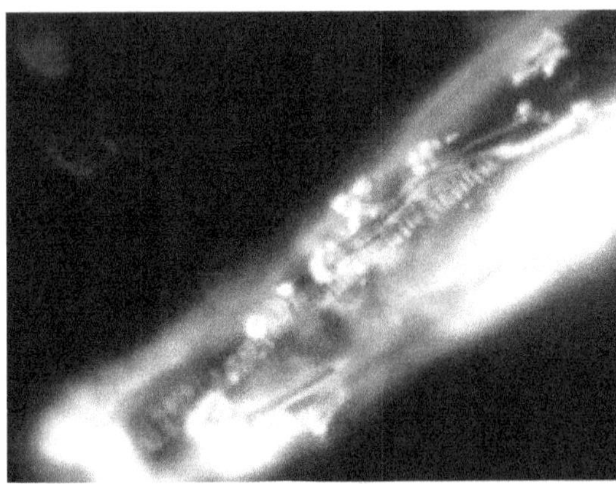

Das im 2. Test gefilterte Leitungswasser zeigt kaum noch Belastungen:

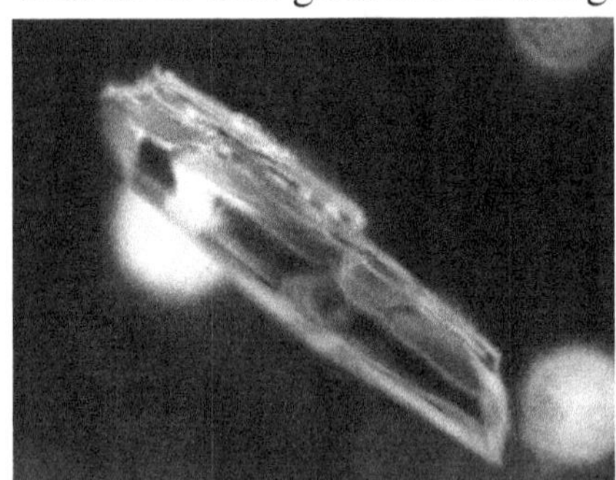 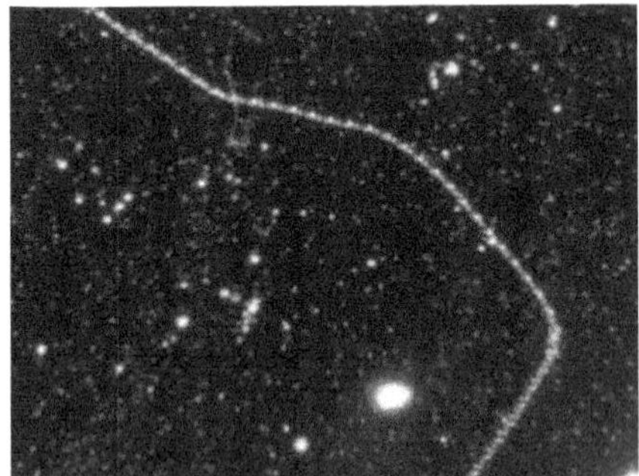

IV: THERAPIEMÖGLICHKEITEN

Vorbemerkung

In Abhängigkeit vom Ergebnis der Blut-Dunkelfeldanalyse kommen verschiedene Therapieoptionen in Betracht. Nachfolgend hierzu einige Erläuterungen bzw. Hinweise zu den nach unseren Erfahrungen wirksamen Therapiekonzepte.

(1) Therapieebenen

Für die Therapieauswahl ist es wichtig zu wissen, auf welche Therapieebene bzw. Organe bzw. Organsystem bzw. Funktionskreise des Organismus sie sich beziehen soll. Sollen die Maßnahmen nur in bestimmten Organen wirken oder auch generell intrazellulär oder im extrazellulären Zellzwischenraum (Matrix, Pischinger Raum) und/oder systemisch im ganzen Organismus?

(2) Entgiften – Entsäuern – Ausleiten

a) Vorbemerkung

Beim Thema Entgiftung geht es nicht nur um die Entfernung von Schadstoffen und Erregern im Darm, sondern auch um die

➢ intrazelluläre Entgiftung: die Beseitigung von schädlichen Mikroorganismen unmittelbar aus den Organzellen selbst,

➢ extrazelluläre Entgiftung in der Matrix (Zellzwischenraum, Bindegewebe, Pischinger Raum)

➢ Entgiftung von Organen und des

➢ Blutes.

Zweifellos kommt der Entgiftung und Sanierung des Darms eine zentrale Bedeutung zu, denn man geht davon aus, daß im Darm ca. 80 % der Immunzellen lokalisiert sind. Und bereits von Paracelsus ist die Aussage bekannt: „Der Tod sitzt im Darm".

Je nach Zielort der Maßnahme eignen sich bestimmte Mittel mehr oder auch weniger. Deshalb ist ein fachmännisch auf die individuelle Situation des jeweiligen Patienten abgestimmtes qualifiziertes Gesamtkonzept notwendig – einschließlich einer fachmännischen Begleitung während der Entgiftungsphase.

Ein weiterer und wichtiger Grundsatz ist, daß es nicht ausreichend ist, nur zu entgiften, sondern die entgifteten Stoffe müssen unbedingt auch aus dem Körper ausgeleitet (entfernt) werden, damit sie nicht wieder zurück in den Blutkreislauf gelangen und den Organismus immer wieder von Neuem vergiften und es zu unangenehmen Entgiftungssymptomen kommen kann wie z.B. Kopfschmerzen, Gliederschmerzen, Konzentrationsstörungen, Übelkeit bis hin zum Erbrechen.

Und als weiteren besonders wichtigen Grundsatz gilt, daß bei zusätzlichen Entgiftungsmaßnahmen unbedingt auch die Entgiftungs- und Ausscheidungsorgane (Leber, Niere, Haut) geschützt und in ihrer Arbeit unterstützt werden müssen!

Des Weiteren müssen Entgiftungsmaßnahmen gleichzeitig auch von Maßnahmen zur Entsäuerung begleitet werden, um dem Nährboden (Milieu) für weitere Ausbreitungen von Mikroorganismen und Pilzen von Vornherein entgegenwirken zu können.

Notwendig ist also eine Entgiftung des Körpers insgesamt

- auf allen Körperebenen (intrazellulär, im Zellzwischenraum und in den Lymph- und Blutgefäßen) und

- von allen Schadstoffen – von allen schädlichen Mikroorganismen und ihren Toxinen, Schwermetallen, Umweltgiften etc.

einschließlich der Wiederherstellung der richtigen pH-Wert-Balance im Rahmen der Entsäuerung. Und zuletzt müssen alle Schadstoffe vollständig aus dem Körper entfernt (ausgeleitet) werden.

Es versteht sich von selbst, daß der Organismus und seine Entgiftungs- und Ausleitungsorgane bei ihrer zusätzlichen Arbeit auch eine zusätzliche Unterstützung benötigen, damit sie nicht überbeansprucht werden und möglicherweise selbst gesundheitliche Probleme bekommen. Für die Geschwindigkeit einer Entgiftungsmaßnahme gilt deshalb unter Qualitätssicherungsaspekten der Grundsatz: so schnell wie möglich entgiften – aber so langsam wie notwendig!

Zur Unterstützung der Entgiftung und Entsäuerung werden auf den verschiedenen Körperebenen im Rahmen eines qualifizierten Gesamtkonzeptes verschiedene Mittel eingesetzt, die an der Art der gesundheitlichen Belastung des Patienten einerseits und seinem allgemeinen Gesundheitszustand andererseits orientieren. Dies gilt insbesondere auch für die Dosierungen zum Beginn der Maßnahmen und in deren weiterer Verlauf (einschließlich Verlaufskontrolle).

Die Stoffwechselvorgänge im Körper beinhalten hochkomplexe und gut aufeinander abgestimmte enzymatische Prozessschritte, die eine fachlich erfahrene therapeutische Herangehensweise erfordern. Bei einer Entgiftungs- und Entsäuerungsmaßnahme ist zudem auch die Situation bei der Mikronährstoffversorgung von Bedeutung.

Deshalb sollten zu Beginn einer solchen Maßnahme zunächst Mikronährstoffmängel ausgeglichen werden, damit der Organismus die Entgiftungswirkung gewährleisten kann.

b) Hinweise zur Entgiftung

Ziel der Entgiftung ist die möglichst vollständige Neutralisation und Entfernung von sämtlichen Schadstoffen:

Stufe I: aus dem Innern der (Organ)Zellen in den Zellzwischenraum (Matrix) und

Stufe II: vom Zellzwischenraum direkt über die Kapillare in das Blut oder über das Lymphsystem in den venösen Blutrückfluss.

Was vom Zellzwischenraum nicht unmittelbar in das Kapillarsystem abtransportiert werden kann, wird über das Lymphsystem in den venösen Blutrückfluss eingeschleust und wird über den Blutweg zur Leber als Entgiftungszentrale und zu den Ausscheidungsorganen (Nieren, Darm) transportiert.

Die Entgiftung in den (Organ)Zellen selbst wird in der Regel als ein zweistufiges Verfahren beschrieben, bei dem die intrazellulären Schadstoffe zunächst auf die Ausschleusung in den Extrazellulärraum (Matrix) vorbereitet werden. In der zweiten Stufe erfolgt der eigentliche Ausschleusungsvorgang mit Hilfe von speziellen enzymatischen Prozessketten. Hierbei spielt z.B. das aus Laboranalysen bekannte Glutathion eine besondere Rolle.

Im Zellzwischenraum werden zunächst alle Schadstoffe abgelagert, die nicht gleich entsorgt werden können. Dabei handelt es sich sowohl um (normale) Abfallstoffe von den Stoffwechselprozessen als auch um sonstige Ablagerungen aller Art wie z.B. Mikroerreger (Bakterien und ihre toxischen Ausscheidungen, Viren, Parasiten, Pilze), Medikamentenreste und Schwermetalle.

Im Falle einer reduzierten Leistungsfähigkeit des Lymphsystems, bedingt z.B. durch eine geschwächte Abtransportfunktion des Lymphsystems oder aufgrund eines körperlichen Bewegungsdefizits, können die Ablagerungen im Zellzwischenraum (weiches Bindegewebe) nicht im erforderlichen Maße abtransportiert werden. Dadurch kommt es zur Ansammlung von Ablagerungen (Schlacken, Plaques) mit der Folge einer Erhöhung des Risikos für Entzündungsprozesse.

In der Blut-Dunkelfeldmikroskopie nach Prof. Dr. Enderlein sind Belastungen des Organismus durch Mikroorganismen (Bakterien, Parasiten etc.) in den roten Blutkörperchen typischerweise als sog. Vakuolen erkennbar. Auch bei den weißen Blutkörperchen (Leukozyten) können ggf. bakterielle „Auswuchsformen" sichtbar werden.

Des Weiteren können Bakterien und Parasiten im Plasma erkannt werden, sofern sie die Mindestgröße für die Sichtbarkeit überschreiten wie z.B. Streptokokken, Borrelien, C -Trichomonaden etc.

Pilzformen nach Enderlein, die sich in den Aufwärtsbewegungsphasen befinden wie z.B. der Mucor racemosus, Mucor mucedo, Aspergillus niger (Schimmelpilz) sowie der C-Candida albicans sind ohne weiteres im Dunkelfeldmikroskop erkenn- und unterscheidbare Formen.

Grundsätzlich sollte man das Blut stets zumindest an 3 – 4 Tagen beobachten, um den Verlauf der entstehenden Belastungen, die sich in diesem Zeitraum zeigen, zu differenzieren und zu beobachten sowie den Zerfallsprozess zu deuten.

Es gibt Aufschluss über den Schweregrad der Belastungen, über die Vitalität des Blutes und damit letztlich auch über das Maß der Lebensenergie. Bei einem stark belasteten Blut, das z.B. bereits am zweiten oder dritten Tag deutliche Zersetzungsprozesse zeigt, verfügt der Patient auch über eine entsprechend reduzierte Lebensenergie.

Als Mittel zur Entgiftung eignen sich besonders folgende Hilfsstoffe:

- Sekundäre Pflanzliche Stoffe (Polyphenole, Glukosinolate) zur Unterstützung von Enzymprozessen. Sie sind reichlich enthalten in z. b. Brokkoli, Rosenkohl, Rotkohl und Weißkohl. Die Kohlsorten haben eine entzündungshemmende Wirkung, besitzen einen hohen Anteil an Glutamin, welches die Schleimhaut des Verdauungstraktes repariert und aufbaut. Weiterhin helfen die Ballaststoffe beim Neutralisieren und binden von Toxinen und Giftstoffen. Sie liefern wichtige Vitamine und Mineralstoffe.

- Ausreichende Versorgung mit den wichtigsten Mikronährstoffen (Vitamine, Mineralien, Spurenelemente) wie z.B. Vitamin B in seiner ganzen Bandbreite, Selen, Kupfer, Zink, Kalzium, Magnesium, Vitamin D3+K2. Die Mikronährstoffe sind gerade beim Entgiftungsstoffwechsel sehr wichtig und unterstützen sich gegenseitig - bis hinein die Organzellen (intrazellulär). Fehlt ein Teil bzw. ist ein Mangel vorhanden, kann der Stoffwechselprozess nicht komplett oder nur unvollständig durchgeführt werden.

  Dies wird besonders deutlich am Beispiel des Spurenelementes Zink und des Mengenelementes Magnesium, die im Organismus bei über 300 Stoffwechselprozessen (Zink) bzw. bei über 200 Stoffwechselprozessen (Magnesium) dringend gebraucht werden.

- Bei Bedarf Antioxidantien, wie z. B. OPC, Vitamin C, Astaxanthin Curcuma, Heilpilze (z.B. Reishi, Ling Zhi, Shiitake)

- Richtige (tiefe Bauch-)Atmung zur Entgiftung von CO_2 zur Verbesserung der Stoffwechselregulation

c) Hinweise zur Entsäuerung

Die Sicherstellung der Aufrechterhaltung der physiologisch wichtigen pH-Wert-Bandbreite des Blutes von ca. 7,35 bis 7,45 pH ist durch verschiedene vom Organismus autonom regulierte Pufferungsmechanismen gewährleistet. Dies gilt jedoch lediglich für das Blut als innerkörperliche Transport- und Verteilungsinstanz.

Wie bereits erwähnt, kann es jedoch ungeachtet dessen an allen übrigen Stellen im Körper zu Übersäuerungssituationen mit pH-Werten unter 7 kommen. Die Bandbreite der normalen physiologischen pH-Werte ist bei den einzelnen Organen und Organbereichen normgerecht unterschiedlich zwischen ca. 1,5 pH-Wert im hochsauren Magen bis hin zu etwa 8,5 pH-Wert in der Bauchspeicheldrüse. Der Urin kann im Laufe des Tages ggf. mehrmals im sauren bzw. im basischen Bereich schwanken. Deshalb ist eine mehrmalige Messung im Tagesverlauf z.B. nach der sog. Methode nach Sander empfehlenswert, um den durchschnittlichen pH-Wert über den Tag verteilt zu ermitteln.

Im Hinblick auf die Blut-Dunkelfeldanalyse nach der Methode von Prof. Dr. Enderlein ist anzumerken, daß sich Mikroerreger überwiegend eher in einem sauren Milieu „wohlfühlen", nicht also in einem basischen Umfeld. Hinzu kommt erschwerend, daß Mikroorganismen stets bemüht sind, ein möglichst saures Umfeld (Milieu) durch ihre eigenen Toxinausscheidungen zu fördern.

Mittel zur Entsäuerung:

- pH-Wert-Kontrollen (z.B. des Urins mit fünfmaliger Messung täglich)

- Ernährungsumstellung auf ein ausgewogenes Verhältnis zwischen Basen- (Gemüse wie z.B. rote Beete, Kartoffeln, Sellerie, Blattgemüse, Obst etc.) und Säure-bildenden (wie z.B. Fleisch, Milchprodukte, Brot, Teigwaren) Nahrungsmitteln. Bei den Getränken sollte das Augenmerk auf die Vermeidung von Säure-bildenden Getränken (wie z.B. Alkohol, Kaffee, Schwarztee, zuckerhaltige Soft- und Energiedrinks).

  Generell kann man vereinfacht sagen: Alles was man von Bäumen und Sträuchern pflücken sowie der Erde entnehmen kann wird prinzipiell basisch verstoffwechselt.

- Basenmittel stehen als Unterstützung zum Abpuffern und Ausleiten von Säuren als Pulver, Tabletten oder als Flüssigkeit zur Verfügung (z.B. Dr.

Jacobs Basenmittel, Osiba Basenkolloide, Basica Compact, Alkala N/S von Sanum Kehlbeck usw.).

Es gibt viele verschiedene Hersteller auf dem Markt. Die Basenmittel bestehen aus Mineralstoffen wie z.B. Calcium, Magnesium, Kalium, Zink und Natrium – also aus Mikronährstoffen, die der Organismus täglich benötigt. Am besten bewährt haben sich Basenmittel auf Citratbasis; sie haben den Vorteil, dass sie die Magensäure nicht hemmen, gut entsäuern und einen Mineralstoffmangel ausgleichen.

d) Hinweise zur Ausleitung

Entgiftungs- und Entsäuerungsmaßnahmen sind allerdings nur dann wirksam, wenn die Schadstoffe nicht auch vollumfassend aus dem Körper über die Ausscheidungsorgane ausgeleitet werden. Hier kommen spezielle Mittel zum Einsatz, die die Schadstoffe möglichst bereits an ihrer Entstehungsquelle dauerhaft an sich binden und zur endgültigen Ausscheidung aus dem Körper herausführen.

Auch hier ist zu unterscheiden, ob die Schadstoffe bereits intrazellulär, im weichen Bindegewebe, im Lymphsystem oder im Darm „gebunden" werden sollen. Auch hierbei kommt es auf die richtige Zusammensetzung der Ausleitungsmittel und ihre Dosierung an.

Von besonderer Bedeutung ist hierbei, daß der Patient besonders während der Dauer der Entgiftungsphase eine ausreichende Flüssigkeitsmenge an (gutem) Wasser und Tees zu sich nimmt; ansonsten würden die Schadstoffe von den Nieren nicht als harnpflichtige Substanz herausgefiltert, sondern ins Blut zurückgeführt werden.

Die fatalen negativen Folgen eines solchen Recyclingprozesses von hochtoxischen Substanzen zurück ins Blut – mit Verteilung im ganzen Körper (bis ins Gehirn!) - und die damit verbundenen Krankheitssymptome sind ohne weiteres real.

Andererseits ist bei Erkrankungen wie z.B. Niereninsuffizienz und Herzschwäche ab einem bestimmten Stadium eine Überlastung des Organismus mit zu viel Flüssigkeit zu vermeiden. Dies sollte vor jeder Therapie im Rahmen des Anamnesegesprächs abgeklärt und die Therapie den Erfordernissen der Grunderkrankungen angeglichen werden.

Mittel zur Ausleitung:

Radionische bzw. Bioresonanz-/Frequenztherapie, welche den Körper bei seinen Entgiftungprozessen kontinuierlich unterstützt und seine eigene Selbstheilung fördern kann:

- pflanzliche Ballaststoffe,
- Chlorella und Spirulina (Süßwasseralgen)
- Heilerde
- Zeolith / Klinoptilolit (spezielles Vulkangestein)
- Moortrunk mit Huminsäure
- Chelatbildner

Mittel zur Darmreinigung und zum Darmaufbau:

- Amazonas-Kur
- Drei-Tages-Expresskur mit Biofilmablösung nach dem Regenbogenkreis,
- ProTop Darmkur Bio u.a. mit effektiven Mikroorganismen von Eußenheimer Manufaktur
- Pro- bzw. Präbiotika, (z.B. Bifido-, Lactobakterienkulturen etc.)
  Mittel zur Stärkung von Leber und Nieren:
  - Bitterstoffe zur Reinigung und Stärkung der Leber sind z.B.: Artischocke, Mariendistel, Löwenzahn, Enzian- und Angelika Wurzel.
  - Leberreinigung nach Dr. Hulda Clark, Andreas Moritz
  - Nierenreinigung, reichlich gutes Heilwasser und Unterstützende Kräuter: Brennnesseln, Goldrutenkraut, Birkenblätter, Beerentraubenblätter, Petersilie, Ingwer u.a.

Mittel von Firmen:

Z.B. Sanum Kehlbeck (Isopathie), Spenglersan (3er Set zur Entgiftung, Entsäuerung und Ausleitung), Phönix (Ausleitungskonzept), Entgiftungstherapien nach Dr. Klinghardt, Firma Nestmann (Koriander, Bärlauch, Chlorellaalgen u.a.), Dr. Steidl (Rizole), DHU – Deutsche Homöopathie Union, Pascoe u.a.

(3) Unterstützung der Entgiftung durch Mikronährstoffe

Grundsätzlich sollte unser Körper in der Lage sein, alle essentiellen und für ein gutes Funktionieren des Stoffwechsels erforderlichen Basisstoffe aus der Nahrung gewinnen und damit für eine gute Entgiftungs-, Entsäuerungs- und Ausleitungsleistung eigenständig sorgen zu können.

In der heutigen Zeit ist dies jedoch leider immer weniger möglich, weil die Lebensmittel aufgrund von ausgelaugten Böden nicht mehr alle Mineralstoffe und Spurenelemente in ausreichender Menge aufnehmen (können). Gleiches gilt für das immer stärker hochgezüchtete und mit Zusatzstoffen belastete Obst und Gemüse, damit es ertragreicher wird und schöner aussieht. Der Gehalt an Vitaminen leidet allerdings darunter.

Deshalb kann es notwendig sein, diejenigen Stoffe, die der Körper nicht selbst herstellen kann (also essentielle Mikronährstoffe), von außen zuzuführen. Allerdings können dabei die vielen unterschiedlichen Referenzwerte der Europäischen Union und der speziell für Deutschland, Österreich und die Schweiz geltenden Nährwertempfehlungen verwirrend sein. Zudem ist wenig bekannt, daß die auf den Mikronährstoffen aufgedruckten NRV-Referenzwerte für *gesunde* Personen gelten – nicht also für kranke Menschen und Personen mit größeren Mikronährstoffdefiziten.

Wichtig sind in diesem Zusammenhang insbesondere eine ausreichende Versorgung des Organismus mit Zink und Magnesium.

(4) Hinweise zur Trinkmenge und Wasserqualität

Wie bereits erwähnt, ist eine ausreichende Flüssigkeitszufuhr unabdingbar notwendig, um die im Rahmen der Entgiftung intra- und extrazellulär gelösten Schadstoffe auch tatsächlich aus dem Organismus auszuleiten. Es gilt der Grundsatz: Keine effektive Entgiftungsleistung ohne eine ausreichende Trinkmenge!

Beim Thema Wasser darf die Qualität des Wassers nicht außer Acht gelassen werden, denn der menschliche Organismus besteht bekanntlich zu etwa 60 – 70 % aus Wasser. Nicht jedes Wasser hat die gleiche Qualität – und natürlich sollte auf die Aufnahme von *gutem* Trinkwasser geachtet werden. Je weniger das Wasser belastet ist, je besser ist sein Entgiftungspotential.

Die Trinkmenge an Wasser (und Tee) ist natürlich abhängig von der Körpergröße und dem Körpergewicht. Sie sollte während der Entgiftungsphase mindestens ca. 1,5 – 2,0 Litern bei kleineren Personen ohne Übergewicht bzw. 2,5 – 3,0 Litern bei größeren und übergewichtigen Personen betragen. Bei der letzteren Personengruppe sollte besonders auf eventuell vorhandene Kontraindikationen bei Herz- und/oder Nierenschwäche geachtet werden mit einer begleitenden Betreuung durch erfahrene und kompetente Therapeuten.

Zu empfehlen wäre idealerweise folgende Vorgehensweise:

- Reinigung des Trinkwassers von möglichst allen chemischen, organischen und anorganischen Substanzen (auch unterhalb der Toleranzgrenzen nach der Trinkwasserverordnung) mittels geeignetem Wasserreinigungsgerät. Geräte mit Kohlefilterung werden bereits ab ca. 300 Euro angeboten (z.B. von Cellavita) bis hin zu komplexen Osmosefilteranlagen mit Remineralisierungssystemen für mehreren Tausend Euro.

- Auflösung von grobclustrigen Wasserstrukturen durch Verwirbelung des Wassers zu kleinclusterigem hexagonalem Wasser, um auch Mikroschadstoffe aus dem Organismus besser aufnehmen und abtransportieren zu können. Auch hierzu gibt es preisgünstige manuelle Verwirbelungssysteme (z.B. Cellavita).

- Optional zusätzlich bei Bedarf: Informierung des Wassers auf der Basis dessen Speicherkapazität mit spezifischen Frequenzen. Hierzu wird auf die Literatur von wissenschaftlich arbeitenden Wasserforschern wie z.B. auf Prof. Dr. Masaru Emoto, Prof. Dr. MU Shik Jhon verwiesen.

In der Blut-Dunkelfelddiagnostik nach Prof. Dr. Enderlein kann ein bestehendes Flüssigkeitsdefizit an der Form der Erythrozyten (bei früher Stechapfelform) und deren Verklumpung zu sog. Geldrollen erkannt werden.

(5) Hinweise zur Sauerstoffversorgung und Atemrhythmus

Ebenso von großer Bedeutung ist die ausreichende Versorgung des Organismus mit Sauerstoff, um die intrazellulären Stoffwechselprozesse für die Körperfunktionen sicherstellen zu können. Hierbei spielen eine wesentliche Rolle:

- Die Anzahl der Atemzüge bei Erwachsenen soll bei ca. 14 bis 16 Atemzüge pro Minute liegen und das

- Atemvolumen sollte ca. 0,5 Liter bei Erwachsenen betragen.

Daraus ergibt sich ein Atemzugsvolumen von ca. 8 Litern pro Minute. Nicht selten kann man bei älteren Menschen eine sog. Flachatmung im oberen Brustbereich beobachten mit der Folge einer bereits deutlich reduzierten Sauerstoffaufnahme.

In der Blut-Dunkelfelddiagnostik nach Prof. Dr. Enderlein kann die Beladung der Erythrozyten mit Sauerstoff an einem flächigen leichten Schimmern innerhalb der roten Blutkörperchen erkannt werden.

Die richtige Atemtechnik im Sinne einer tiefen Bauchatmung ist aus mehreren Gründen wichtig; einerseits, um auch im unteren Bereich der Lungen einen ausreichenden Luftaustausch zu gewährleisten (was auch für die Abatmung von Kohlendioxid/CO2 wichtig ist) und andererseits um möglichst viel Luftvolumen in die Lungen einzuatmen, weil der Sauerstoffanteil in der Luft lediglich ca. 20 % des Luftvolumens beträgt.

(6) Zur Thrombozytenaggregation

Die im Dunkelfeldmikroskop gut sichtbare Zusammenballung (Aggregation) von Thrombozyten-Zellen im Blut sowie eine massive Filitbildung sind Zeichen einer erhöhten Viskosität (reduzierte Fließeigenschaft) und sollten entsprechend behandelt werden.

Folgende (natürliche) Maßnahmen kann die Aggregation von Thrombozyten positiv oder auch negativ beeinflussen:

- Die Aggregation *fördernde* Faktoren: Zuviel Arachidonsäure

- Die Aggregation *hemmende* Faktoren: Omega 3 – Fettsäuren (insbesondere EPA und DHA)

- Weitere Aggregation *hemmende* Stoffe sind, Nattokinase, OPC, Bromelain (Ananas), Vitamin C, Thromboflow Kapseln von Wolz

Natürlich gibt es auch schulmedizinische Medikamente, die eine Thrombozytenaggregation reduzieren wie z.B. ASS, Plavix etc.

(7) Geldrollen & Sauerstoffaufnahme

Die Ursachen für eine Geldrollenbildung wurden bereits erwähnt: z.B. Störung im Säure-Basen-Haushalt, Sauerstoffdefizit, verminderte Trinkmenge, Darmerkrankungen, Patient war bei der Blutabnahme nicht nüchtern, Elektrosmog, Stress, übermäßiger Verzehr von gesättigten Fettsäuren etc.

Die Frage bei Geldrollenbildungen ist grundsätzlich, ob sie bereits *vor* der Lungenpassage im venösen Gefäßsystem auftritt und dadurch bedingt nur ein reduzierte Sauerstoffaufnahme möglich ist oder ob sie sich erst *nach* der Herz-/Lungenpassage im arteriellen Gefäßsystem bilden. Somit kann der aufgenommene, aber in Geldrollen gebundene Sauerstoff nicht in genügendem Maße zur ausreichenden Sauerstoffversorgung des Organismus beitragen. Als Folge kann dies zu einer pH-Wert-Verschiebung und einem Ungleichgewicht bezüglich des Kohlendioxidgehaltes (CO_2) in den Organzellen führen.

Da eine ausreichende Sauerstoffversorgung im Blut von elementarer Bedeutung ist für die Sicherstellung sämtlicher Organfunktionen – und insbesondere für den

- intrazellulären Stoffwechsel (einschließlich der Produktion Hormonen, Antikörpern etc.),

- für das Funktionieren des Nervensystems und der Gehirnfunktionen,

- für den Aufbau der Körperenergie (Adenosintriphosphat /ATP) sowie für die

- Reparatur und Erneuerung der Zellen insgesamt

sollte zumindest die Sauerstoffsättigung (Prozentsatz des mit Sauerstoff gesättigten Blutes) regelmäßig gemessen z.B. mit Hilfe eines sog. Pulsoxymeters, der im Handel bereits für weniger als 20 Euro erhältlich ist.

Wenn das Meßergebnis unter etwa 95 % absinkt, hilft dies vielleicht, sich von der Couch hochzurappeln und einen zumindest halbstündigen Spaziergang zu machen – am besten noch im Wald, weil dort das Sauerstoffangebot besser ist. Japanische Forscher haben vor einigen Jahren herausgefunden, daß bereits ein regelmäßiger halbstündiger Waldspaziergang die T-Helferzellen des Immunsystems bereits um ca. 50 % ansteigen lässt bzw. um + 75 % bei einem täglichen 45 minütigen Spaziergang – alternativ: 2,5 Stunden wöchentlich.

Bei stärkerem bzw. chronischem Sauerstoffmangel (eventuell in Verbindung mit einem Herz oder Lungenerkrankung) ist eine Sauerstofftherapie mit Nasenbrille oder Maske angezeigt; dies sollte jedoch nicht in Eigenregie erfolgen, sondern nur mit Begleitung durch einen Arzt.

Welche Atmungsstrategie ist die Richtige?

Oftmals wird die Frage gestellt, mit welcher Atmungsstrategie man atmen soll. Auf diese Frage hätten verschiedene Gesundheits-, Fitness- oder Yoga- /Qigong-Trainer zweifellos unterschiedliche Antworten. Um dem Körper möglichst viel Sauerstoff zuzuführen, sollte man eine ruhige, tiefe und gleichmäßige Atmungsform praktizieren. Es erscheint einleuchtend, daß eine Atmungsform mit Pausenintervallen auch Nachteile haben:

- Bei Pausen nach dem Einatmungsvorgang:
  Hier sind die Lungen mit Luft gefüllt und die Erythrozyten können möglichst viel Sauerstoff aufnehmen, sofern sie nicht bereits vor der Lungenpassage in Geldrollen oder anderweitig verklumpt fließen.

- Bei Pausen nach dem Ausatmungsvorgang:
  Dieser gewohnheitsmäßige Atmungsfehler wird relativ häufig beobachtet. Die Pausenzeit kann teilweise sogar so lange dauern, daß praktisch ein kompletter Ein-/Ausatmungsvorgang übersprungen wird.

  Es erscheint bei etwas Nachdenken logisch, daß diejenigen Erythrozyten, die in dieser Zeitphase die Lungen passieren, so gut wie keinen Sauerstoff aufnehmen können. Auch die Folge davon ist klar – nämlich daß der Körper in ein Sauerstoffdefizit kommt.

Als die für eine optimale Sauerstoffaufnahme am besten geeignete Atemstrategie kann deshalb nur die bereits erwähnte ruhige, tiefe und gleichmäßige Atemtechnik empfohlen werden; sh. folgendes Schaubild:

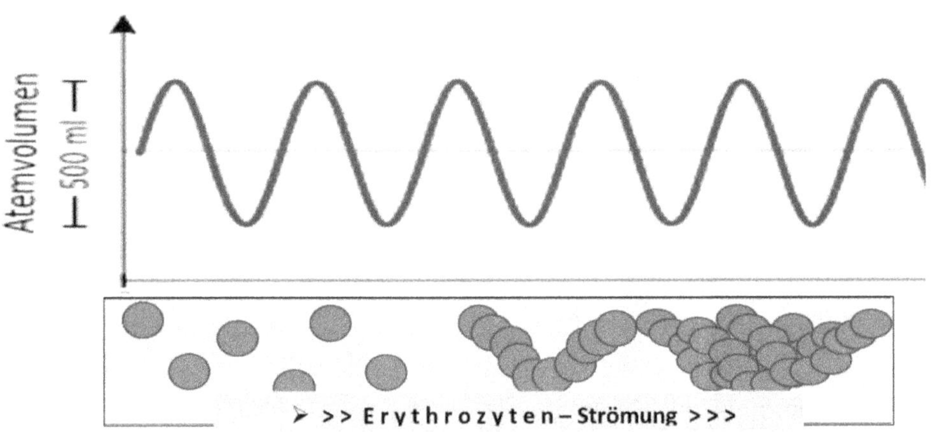

Zu erwähnen ist, daß dies umgekehrt natürlich auch für die Ausatmung gilt, weil auch an den richtigen Abtransport von Kohlendioxid (CO_2) gedacht werden muß. Insofern erscheint jede Manipulation der natürlichen Atmung für die Sauerstoffversorgung des Körpers kontraproduktiv.

Selbstverständlich schließt dies nicht aus, daß bei bestimmten Sport-, Entspannungs- oder Meditationsarten vorübergehend auch anders geatmet werden kann. Die physiologisch richtige Hauptatmungsart sollte jedoch die vorherrschende Methode sein und bleiben.

(8) Dunkelfeld als Therapiekontrolle

Die Betrachtung des Zustandes der Erythrozyten vor dem Beginn von Behandlungsmaßnahmen, während des Verlaufs und am Ende der Maßnahmen kann überdies Aufschluss geben über die Wirksamkeit von Therapiemethoden.

Dunkelfeld zur Kontrolle nach einer Entspannungsphase:

Beim nachfolgenden Beispiel hat sich die Person nach der Abnahme des Blutes bewußt entspannt und danach das Blut erneut frisch abgenommen und untersucht:

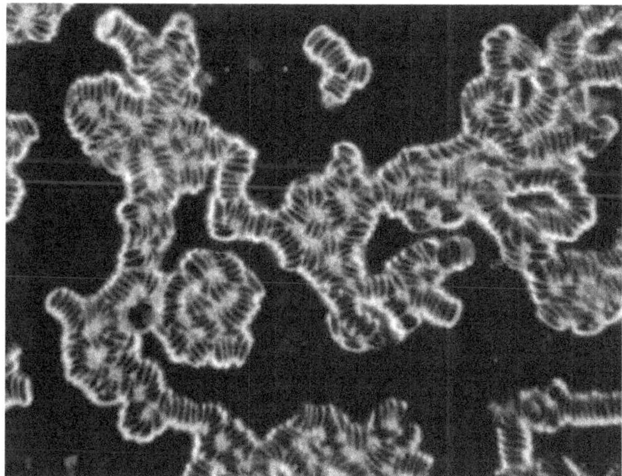

Blutbild direkt nach einer mehrstündigen Schlafphase mit massiver Geldrollenbildung.

600fache Vergrößerung

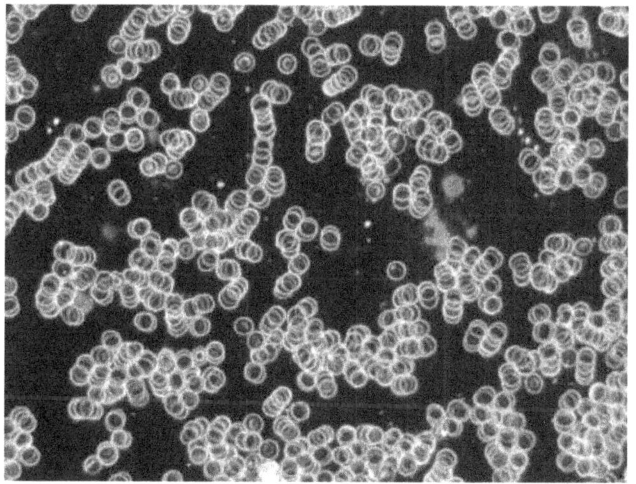

Blutbefund nach einer ca. einstündigen aktiven Achtsamkeits-basierten Entspannungsphase (Meditation) und danach neu abgenommener Blutprobe (beim gleichen Klienten).

600fache Vergrößerung

Es zeigt sich eine deutliche Reduzierung der Geldrollenbildung mit allen positiven Folgen für die Sauerstoffaufnahme und dessen Transport.

(9) Zusammenfassung

Die Kenntnis des Belastungsgrades des individuellen Organismus gilt als ein entscheidend wichtiger Baustein für die Wiedergewinnung bzw. Erhaltung der Gesundheit. Bei allem Bemühen um Entgiftung darf jedoch nicht außer Acht gelassen werden, daß wir tagtäglich durch die Art unserer Nahrungsaufnahme und sonstigen Lebensgewohnheiten (Bewegung, Streß, negatives bzw. positives Denken etc.) maßgeblich zu einer Verbesserung unserer Gesundheit beitragen können.

Und ein weiterer wichtiger Faktor darf bei allem ebenfalls nicht vergessen werden, nämlich die positiven Auswirkungen einer guten Sauerstoffversorgung durch tiefes Einatmen, verbunden mit einer effektiven Kohlendioxidausleitung (CO_2) beim Ausatmen.

Gelangt zu wenig Sauerstoff in die Organzellen, kann der Stoffwechsel nicht richtig funktionieren. Die Folgen einer mangelhaften Stoffwechselfunktion sind vielschichtig und umfassen die gesamte Skala einer mangelhaften Energieproduktion (ATP) und einer dadurch bedingten reduzierten Leistungsfähigkeit der einzelnen Organe bis hin zu einer verstärkten Verschlackung im Bindegewebe durch zusätzliche Ablagerungen aufgrund von unzureichenden Oxidationsprozessen – vergleichbar etwa mit einem Feuer, das zu wenig Luft bekommt und deshalb verstärkt qualmt und dabei giftige Dämpfe freisetzt.

Auch die Entwicklung von entzündlichen Prozessen (sog. silent inflammation) und von freien Radikalen im Körper mit der Folge einer verstärkten nitrosativen Streßsituation – verbunden mit den verschiedensten Erkrankungsarten als Folge - wird dadurch begünstigt.

V: Therapiekonzepte

Bei der Therapie geht es im Sinne von Louis Pasteur´s Aussage: „Die Mikrobe ist nichts – das Milieu ist alles" als oberstes Therapieziel zunächst darum, die im Blut im Dunkelfeldmikroskop sichtbar werdende Milieuverschiebung wieder rückgängig zu machen, das heißt: alle Belastungen aus dem Organismus zu entfernen, die den Säure-Basen-Haushalt aus der Balance bringen wie z.B. Übersäuerung, Übereiweißung, Belastungen durch Mikroerreger (Bakterien, Viren, Pilze etc.) und ihre Ausscheidungen wieder auf ein normales gesundes Maß zurückzuführen – also wieder in Balance zu bringen.

In Anbetracht der sehr unterschiedlichen Ausgangssituationen hinsichtlich des Gesundheitszustandes der Patienten einerseits und den danach erforderlichen diagnostisch-therapeutischen Vorgehensweisen andererseits soll in diesem Kapitel ein Eindruck zur Vielgestaltigkeit der therapeutischen Möglichkeiten, aber gleichzeitig auch das differenzierte Anforderungsprofil skizziert werden.

Um dem sehr komplexen Thema Gesundheit einigermaßen gerecht werden zu können, ist es notwendig, den ganzen Menschen in der Vielschichtigkeit seiner Persönlichkeit zu sehen. Dies bedingt nicht nur, seine körperlichen Symptome zu erfassen, sondern neben den anatomischen, physiologischen und pathologischen Gegebenheiten des grobstofflichen Körpers gleichzeitig auch die energetischen, psychosomatischen und mentalen Einflußfaktoren zu würdigen.

Dies bedeutet im Sinne eines ganzheitlichen Diagnose- und Therapieansatzes auch möglichst alle weiteren Aspekte einer ganzheitlichen Gesundheit in die Behandlung mit einfließen zu lassen. Die sich aus diesem Verständnis von Krankheit bzw. Gesundheit ableitenden Therapiemaßnahmen lassen sich in etwa wie folgt konkretisieren:

Schritt I: Reinigung des Körpers

Zunächst geht es darum, den Patienten durch entsprechende therapeutische Empfehlungen dabei zu unterstützen, seinen Organismus von Schadstoffen zu befreien. Dazu zählen insbesondere schädliche Mikroerreger (Bakterien, Viren, Parasiten, Pilze) sowie in Organen und im Bindegewebe bereits eingelagerte Schadstoffe aller Art (Abfallstoffe und Reste des Zellstoffwechsels, Schwermetalle, Übersäuerung, Medikamentenreste, im Übermaß deponierte Zucker- und Fettstoffe uvm.) zu entgiften und diese aus dem Körper auszuleiten sowie den Säure-Basen-Haushalt wieder auf ein gesundes Maß auszubalancieren.

Dazu eignen sich spezifische Entgiftungs- und Ausleitungsmittel und -methoden wie in Kapitel IV beschrieben wie beispielsweise die Entgiftungskonzepte der Pharmafirmen Spenglersan (Entoxin Set G), Amazonaskur, Phönix, Sanum Kehlbeck etc.

Diese Basistherapien können bei Bedarf ergänzt werden um zusätzliche spezielle Mittel zur

- Ausbalancierung des Säure-Basen-Haushaltes - erforderlichenfalls durch die Gabe von basisch wirkenden Mitteln wie z.B. die Produkte von Dr. Jacob´s.

- Verbesserung des Aufbaus und der Spannungsverhältnisse der Zellmembranen durch die Gabe von Elektrolyten (z.B. Natrium, Kalium, Kalzium, Magnesium)

- Ausleitung von Schwermetallen (Zeolith, Chlorella u.a.)

Alleine bereits durch das Konzept der Körperreinigung kann z.B. das Immunsystem entlastet und das Gesundheitsgefühl insgesamt nicht unerheblich gestärkt werden. Dies kann alleine bereits bewirken, daß sich allgemeine körperliche Symptome deutlich reduzieren oder auch gänzlich verschwinden.

Schritt II: Beseitigung von Mikronährstoffmängeln

Auch diese Maßnahmen sind zur Sicherstellung der komplexen und tief ineinandergreifenden biochemischen Prozesse bei der Verstoffwechselung von Kohlehydraten, Eiweißen und Fetten einschließlich deren Intermediär Prozessen bezüglich der jeweiligen Vorstufen und Zwischenprozesse (z.B. Citrat-Stoffwechsel) unverzichtbar. Hierzu ist eine jederzeitige und bedarfsgerechte Verfügbarkeit aller dazu erforderlichen Wirk- und Nährstoffe für den Auf-, Um- und Abbau von Zellen, Produktion von Hormonen, Antikörpern (z.B. IgG, IgM u.a.), Energie (z.B. Adenosintriphosphat/ATP), Neutralisierung von

sog. Freien Radikalen mit Hilfe von Antioxidanzien, Versorgung mit Aminosäuren und Enzymen unter Anderem notwendig.

Um diesen Erfordernissen Rechnung zu tragen, wird u.a. ermittelt, ob zumindest die wichtigsten Vitamine, Coenzyme, Mineralien und Spurenelemente in
ausreichendem Maße verfügbar sind. Sofern sich diesbezüglich Mängel zeigen
(z.B. aufgrund einer einseitigen oder ungesunden Ernährungsweise oder einer
reduzierten Resorptionsfähigkeit von Nährstoffen im Dünndarm), wird ein entsprechender Ausgleich empfohlen.

Dieser Ausgleich kann entweder über eine entsprechende Umstellung der Ernährungsweise erreicht werden oder über die ggf. ergänzende Supplementierung von Nahrungsergänzungsmitteln. Ein Ausgleich über eine Änderung der
Ernährungsgewohnheiten ist insbesondere dort möglich, wo keine schwerwie-
gende Mangelsituation vorliegt.

Schritt III: Änderung von Ernährungs- und Trinkgewohnheiten

Um die Ernährungsumstellung zu unterstützen, wird die Ernährungsweise der
Patienten zumindest grob analysiert und entsprechende Empfehlungen ausgesprochen. Dazu verfügen wir über eine umfangreiche Liste mit über 1.000 einzelnen Lebensmitteln, die Aufschluß darüber gibt, in welchem Lebensmittel
welche und wieviel Makro- und Mikronährstoffe enthalten sind.

Dabei sind die gängigen Lebensmittel in Gruppen eingeteilt wie z.B. Fleisch,
Fisch, Brotwaren, Milchprodukte, Öle und Fette, Wurstwaren etc. mit differenzierten Angaben und den enthaltenen Nährstoffen einschließlich der jeweiligen

- Mengenangaben (jeweils bezogen auf 100 Gramm) zu den Kohlehydraten,
  Eiweißen, Fetten,

- alle Vitamine (alle einschließlich Beta-Carotin als Vorstufe zum Vitamin
  A) und die besonders wichtigen Coenzyme,

- Mineralien (Mengenkomponenten einschließlich Schwefel und Eisen),

- die häufigsten Spurenelemente,

- weitere ergänzende Angaben zur Anzahl der Kilokalorien (kcal), Wasser- und Ballaststoffanteilen,

- ob sie einen erhöhten glykämischen Index (GI) bzw. glykämische Last (GL) aufweisen und

- ob sie für Patienten mit Glutenunverträglichkeit, Laktose-, Fruktose- und/oder Histaminintoleranz geeignet sind.

Um eine ggf. notwendige Ernährungsumstellung gezielter umsetzen zu können, bekommen die Patienten eine Übersichtstabelle zu denjenigen 20 Lebensmitteln an die Hand, aus der hervorgeht, in welchen Lebensmitteln die meisten Vitamine, Mineralien, Spurenelemente, Kohlenhydrate, Eiweiße, Fette etc. enthalten sind. So können Lebensmittelpräferenzen individuell bei der Änderung des Speiseplanes berücksichtigt werden.

Für den Ausgleich von schwerwiegenderen Mikronährstoffmängeln, die nicht in ausreichendem Maße oder in angemessener Zeit über eine reine Änderung der Ernährungsgewohnheiten ausgeglichen werden können, wird eine Supplementierung über Nahrungsergänzungsmittel empfohlen. Auch hierzu können seriöse Herstellerfirmen empfohlen werden, die Produkte nach dem Reinsubstanzprinzip unter gänzlichem Verzicht oder zumindest mit auf das notwendige Minimum reduzierten Zutaten herstellen.

Vor allem für die Erreichung der Entgiftungsziele ist eine ausreichende Trinkmenge von entscheidender Bedeutung, weshalb auch diesbezüglich entsprechende Empfehlungen ausgesprochen werden.

Schritt IV: Ergänzende Empfehlungen

Hierbei geht es beispielsweise um Empfehlungen

- zum Bewegungsprofil (Mindestanzahl zum täglichen Schrittvolumen als individuelle Empfehlung, u.a. zur Anregung der Stoffwechselfunktionen, der Durchblutung sowie zur Stärkung des Herz-Kreislauf-Systems),

- zur Sauerstoffversorgung mittels Atemtechnik (nach vorangehender Analyse der sog. Herzratenvariabilität /HRV),

- Reduzierung von Streßfaktoren – ggf. in Verbindung mit der Empfehlung geeigneter Entspannungstechniken wie beispielsweise Autogenes Training, Programmierte Muskelrelaxation nach Jacobson, (Selbst)Hypnose, Meditation, spezielle QiGong-Form, Selbstreflexion,

- Sonstige Therapieverfahren wie z.B. Akupunktur, energetische bzw. Schwingungsmedizin, Quantenmedizin und Matrixarbeit, Magnetfeld- und Bioresonanztherapie, bioenergetische Austestung zur Verträglichkeit von bestimmten Therapiemitteln sowie Fragen zur Dosierung, Orgon- bzw. Schwingungsmedizin, u.a.m.

Schritt V: Behandlung von spezifischen Symptomen

Wenn der Körper z.B. mit Hilfe von Schmerzsignalen auf eine Mangelsituation oder auf eine sich entwickelnde Funktionseinschränkung hinweist, werden die spezifischen Symptome (Schmerzen, Ängste und sonstige psychisch-mentale Faktoren, Bewegungs- und sonstige Funktionseinschränkungen etc.) gezielt auf ihre Ursachen hin differenzialdiagnostisch untersucht und mit potenziell geeigneten Therapieverfahren wie z.B. die Behandlung von Rückenschmerzen (nach Dorn/Breuß, Liebscher & Dr. Bracht, Craniomyo-, Triggerpunkt- und Faszientherapie, Sympathikustherapie) behandelt.

Liegen die Ursachen im psychosomatischen Bereich, erfolgt eine entsprechende Behandlung nach vorangehender Analyse von vorhandenen häufig im Kind- und Jugendalter entwickelten Angstpotenzialen, negativen Glaubenssätzen und sonstigen gewohnheitsmäßigen Gefühls- und Reaktionsmustern.

Für die Behandlung eignen sich z.B. die Therapieverfahren nach Dr. med. Klinghardt sowie andere Therapierichtungen, die dazu geeignet sind, verdrängte negative Ereignisse und Erfahrungen über einen Dialog mit dem Unbewußten ins Bewußtsein zu holen, um sie auflösen oder in positive Formen umwandeln zu können. Dabei werden sowohl hypnotisch-suggestive Interventionen als auch eine Behandlung mit Hilfe von positiven Affirmationen und mantraartigen transformierenden Sätzen eingesetzt.

Schritt VI: Kontrolle zum Therapiefortschritt

Grundsätzlich werden alle Hauptsymptome, die maßgeblich für den Praxisbesuch waren, in regelmäßigen Abständen einer Kontrolle des Therapiefortschritts unterzogen, verbunden mit einer ggf. erforderlichen Änderung der Therapiestrategie, der Einnahmeempfehlungen und auch zur Dosisanpassung, insbesondere z.B. in der Abklingphase.

Hierzu wird in geeigneten zeitlichen Abständen das Kapillarblut aus der Fingerbeere im Blut-Dunkelfeldmikroskop auf Verbesserungen hin kontrolliert und der Therapiefortschritt u.a. durch Laboruntersuchungen gestützt.

Letztlich jedoch gilt als entscheidender Erfolgsfaktor das subjektive Empfinden der Patientin bzw. des Patienten als primärer Maßstab für die Erreichung des angestrebten Therapieziels.

VI: Fallbeispiele

Fallbeschreibung 1

Ein 75-jähriger Patient kommt in die Praxis und berichtet, dass er seit über 6 Monaten Durchfall mit Beschwerden im Magendarmbereich hat. Er hat 5 kg Körpergewicht abgenommen, ist Vegetarier, ißt aber auch Käse und Eier. Vorerkrankungen sind nicht bekannt. Er ist sportlich und fährt gerne große Touren mit dem Fahrrad. Mikronährstoffe nimmt er sporadisch ein. Familiär ist er gut eingebunden.

Am ersten Tag der Untersuchung waren in der mikroskopischen Dunkelfelduntersuchung folgende Belastungen zu sehen: eine massive Belastung mit C-Candida-Pilzen und C-Trichomonaden, starke Bildung von Säurekristallen, Symplasten mit Aspergillus niger - Anteilen, eine Schwermetallbelastung sowie starke Filitbildung.

Die Erythrozyten zeigten kaum Hämoglobin, jedoch eine endobiontische Belastung innerhalb der Zellen. Das Fehlen des für die Sauerstoffaufnahme wichtigen roten Blutfarbstoffs Hämoglobin zeigte die klassische Form einer Anämie an. Weiterhin waren Borrelien und Bakterien im Blut sichtbar.

Zur bildgebenden Abklärung des Oberbauches wurde dem Patienten umgehend zum Besuch seines Hausarztes geraten. Am zweiten Tag wurde ein Herdgeschehen sichtbar sowie Belastungen mit dem Bakterium Leptotrichia Buccalis.

Die radionische Testung brachte zudem eine starke Übersäuerung, Belastungen mit Borrelien und C-Candida-Pilzen sowie weitere parasitäre Belastungen zum Vorschein. Gleichzeitig wurde per Sonographie die Diagnose: Dünndarmkarzinom mit Lymphkontenmetasten gestellt.

Der Patient sprach sich erstmal gegen eine Operation aus, obwohl Ihm diese dringend empfohlen wurde.

Aus naturheilkundlicher Sicht wurde die Übersäuerung mit geeigneten Basenmitteln wie z.B. Osiba Basenkolloid sowie Dr. Jacobs Basenpulver eingeleitet.

Eine Milieuumstellung erfolgt u.a. mit Injektionen der Sanum Kehlbeck-Produkte, u.a. Mucokehl, Nigersan und Citrokehl.

Zur Ausleitung nahm er gleichzeitig Zeolith ein und erhielt eine radionische symptomspezifische Frequenztherapie.

Gleichzeitig begann er mit der Breuss-Diät und im Anschluss daran mit einer Leber-Gallenreinigung nach Andreas Moritz. Der Aufbau erfolgte mit Mikronährstoffen wie z.B. Magnesiumchlorid, Eisen aus Curryblätter sowie Vitamin D.

Nach drei Monaten kam es doch zur Operation und der neuroendokrine Tumor des Dünndarms mit großer mesenterialer Lymphknotenbeteiligung wurde entfernt. Der Patient verweigerte die Chemotherapie und fuhr mit der naturheilkundlichen Therapie weiter fort.

Er nahm die wichtigsten Mikronährstoffe täglich ein und leitete konsequent weiter mit den oben genannten Naturheilmitteln aus. Sein familiäres Umfeld unterstützte ihn mit basenreicher vegetarischer Kost, Pflege und guten Gesprächen.

6 Monate später war sein Oberbauchultraschall unauffällig, außer des bekannten Gallensteines ohne Zeichen einer Entzündung. Der Patient kommt jährlich weiterhin zur Kontrolle, ist mittlerweile 80 Jahre alt und hat einige Fahrradtouren in dieser Zeit absolviert. Er achtet auf gutes Trinkwasser, bekommt monatlich Vitamin B12 injiziert. Basenmittel, Zeolith, Vitamin D und K sowie Magnesium, Zink, Vitamin C sind seine ständigen Begleiter. Seine vegetarische Ernährungsform und seine sportliche Betätigung hat er beibehalten.

Fallbeschreibung 2

Eine 46-jährige Patientin kam im Februar 2022 wegen Unruhe, Energiearmut, Schlafstörung und Antriebsschwäche. Ihre Ernährung bestand aus Normalkost. Sie raucht seit Jahren, trinkt viel Kaffee. Als Angestellte hat Sie eine anspruchsvolle Arbeit und geht oft über Ihre Grenzen. Ihre Blutdruckwerte sind auffällig. Die Patientin nahm Vitamin D und Vitamin B Komplex.

Bei der dunkelfeldmikroskopischen Untersuchung fiel eine erhöhte Leukozytenzahl auf; Säurekristalle bildeten sich reichlich. Die Lymphozyten zeigten eine Endobiose und waren mehrkernig. Die roten Blutkörperchen wiesen eine gute Sauerstoffbeladung auf, die Erythrozyten - Membran war prall. Weiterhin zeigten sich Formen von Mikroplastik (Morgellons) sowie parasitäre Belastungen.

Die radionische Analyse zeigte eine Störung im Säure-Basen-Haushalt, eine Hormonstörung, Nanoplastikpartikel, Bakterien und Viren sowie eine Schwermetallbelastung.

Die Therapie bestand aus einer Entsäuerung mit einem Basenmittel auf Citratbasis sowie Osiba Basenkolloid. Zur Unterstützung des Immunsystems wurde Zink und Selen verordnet. Es wurde eine auf die Patientin ausgerichtete Frequenztherapie zur Einleitung der Entgiftung sowie die Einnahme von Zeolithpulver als Toxin- und Schwermetallbinder empfohlen.

Einen Rauchentwöhnung und die Reduzierung des Kaffeekonsums wurden dringend angeraten. Darüber hinaus wurde empfohlen, die erhöhten Entzündungswerte durch eine Blutkontrolle klinisch abklären zu lassen.

Nach dreimonatiger Therapie verspürte die Patientin bereits mehr Energie und fühlte sich psychisch und physisch sichtlich besser.

Bei der Blutkontrolle im Dunkelfeld ergab sich am ersten Tag eine Formveränderung der Erythrozyten; die Endobiose bei den Lymphozyten war weiterhin sichtbar. Mikroplastik sowie Kristalle zeigten sich nicht mehr in der Probe. Auch der Säure-Basen-Haushalt hatte sich im Dunkelfeld sichtbar und für die Patientin fühlbar verbessert.

Es wurde empfohlen, die unterstützende Entgiftungstherapie weiterhin fortzuführen. Das Rauchen hatte die Patientin leider noch nicht eingestellt, der Kaffeekonsum wurde sichtlich reduziert.

Fallbeschreibung 3

Aufgrund von (ärztlicherseits klinisch ermittelten) pathologischen Blutwerten und einer darauf basierenden Empfehlung für eine Klinikeinweisung, um bei ihrem anderthalb Jahre alten Sohn eine Leukämie auszuschließen, baten die besorgten Eltern darum, vor dem Klinikaufenthalt eine Blut-Dunkelfelduntersuchung durchzuführen.

Bei dem jungen Patienten bestand keine Infektanfälligkeit; jedoch war er ungewöhnlich blass und auffällig ruhig für sein Alter. Die Ernährung war vegetarisch und vor allem auf Stutenmilchbasis aufgebaut.

Bei der dunkelfeldmikroskopischen Untersuchung zeigte sich eine Formveränderung der Erythrozyten, eine sogenannte Anisozytose, d.h. kleine und größere rote Blutkörperchen sowie eine Verminderung der Sauerstoffbeladung der Erythrozyten. Es war keine Vermehrung der Leukozyten und deren Untergruppen zu sehen.

Der Verdacht hinsichtlich einer Blutbildungsstörung aufgrund eines akuten Eisen- und Folsäuremangels bestätigte sich bereits bei der Einweisungsuntersuchung in der Klinik.

Im Rahmen einer ausführlichen Ernährungsberatung der Eltern wurde eindringlich auf die Wichtigkeit einer ausgewogenen Ernährungsweise gerade bei Kindern in der Wachstumsphase hingewiesen. Es spricht nichts dagegen, Kinder mit vegetarischer Ernährung aufwachsen zu lassen. Gleichwohl muß aber gewährleistet sein, daß dem Organismus insbesondere die wesentlichen Grundnahrungsbestandteile wie z.B. Eiweiß, Vitamin B in seiner ganzen Bandbreite und die wichtigsten Spurenelemente wie z.B. Eisen, Zink und Jod sowie die Mengenelemente an Mineralstoffen (Elektrolyte) bei der Nahrungsmittelauswahl unbedingt berücksichtigt werden.

Fallbeschreibung 4

Patient, weiblich, 33 Jahre alt, lebt in Gemeinschaft mit ihrem Lebensgefährten. Sie klagt lt. Anamnese über Übelkeit, hat keinen Appetit, ist Raucherin, hat Muskelverspannung, ist energielos, hat Schmerzen am ganzen Körper, hat kaum Kraft zum Arbeiten und der Haushalt fällt Ihr schwer.

Die dunkelfeldmikroskopische Untersuchung zeigt folgende Auffälligkeiten: Eine Formveränderung der roten Blutkörperchen, die Sauerstoffbeladung ist vermindert, die Membran der roten Blutkörperchen ist demgegenüber prall und strahlend. In der Blutprobe sind vermehrt Säurekristalle als Zeichen der Übersäuerung zu finden sowie ein massiver Befall mit C-Candida albicans. Am zweiten Tag zeigen sich Makrosymbionten sowie verschieden Bakterienformen wie z.B. Borrelien, Strepto- und andere Kokkenformen. Auch die Darmzeichen sind bereits sichtbar.

Die radionische Analyse ergab eine starke Übersäuerung, eine C-Candida albicans - Pilzform auf höchster Belastungsstufe, Schwermetall-Belastungen, Mikroplastikpartikel und Bakterien. Außerdem zeigten sich verschiedene Mangelzustände bei den Mikronährstoffen Vitamin B und D sowie dem Spurenelement Zink.

Als Therapieempfehlung wurde eine Ausbalancierung des Säure-Basen-Haushaltes mit Basenmitteln, Osiba Basenkolloid, eine auf die Patientin ausgerichtete Frequenztherapie zur Ausleitung der Belastungen sowie mit Zeolith als Toxinbinder eingeleitet. Die Mangelzustände wurden mit geeigneten Vitaminpräparaten und Mineralstoffen supplementiert.

Nach drei Monaten kam die Patientin wieder in die Praxis und berichtete, daß sich die Übelkeit gelegt hat, daß sie zugenommen hat und wieder über ihre alte kraftvolle Energie verfügt, um den Alltag zu meistern.

Bei der Kontrolluntersuchung zeigten sich die roten Blutkörperchen in Ihrer normgerechten runden Größe, gut mit Hämoglobin beladen. Säurekristalle waren ebenso vereinzelt noch vorhanden sowie der C-Candida albicans, der sich aber sehr zurückgebildet hatte. Die vollständige Entgiftung bzw. Detoxbehandlung ist jedoch noch nicht abgeschlossen.

In die Therapie wurde eine Darmreinigung mit anschließendem Darmaufbau mit integriert. Die Patientin freut sich über die weitere Verbesserung ihres Gesundheitszustandes.

VI: Häufig gestellte Fragen

In diesem Abschnitt wird auf häufig von Patienten gestellte Fragen eingegangen:

(1) Ist im Dunkelfeld-Blutbild eine Übersäuerung erkennbar?

Ja – hauptsächlich anhand von charakteristischen Merkmalen wie z.B. umfangreiche Filitbildungen (sog. Spinngewebe), Säurekristallformen; aber auch Erythrozytenaggregationen (Geldrollen) bzw. -verklumpungen können in Verbindung mit den übrigen Merkmalen auf eine Übersäuerung hinweisen.

(2) Sind Hinweise auf ein erhöhtes Thromboserisiko sichtbar?

Ja – Eine Erythrozyten-Aggregation sowie die sogenannten Geldrollen, vermehrtes Filit und deutlich vergrößerte Pilzformen (z.B. C-Candida-Pilz) können ein erhöhtes Risiko darstellen.

(3) Sind die in dem verhältnismäßig kleinen Kapillarbluttropfen erkennbaren Auffälligkeiten tatsächlich repräsentativ für die übrigen ca. 5 - 6 Liter Blut im Körper?

Aus diesem Grunde werden häufig zwei Blutstropfen für die Untersuchung verwendet, damit diese ggf. auch abgeglichen werden können. Selbstverständlich gehen die Dunkelfeldtherapeuten davon aus, dass die Blutprobe die Belastungen in repräsentativer Weise aufzeigen. In der naturheilkundlichen Behandlung zeigt sich erfahrungsgemäß das, was behandelt werden möchte.

Es ist selbstverständlich, dass eine umfangreiche Anamnese zur Behandlung dazugehört und alle wichtigen Bereiche bei der Therapie berücksichtig werden.

(4) Wie sieht das Blut aus, wenn im Rahmen einer Entgiftungs-maßnahme weitere Partikel aus Belastungen und Toxinen aus dem Zellzwischenraum unter anderem über das Lymphsystem ins Blut gespült werden?

In der Regel wird je nach Belastung das Blut gereinigt, sodass dieses wieder in die Lage ist, Belastungen vom Bindegewebe über das Lymphsystem ins Blut aufzunehmen und über die Entgiftungsorgane zu entsorgen.

Dieser Prozess kann 3-4 Monate dauern oder sogar auch länger andauern. Es kommt immer auf die individuelle Ausgangssituation an.

(5) Gibt es Hinweise auf chronische Entwicklungsprozesse?

Das Erscheinungsbild des Drepaniten ist ein Hinweis auf eine chronische Entwicklung. Des Weiteren deutet eine gehäufte Anzahl an neutrophilen Granulozyten (Untergruppe der Leukozyten) mit mehrfach segmentierten Kernen auf eine akute bakterielle Infektion oder auf eine chronische Infektion hin.

(6) Kann man ausschließen, daß Auffälligkeiten durch Fehler bei der Abnahme des Kapillartropfens und dessen Aufbringen auf den Objektträger passieren können?

Nein – hier kommt es auf die Übung und die Sorgfalt dessen an, der den Tropfen Kapillarblut entnimmt.

(7) Kann man jedes Blut verwenden?

Für die spezifische Blut-Dunkelfeldmikroskopie nach Prof. Dr. Enderlein reicht ein relativ kleiner Tropfen Kapillarblut aus, der auf einen geeigneten Objektträger mit einem Deckblatt versehen „ausgestrichen" wird. Dieser kann aus der Fingerbeere, Ohrläppchen oder Ferse entnommen werden.

(8) Warum muss man bei der Kapillarblutabnahme nüchtern sein?

Im Hinblick auf die Genauigkeit des Untersuchungsbefundes ist bei der Blut-Dunkelfelddiagnostik zu empfehlen, das Kapillarblut in nüchternem Zustand abzunehmen, also morgens. Nüchtern heißt 12 Stunden Nahrungskarenz.

Da dies im Praxisalltag nicht immer möglich ist kann der Patient alternativ auch nachmittags erscheinen; er sollte jedoch mindestens 5 Stunden keine feste Nahrung zu sich genommen haben. Wasser und Kräutertee sollte vor der Blutabnahme getrunken werden. Im Falle einer vorangehenden Nahrungsaufnahme würden die nach relativ kurzer Zeit im Verdauungskanal aufgespaltenen und im Blutstrom transportierten Partikel als kleine sich bewegende Lichtpunkte sichtbar sein.

(9) Wie lange behält das Blut seine ursprüngliche Form - wie lange lebt das Blut bzw. wie lange ist es vital?

Die roten Blutkörperchen (Erythrozyten) behalten ihre typische Form im frisch abgenommenen Kapillarblut je nach deren Belastungsgrad mit Mikroerregern und Grad der eventuellen Übersäuerung normalerweise bis zu 8 Tagen.

Bei Übersäuerung und/oder überdurchschnittlichen Belastungen wie z.B. durch Bakterien, Parasiten etc. können die Erythrozyten bereits am zweiten Tag nach der Abnahme des Blutstropfens deutliche Zerfallserscheinungen zeigen.

Andererseits können die Blutzellen unter besonders günstigen Lebensstilbedingungen (Ernährung, Trinkverhalten, positive Lebenseinstellung, fehlender Streß etc.) durchaus auch mehr als zehn Tage ihre typische Ursprungsform beibehalten, was auf eine entsprechende gute Vitalität bzw. Lebensenergie hindeuten kann.

(10) Ab wann gilt das Blut als abgestorben?

Das Beibehalten der Ursprungsform der Erythrozyten und die aktive Bewegung der Symbionten sind Kriterien der Vitalität des Blutes. D.h. wenn die Symbiontenaktivität (Bewegung) versiegt, ist das Blut abgestorben bzw. nicht mehr vital.

(11) Wie wird die Einstichstelle desinfiziert?

Die Verwendung von Desinfektionsmitteln kann die Qualität des Blutes und dessen Fließeigenschaften verändern und damit den Untersuchungsbefund beeinflussen. Deshalb erfolgt die Desinfektion der Einstichstelle dadurch, dass die ersten zwei bis drei Blutstropfen abgewischt werden.

(12) Welche Bakterien sind sichtbar?

Es sind alle Bakterien und sonstigen Belastungen durch Mikroerreger sichtbar, die die von der Mikroskoptechnik vorbestimmte Mindestgröße von 0,2 Mikrometer überschreiten. Sichtbar sind üblicherweise Strepto-, Staphylo- und andere Kokkenformen, Trichomonaden u.a.

(13) Kann man über das Dunkelfeld eine Krebserkrankung erkennen?

Grundsätzlich gibt die Blut-Dunkelfeldmethode lediglich Hinweise auf den Zustand des Blutes wie z.B. auf eine reduzierte Vitalität (durch vorzeitige Verformungen der Erythrozyten), auf Belastungen durch Mikroerreger

(Bakterien, Pilze, Parasiten), auf eine Übersäuerung (Säurekristalle, Filit-Ansammlungen, Säureaustritte aus den Erythrozyten, geometrische Formen innerhalb der roten Blutkörperchen), Viskosität des Blutes (Geldrollenbildungen und sonstige Verklumpungsformen der Erythrozyten).

Bestimmte Verformungen von Erythrozyten können zwar Hinweise auf das Bestehen von erhöhten Anforderungen an die Entgiftungsleistung der Leber geben wie z.B. bei Erythrozyten in Zitronenform oder sog. Leberinseln. Weitergehende konkretere Hinweise auf bestimmte Erkrankungsarten in Organen (wie z.B. Krebs) oder auf bestimmte Lokalisationen im Körper sind jedoch nicht möglich.

(14) Ist eine Entzündung im Dunkelfeld sichtbar?

Entzündungen sind im Dunkelfeld z.B. in Form eines sog. Entzündungsfeldes nur bedingt sichtbar (siehe Kapitel II N. Herd- bzw. Störfeldbelastungen). Außerdem liegt bei Vorhandensein einer überdurchschnittlichen Anzahl von Leukozyten im Betrachtungsfeld ein Rückschluß auf latente oder auch auf akute Entzündungsprozesse nahe.

(15) Sind Hormone im Dunkelfeld sichtbar?

Hormone sind im Blut - ebenso wie alle anderen Partikel, die die Mikroskop-technisch bedingte Mindestgröße von 0,2 Mikrometern nicht überschreiten – nicht sichtbar. Zu den im Dunkelfeldmikroskop nicht sichtbaren Partikeln zählen neben den Hormonen z.B. Antikörper, Vitamine, Mineralien, Proteine, Viren etc.

(16) Ist ein Virus im Dunkelfeld sichtbar?

Einzelne Viren sind aufgrund ihrer geringen Größe nicht im Dunkelfeld sichtbar. Es könnten allenfalls größere Ansammlungen von Viren erkennbar werden, wenn sie die Mindestgröße von 0,2 Mikrometern überschreiten.

(17) Ist eine Dunkelfelduntersuchung als diagnostische Methode geeignet?

Die Dunkelfeldmethode nach Prof. Dr. Enderlein ist eine ideale Methode, um den allgemeinen Gesundheitszustand des im gesamten Körper zirkulierenden Blutes einschätzen zu können. Bei guter Gesundheit und Vitalität ist das Blut relativ frei von belastenden Faktoren und es sind lediglich die

Blutzellen und vereinzelt noch Symplasten aus dem physiologischen Stoffwechselabfall sichtbar.

(18) Arbeiten alle Dunkelfeld-Therapeuten nach der gleichen Methode?

Die Blut-Dunkelfeld-Untersuchungsmethode nach Prof. Dr. Enderlein folgt hinsichtlich ihrer Anwendungsform einheitlichen Grundsätzen. Die Erfahrungen haben im Laufe der Jahrzehnte bei verschiedenen Therapeuten bzw. Buchautoren bei der Interpretation der Ergebnisse teilweise jedoch zu erweiterten Erkenntnissen geführt, die eine systematische Standardisierung als empfehlenswert erscheinen lassen.

(19) Ist die Dunkelfeld-Methode wissenschaftlich anerkannt?

Die Dunkelfeldmethode ist im Gegensatz zur Hellfeldmethode aus für Dunkelfeldtherapeuten nicht nachvollziehbaren Gründen von den schulwissenschaftlichen Institutionen (noch) nicht anerkannt, obwohl lediglich ein anderes Belichtungsverfahren verwendet wird, um weitere sich im Blut befindliche Bestandteile sichtbar zu machen. Des Weiteren gilt die Interpretation der Befunde zumindest teilweise als (noch) nicht genormt.

(20) Warum sehen wir Vorentwicklungsstufen von den Pilz-Zykloden im Blut (z.B. Mucor racemosus)?

Nach der Lehre Enderleins können sich die sog. Protite bzw. Symbionten als die Urkeime des Lebens über die apathogene Phase hinaus zu pathogenen Formen wie z.B. zu Bakterien und Pilzen weiterentwickeln. Als Urform gilt der Mucor racemosus - Pilz, aus dem heraus sich weitere Pilzformen wie z.B. der Schimmelpilz (Aspergillus niger) entwickeln können. Zu weiteren Erläuterungen hierzu verweisen wir auf die Darstellungen in den Kapiteln II G. zur Pilzzyklode sowie III 3. Cyclogenie nach Prof. Dr. Enderlein.

(21) Fließen die großen Gebilde bzw. Symplasten durch den ganzen Körper?

Grundsätzlich ist davon auszugehen, daß das, was im Blutdunkelfeldbild sichtbar ist, auch im Blutkreislauf des Körpers zunächst entsprechend vorhanden ist. In der Abkühlphase des Blutstropfens zeigen sich die Belastungen des Blutes von Tag zu Tag mehr in der dunkelfeldmikroskopischen Untersuchung. Die sklerosierte Symplasten sowie die Kristalle fließen nicht als Gebilde im Blutsstrom, sondern entstehen erst bei der Abnahme durch Verbindung miteinander. Deshalb ist es empfehlenswert, das Blut und seinen   Zerfallsprozeß über mehrere Tage zu beobachten.

(22) Gibt es sichtbare Unterschiede im Blut aufgrund von verschiedenen Ernährungsformen (Normalkost, Vegetarier, Veganer)?

Bei sich normal ernährenden Menschen wird in vielen Fällen zivilisationsbedingt eine Übereiweißung (bei zuviel tierischem Eiweiß) und Übersäuerung im Blut sichtbar. Im Dunkelfeld-Blut kann man durchaus erkennen, ob sich jemand gesund ernährt. So zeigen Veganer bzw. Vegetarier weniger Eiweißbelastungen im Blut. In vielen Fällen zeigt sich andererseits jedoch ein Mangel an Eisen (anhand von sauerstoffarmen Erythrozyten) sowie an Vitamin B (z.B. an Formveränderungen bei den roten Blutkörperchen). Außerdem gilt eine besonders auffallend dünne Erythrozyten Membran als Merkmal für einen eher generellen Vitamin B–Mangel.

(23) Welches Getränk ist für das Blut gesundheitsförderlich?

Gut für das Blut bzw. auch allgemein gesundheitsförderlich sind gute Heilwasser sowie Kräutertee (möglichst ungesüßt); des Weiteren zählen hierzu z.B. ungesüßte Gemüsesäfte wie z.B. der Rote-Beete-Saft. Generell ist jedoch auch auf eine ausreichende Trinkmenge hinzuweisen, die je nach Körpergröße und Körpervolumen zwischen mindestens 1,5 bis 2,5 Liter täglich betragen sollte.

VII: Dunkelfeldanalyse mit anderen Methoden kombinieren

Die Blut-Dunkelfeld-Untersuchungsmethode nach Prof. Dr. Enderlein zeigt den aktuellen Zustand des Blutes am Ort seiner Abnahme (Ohr, Finger). Da es sich grundsätzlich um das gleiche Blut handelt, das im ganzen Körper zirkuliert, erscheint eine lokale Zuordnung (z.B. eines Entzündungsgeschehens) mit Rückschluss auf ein bestimmtes Organ alleine auf der Basis der Dunkelfeldmethode als nicht ohne weiteres möglich.

Es hat sich bewährt, zusätzlich zur Blut-Dunkelfelduntersuchung andere geeignete Untersuchungsmethoden zu kombinieren. Exemplarisch soll an dieser Stelle auf zwei bekannte Methoden kurz eingegangen werden:

(1) Irisdiagnostik

(2) Bioresonanzdiagnostik

Zu (1) Irisdiagnostik

Bestimmte Erscheinungsformen in der Iris lassen sich sowohl räumlich als auch sachlich mit bestimmten Belastungsformen im Blut in Verbindung bringen.

Die Irisdiagnostik zeigt auf der Grundlage der über Jahrzehnte hinweg empirisch gewachsenen differenzierten Kartographie des Auges (Iris-Zonen) einerseits und der verschiedenen Erscheinungsformen von Auffälligkeiten im Auge andererseits wie z.B. aufgelagerte Pigmentierungen und deren Farbkonstellation, Deformierungen (z.B. am Pupillenrand), Überlagerungen (z.B. Magen-Darm-Zonen), reflektorischen und anderen Zeichen in den einzelnen Bereichen der Iris und in den Skleren konkrete Hinweise auf potenzielle Schwächen, die sich bei entsprechenden Rahmenbedingungen als Erkrankung zeigen können.

Insofern stellt die Blut-Dunkelfeldmethode zusammen mit der Iris-Diagnostik eine gute Methodenkombination dar.

Zu (2) Bioresonanzdiagnostik

Der in der Blut-Dunkelfelduntersuchung festgestellte Zustand des Blutes (Ist-Zustand) gibt, wie bereits erwähnt, so gut wie keinen Hinweis darauf, *wo* im Körper - z.B. in welchem Organ - die Ursache für eine Erkrankung zu suchen ist. Erst in der Kombination mit einem leistungsfähigen Bioresonanzgerät können die ursächlich in Betracht kommenden Organe bzw. Organbereiche zumindest deutlich eingegrenzt werden.

Wenn auch die Wirksamkeit der Bioresonanzmethode von der etablierten Wissenschaft generell als nichtwissenschaftlich in Zweifel gezogen wird, arbeiten dennoch viele Therapeuten (auch Ärzte) mit dieser weltweit verbreiteten Methode.

Bio-Resonanz bedeutet – vereinfacht ausgedrückt – daß Körperzellen auf einen an sie gerichteten Impulsfrequenzreiz reagieren und eine Reizantwort an den Sender zurückgeben können, die dann vom Bioresonanzgerät registriert und anhand der gespeicherten Datenbankdaten bewertet wird. Voraussetzung dafür ist, daß Körperzellen über eine bestimmte Eigenfrequenz verfügen und dadurch adressierbar sind. Diese Voraussetzung gilt nach den Erkenntnissen der Quantenphysik als erfüllt.

Als weitere Voraussetzung müssen die zum Einsatz kommenden Bioresonanzgeräte in der Lage sein, die für das jeweilige Organ relevanten Zellen bzw. Zellgruppen *richtig adressieren* und die Resonanzantwort korrekt zuordnen und *bewerten* können. Hier sind an das jeweilige Bioresonanzsystem hohe Anforderungen gestellt.

Ohne bestimmte Gerätesysteme auf ihre Eignung hin bewerten zu wollen, wird bei den folgenden Darstellungen das System *Deltascan Expert (Platin-Version)* von der Firma Delta-Tech (Mayen) eingesetzt. Es handelt sich um ein System, das auf der Basis von ca. 650 Organen und Organteilbereichen (und weiteren über 300 DNA-Sequenzen und Chromosomen) mit jeweils vielen einzelnen Meßpunkten mehr als 60 verschiedene Diagnostik- und Therapieebenen für eine detaillierte Analyse anbietet.

Zum Fallbeispiel:

Patientin, 52 Jahre, Schilddrüsenunterfunktion, Nierenschwäche bzw. -funktionsstörung mit häufigeren Stauungen und Koliken im Nierenbereich (in der Vergangenheit). Anamnestisch: umfangreiche Kinderinfektionskrankheiten, diverse Operationen, starkes Streßpotential, Ernährung: früher eher ungesund.

Untersuchungsergebnisse:

a) Blut-Dunkelfeld (im Wesentlichen):
    Starke Geldrollenbildung, Säurekristalle, Filitbildung, Stauungszeichen,
    Übersäuerung, Symplastenbildung

Geldrollenbildung:

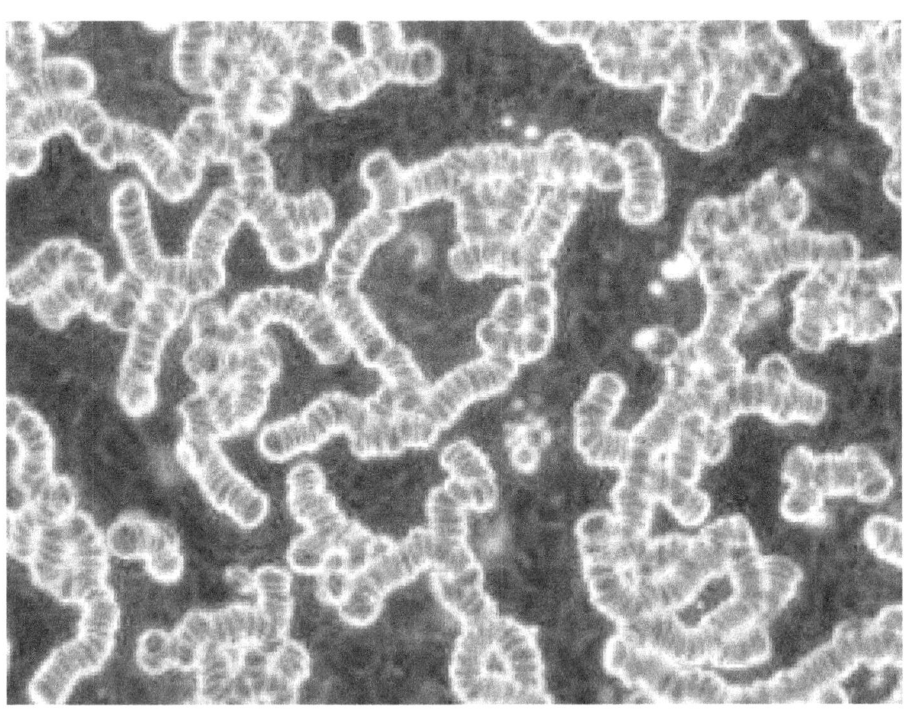

Säurekristalle:

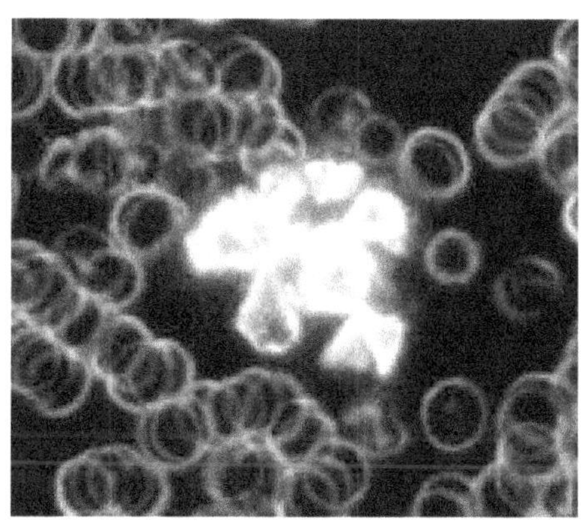 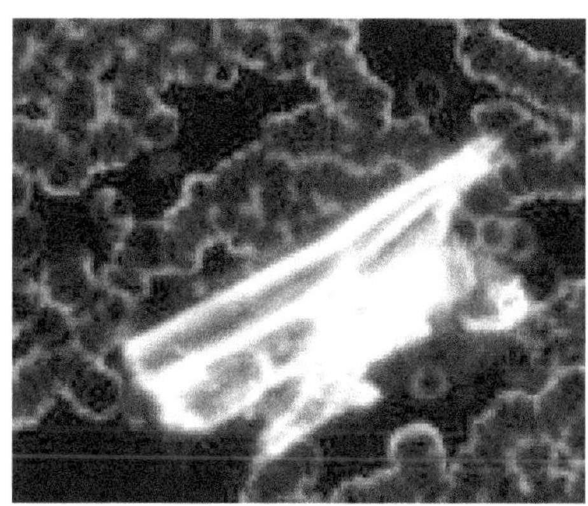

Starke Filitbildung:

Pilzbildungen
(C-Candida albicans)

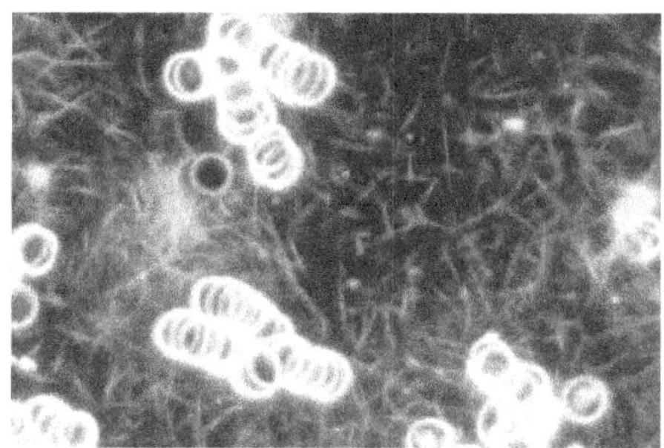 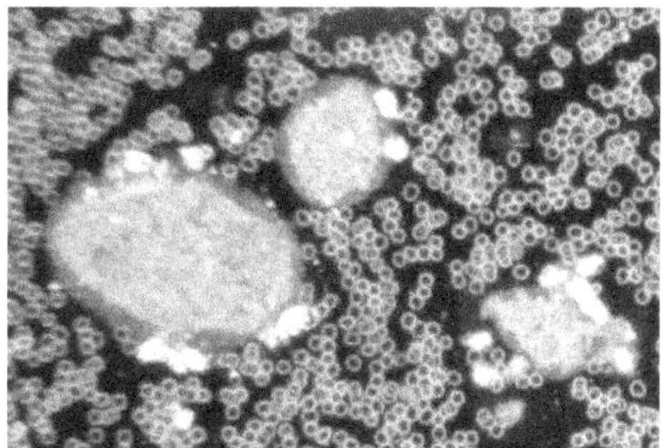

b)   Bioresonanzdiagnostik:

Am Beispiel einer anamnestisch festgestellten Dysfunktion im Urogenitalsystem kommt erfahrungsgemäß eine Untersuchung folgender Organe bzw. -teilbereiche in Betracht:

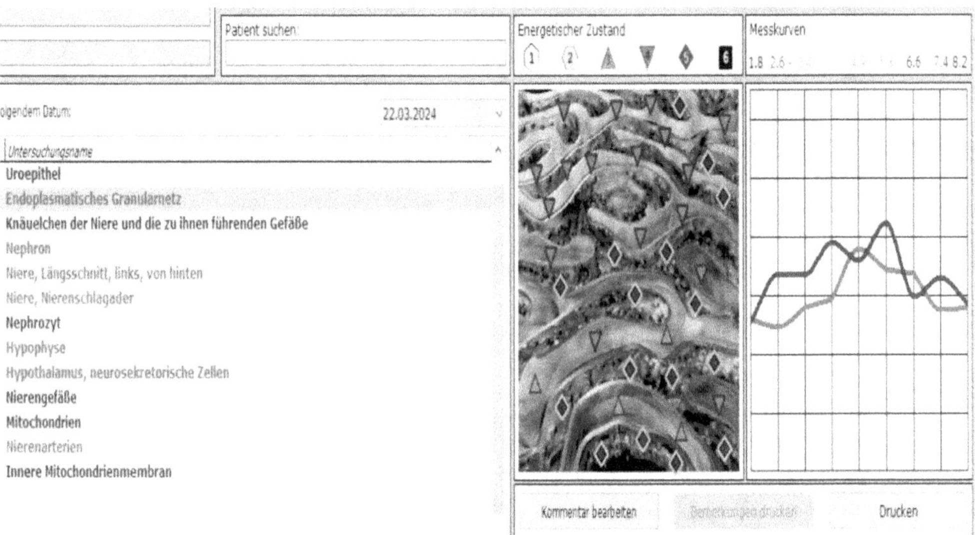

Nach einem Gesamtscan und Auswertung aller indikationsspezifisch ausgewählten Organe und Organteilbereiche (oder in komplexeren Fällen eventuell aller 650 Untersuchungsbereiche) zeigt sich, bei welchen Organen bzw. -teilbereichen die größte Regulationsstörung gegeben ist. Alternativ kann die Auswahl auch anhand der Abweichungen beim jeweiligen Frequenzbild (blaue und rote Linien) getroffen werden.

In unserem Fallbeispiel zeigt sich eine *Urethritis* (Entzündung im Urogenitalsystem) mit einer schwerpunktmäßig im intrazellulären Endoplasmatischen Granularnetz.

Untersuchungsergebnisse
Pathologie (rot = 67, orange = 184, grün = 16

Name	Messwert	Scanbild
URETHRITIS	0.085	Endoplasmatisches Granularnetz
MORBUS BIERMER	0.088	Adenosintriphosphat
GASTRODUODENITIS	0.092	Endoplasmatisches Granularnetz
AKUTE BRONCHITIS	0.093	Endoplasmatisches Granularnetz
GALLENSTEINLEIDEN	0.099	Endoplasmatisches Granularnetz
DARM-DYSBAKTERIOSE	0.099	Endoplasmatisches Granularnetz
EROSIVE GASTRITIS	0.106	Endoplasmatisches Granularnetz
LARYNXANGIN	0.107	Endoplasmatisches Granularnetz
ZWOLFFINGERDARMDYSKINESIE	0.123	Adenosintriphosphat
ANAEMIE (BLUTARMUT)	0.130	Adenosintriphosphat
EISENMANGEL	0.134	Adenosintriphosphat
ENDOMETRITIS	0.136	Endoplasmatisches Granularnetz
ADIPOSITAS	0.144	Adenosintriphosphat
DICKDARMDYSKINESIE	0.144	Adenosintriphosphat

Neben der Urethritis zeigt sich eine Reihe weiterer entzündliche Prozesse (siehe …*itis* in der obigen Auflistung von pathologischen Prozessen) im gesamten Verdauungstrakt (Magen, Dünn- und Dickdarm, incl. Reizdarmsyndrom). Außerdem ergeben sich weitere Hinweise auf Entzündungsprozesse in den Atemwegen sowie ein potenzieller Eisenmangel und Blutarmut (Anämie).

Forscht man aufgrund der Hauptbeschwerden im Urogenitaltrakt tiefergehend nach Mikroerregern als Ursache für die Urethritis, so zeigt sich (neben den häufigen Erregern Staphylo- und Streptokokken) der bei ca. 40 – 80 % der Frauen im Urogenitaltrakt lt. DocCheck Flexikon (sh. Literaturverzeichnis) vorkommende Erreger Ureaplasma urealyticum, der als Auslöser für Entzündungen im Urogenitaltrakt in Frage kommt und gegen den Antibiotikatherapien lt. DocCheck Flexikon wirkungslos sind.

Ferner zeigt die Recherche neben anderen Erregerbelastungen u.a. die drei Pilzerreger Candida albicans, Mucor racemosus und Mucor mucedo, die bei Vorhandensein ebenfalls im Blut-Dunkelfeldmikroskop sichtbar sind.

0	0.000	**Endoplasmatisches Granularnetz**
0	0.480	Optimum
✗ 0		Virtuelles Modell
0	0.003	UREAPLASMA UREALYTICUM.
0	0.004	ADENOVIREN
0	0.017	STAPHYLOCOCCUS AUREUS
0	0.051	CHLAMIDIA TRACHOMATIS.
0	0.055	ENTEROCOCCUM FAECIUM
0	0.120	STREPTOCOCCUS HAEMOLYTICUS A
0	0.235	ZECKE D6
0	0.241	MUCOR RACEMOSUS
0	0.249	VAILLONELLA ALCALESCENS
0	0.250	ENTAMOEBA GINGIVALIS
0	0.255	MUCOR MUCEDO

Da sich die genannten Erreger offenbar bereits im intrazellulären Raum und dort im Endoplasmatischen Granularnetz manifestieren konnten, ist neben einer tiefgreifenden Entgiftungsmaßnahme der gezielte Einsatz spezifischer Therapiemittel notwendig. Hierzu bietet das eingesetzte Bioresonanzsystem vielfältige Möglichkeiten zu detaillierten Recherchen an. Im Beispielsfall war dies besonders schwierig und zeitaufwändig, weil der Erreger bereits in die Organzellen eingedrungen war.

Vorher (Ist-Zustand)	Nach dem Eignungstest	Kurvenveränderung

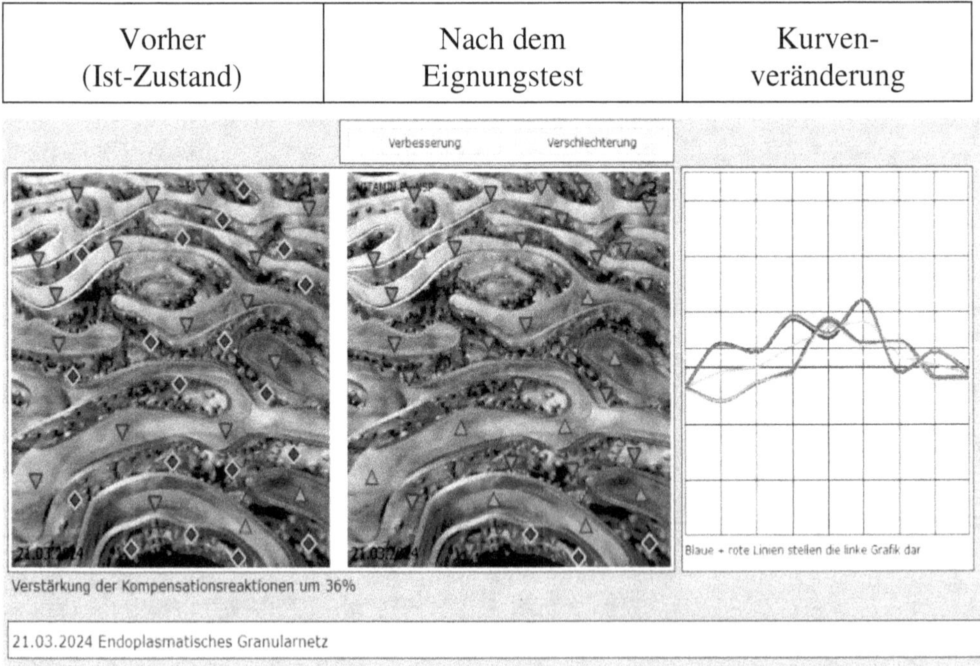

Verstärkung der Kompensationsreaktionen um 36%

21.03.2024 Endoplasmatisches Granularnetz

Nach mehreren Simulationstest-Scans zur Frage, welches Therapiemittel am geeignetsten erscheint, um die intrazelluläre Belastung zu eliminieren bzw. zumindest deutlich zu minimieren, zeigte sich eine Behandlung mit Vitamin E noch am erfolgversprechendsten – wenn auch die Verbesserungsquote hier „nur" bei 36 % liegt.

Die relativ niedrige Quote von 36 % zeigt jedoch, daß die Hauptursache für die Dysfunktion im Urogenitaltrakt nicht alleine auf eine Erregerbelastung im Endoplasmatischen Granularnetz zurückzuführen sein dürfte. Deshalb wäre die Ursachenforschung auf weitere Organe bzw. -teilbereiche und deren funktionelle Regulationsfähigkeit auszudehnen (mit der gleichen vorstehend beschriebenen Vorgehensweise).

Im Rahmen der vielfältigen Testscans wurden unter anderem auch allopathische und homöopathische Mittel, Aminosäuren (z.B. die essenzielle Aminosäure Phenylalanin), Mineralstoffe und andere Nahrungsergänzungsmittel und auch die Möglichkeit einer Akupunkturpunktbehandlung (z.B. 3fach Erwärmer 18, Magen 32 u.a.) getestet; keines der Mittel versprach einen besseren Wirkungsgrad als eine Behandlung mit Vitamin E.

Ist das auf der Basis von Testscans am besten geeignetste Therapiemittel gefunden, kann das Mittel z.B. neben der oralen Einnahme (als homöopathisches oder als Nahrungsergänzungsmittel) zusätzlich gegebenenfalls auch im Rahmen einer Frequenztherapie appliziert oder dem Körper auf dem Wege einer Orgonenergie-Behandlung verabreicht werden.

Auch ist es mit diesem Bioresonanzanalysegerät möglich, die potenziell festgestellten Therapiemittel über einen sogenannten Frequenztransfer entweder dem Patienten auf direktem Wege zu applizieren oder z.B. auf Globuli aufzuschwingen.

Darüber hinaus ist es ebenso möglich, die in Betracht kommenden Therapiemittel auf Speichermedien wie Halbedelsteine oder andere geeignete speicherfähige Medien zu übertragen, die dauerhaft z.B. als Anhänger am Körper getragen werden und so permanent ihre therapeutischen Schwingungen auf sanfte Art und Weise an den Körper abgeben können. Da diese Applikationsmethode eher sanft wirken kann, sollte sie lediglich *ergänzend* eingesetzt werden.

c) Labordiagnostik (im Wesentlichen):

Verminderte Peristaltik im Dünndarm, reduzierte Absorptionsfunktion des Dünndarms, Bakteriendysbiose im Dickdarm, reduzierte Dickdarm-absorption, stärkerer Eisen-, Selen- und Kaliummangel, deutliche Vitaminmangel (insbesondere bei den Vitaminen: Niacin, Pantothensäure, Vitamin E und K), Coenzym Q10, Schwermetallbelastungen (Blei, Quecksilber, Arsen) u.a.

Aktueller Testbericht

getestete Eigenschaft	Normalbereich	Tatsächlicher Wert	Testergebnis
Blei	0,052 - 0,643	1,51	
Quecksilber	0,013 - 0,336	0,825	
Kadmium	0,527 - 1,523	1,857	
Chrom	0,176 - 1,183	0,803	
Arsen	0,153 - 0,621	1,267	

d) HRV-Herzratenvariabilitätsanalyse (HearthMath-System):

Die HRV-Analyse zeigt ein deutlich erhöhtes Streßpotential.

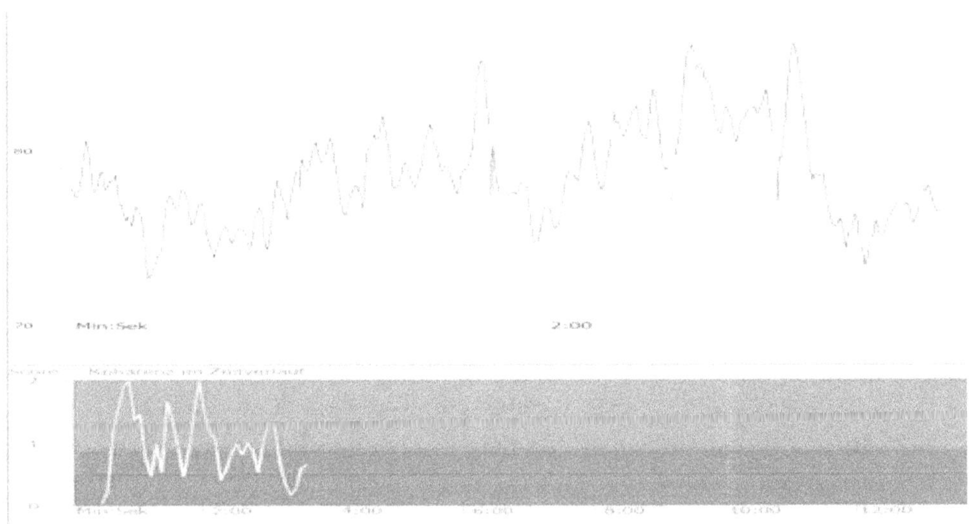

e) Urindiagnostik (Urinstix):

Ergebnis: Erhöhte Leukozyten, Blut im Urin, pathologisch veränderte Werte bei der Nierenfilterungsfunktion (Proteine, Mikroalbumine)

Therapeutisch wurden

- Maßnahmen zur Entgiftung, Entsäuerung und Ausleitung (Giftstoffe, Schwermetalle) eingeleitet

- Die bisher fehlenden Mikronährstoffe (Vitamine, Mineralien und Spurenelemente) zur gezielten Einnahme empfohlen; entweder über eine Veränderung der Ernährungsgewohnheiten und/oder ergänzend durch Substitution von Nahrungsergänzungsmitteln

- Bioenergetische Behandlung des Verdauungstraktes mit Qi/Prana/Reiki-Heilenergie, Klangschalen

- Atemtraining und -therapie (unter HRV-Kontrolle) zur Verbesserung der Sauerstoffzuführung zu den Organzellen und gleichzeitig zum Abtransport von CO_2 und zur Verstärkung der Entgiftungswirkung beim Ausatmen

- Akupunktur zum Verdauungstrakt, Immunsystem,

Zu weiteren diagnostischen Methoden:

Nicht unerwähnt bleiben soll, daß natürlich stets auch eine umfangreiche qualifizierte und differenzierte Anamnese durchgeführt werden sollte mit ergänzenden Untersuchungen wie z.B. der

- Messung der Vitalfunktionen (Blutdruck, Herz- und Atemfrequenz, Körpertemperatur),

- Sauerstoffmessung mit dem Pulsoxymeter mit einem Vergleich der Sauerstoffbeladung der Erythrozyten im Blutbild,

- Point-of-Care-Messung (spezielle Analysemethode) des Hämoglobins und Hämatokrits im Kapillarblut,

- Analyse der Atmungsfrequenz nach der HRV-Methode (Herzratenvariabilität) als Hinweis zum Streßstatus des   vegetativen Nervensystems,

- Laboranalyse um ggf. vorhandene Mikronährstoffmängel zu erkennen, die eventuell korrelierende Hinweise zum Dunkelblutbild ergeben können,

- Bioresonanzanalyse zu pathogenen Erregern, Umwelt- und sonstigen Belastungen, Unverträglichkeiten uvm. sowie

- kinesiologische Testverfahren.

- Radionische Analyseverfahren

VIII: Ausbildungsmöglichkeiten zur Dunkelfeldanalyse

Es gibt verschiedene Möglichkeiten, die Blut-Dunkelfeld-Analysemethode zu erlernen. Die Autorin selbst schult Interessenten bereits seit vielen Jahren in dieser Methode in Radolfzell am Bodensee.

Da neben den Fachkenntnissen auch die Qualität des zum Einsatz kommenden Mikroskops und eine gute Einführung in dessen Handhabung unbedingte Voraussetzung für den erfolgreichen Einsatz ist, kann hierzu Andreas Gerzen in Datteln/NRW empfohlen werden; er baut als Elektronik-Entwickler Mikroskope selbst zusammen und bietet als Heilpraktiker die entsprechenden Schulungen an. Ansonsten bieten auch z.B. verschiedene Heilpraktikerschulen entsprechende Ausbildungen an.

IX: ZUSAMMENFASSUNG UND EMPFEHLUNGEN

Wie auch beim normalen Hausputz sollte auch der eigene Körper regelmäßig „gereinigt" werden, sofern die Belastungen bereits so hoch sind, daß der Organismus es nicht mehr alleine schafft. Dies geschieht am besten mit Hilfe eines ganzheitlichen Konzeptes zur Entgiftung, Entsäuerung und Ausleitung. Zur Stärkung der Regulationsfähigkeit, des Immunsystems und der Selbstheilungskräfte ist der ganze Körper (und nicht nur ein Teil davon wie z.B. der Darm) auf allen Ebenen (intrazellulär, extrazelluläre Matrix und das Blut) und darüber hinaus gegebenenfalls auch weitere psychisch-mentale Aspekte mit einzubeziehen.

Dabei sollen die Schlacken und sonstigen Belastungen gelöst und fachmännisch aus dem Körper ausgeleitet werden. In diesem Zusammenhang ist darauf hinzuweisen, daß bei allen Maßnahmen zur Entgiftung, Entsäuerung und

Ausleitung gleichzeitig auch die Entgiftungs- und Ausleitungsorgane unterstützt werden müssen, denn sie müssen während der Reinigungsphase noch mehr leisten als bisher.

Eventuell sind aus Gründen der Nachhaltigkeit der Maßnahmen zusätzlich erforderlich:

* Überprüfung und ggf. Umstellung der Ernährungs- und Trinkgewohnheiten,

* Intensivierung des Bewegungsprofils zur Stimulation des Lymphsystems und zur Verbesserung des Herz-Kreislauf-Systems insgesamt

* Reduzierung von vermeidbaren Giftstoffen (Rauchen, Alkohol etc.)

* Reduzierung von Streßfaktoren (Beruf, Umfeld, überhöhte Anforderungen an sich selbst, Glaubenssätze, überzogene Gefühlsreaktionen u.a.m.)

* Eine Entspannungsmethode erlernen und regelmäßig praktizieren (Autogenes Training/AT, Progressive Muskelrelaxation nach Dr. Jacobson/PMR, Meditation, QiGong, Yoga, Quantenheilung etc.

* Regelmäßiges Atemtraining (rhythmische und tiefe Bauchatmung)

Zur Prävention wird desweiteren die Einnahme von ca. 30 verschiedene Gemüsesorten, Salatarten, Kräuter und Nüsse u.a. im Rahmen der wöchentlichen Ernährung empfohlen, um eine gesunde Darmflora dauerhaft zu erhalten.

Ebenso sollte zur Unterstützung der Entgiftung, Entsäuerungs- und Ausleitungsmaßnahmen eine ausreichende tägliche Bewegung selbstverständlich sein – ebenso wie eine genügende Menge von gutem Wasser zum Ausspülen der Schadstoffe. Des Weiteren sind hilfreich: Saunagänge, Basenbäder und eine positive Einstellung gegenüber den Entgiftungs-, Entsäuerungs- und Ausleitungsmaßnahmen. Auch auf die wichtige Rolle der Atmung für die Bereitstellung von ausreichend Sauerstoff für die Stoffwechselvorgänge wurde hingewiesen.

Auf ein Nachwort

Die Blut-Dunkelfeldmikroskopie sehen wir als einen Weg bzw. als eine Möglichkeit, einen Blick in jenen Raum (Blut) werfen zu können, der unseren Körper auf allen Ebenen durchdringt und jede einzelne unserer ca. 60 – 70 Billionen Zellen mit allen notwendigen Substanzen versorgt und die Abfallstoffe entsorgt.

Ebenso wenig wie sich ein Fisch in einem verschmutzten Aquarium (Milieu) wohlfühlen und volle Gesundheit entfalten kann, ebenso wenig dürfen wir körperliche Gesundheit und Wohlbefinden erwarten, wenn unser Blut und gleichzeitig auch der Raum zwischen den einzelnen Körper- bzw. Organzellen – das Zellzwischengewebe (Bindegewebe, Matrix) als unser Milieu (vgl. Kapitel III. 11. Zentrale Themen „Das Milieu als Nährboden für die Organe") – „verschmutzt" ist.

Führt man diese Gedanken weiter, dann könnte man zu Fragen kommen wie z.B.:

- Wenn das Milieu von so großer Bedeutung für unsere Gesundheit ist, wie könnte man das eigene Milieu positiv beeinflussen?

- Da unser Körper bekanntlich zu etwa 60 – 70 % aus Wasser besteht (einschließlich des Cytoplasmas), könnte man dann vielleicht durch positive Gedanken und Gefühle auf unser *Milieu* positiv einwirken – wie es der japanische Wasserforscher Dr. Masuro Emoto mit seinen Experimenten zur Speicherfähigkeit und Heilkraft des Wassers versucht hat, nachzuweisen (siehe Literaturverzeichnis)?

Liebe Leserinnen und Leser,

wir haben das Ende unseres aufschlussreichen Weges durch die Welt der Blutgesundheit erreicht. "Mein Blut - Meine Gesundheit" hat Ihnen hoffentlich ein tiefgreifendes Verständnis für die Komplexität und Vitalität Ihres Blutes vermittelt. Wir haben gemeinsam die Bedeutung jedes einzelnen Blutkörperchens betrachtet und wie sie unser Wohlbefinden beeinflussen.

Die Herausforderungen, denen unser Blut durch Bakterien, Viren, Parasiten und Pilze ausgesetzt ist, wurden ebenso beleuchtet wie die differenzierten Therapiemöglichkeiten zur Entgiftung, Entsäuerung und Ausleitung. Diese Maßnahmen sind entscheidend, um unseren Körper von schädlichen Substanzen zu befreien und unsere Gesundheit zu fördern.

Darüber hinaus haben wir die Rolle des Stoffwechsels und die immense Bedeutung einer richtigen Ernährung für unseren Körper und damit nicht zuletzt auch für die Blutqualität erörtert. Die Balance des pH-Wertes und das Schaffen eines gesunden Milieus als Nährboden für unsere Organzellen sind grundlegend für unsere Gesundheit.

Mit dem Buch wollten wir auch Ihre Aufmerksamkeit auf die oft unterschätzten Selbstheilungskräfte lenken. Es hat hoffentlich gezeigt, dass wir durch bewusste Lebensführung diese Kräfte stärken können.

Ich hoffe, dieses Buch dient Ihnen nicht nur als Informationsquelle, sondern auch als Inspiration, um aktiv an der Verbesserung Ihrer Gesundheit zu arbeiten. Möge es Sie dazu ermutigen, die eigene Verantwortung für das Wohlergehen zu übernehmen und die Weisheit unseres Körpers zu respektieren.

Mögen Sie die hier gewonnenen Erkenntnisse nutzen, um einen Lebensstil zu pflegen, der Ihre Blutzellen nährt und schützt – denn in jedem Tropfen Ihres Blutes liegt das Geheimnis Ihrer Gesundheit verborgen.

Mit den besten Wünschen für Ihre Gesundheit und Ihr Wohlbefinden,

Ihre Beate Daneyko-Mayer und Herbert Weiss

P.S.: Denken Sie daran: Jeder Schritt hin zu einem besseren Verständnis Ihres Körpers ist ein Schritt hin zu einem gesünderen Leben. Ihr Engagement für Ihre Gesundheit ist die wertvollste Investition, die Sie je tätigen werden.

ANHANG

Literaturhinweise

Alix, Jean-Claude, in: „Es geht um Ihr Blut – Der Schlüssel für ein Leben ohne Herzinfarkt, Schlaganfall und Diabetes", 7. Auflage 2017, Spurbuchverlag, Baunach

Arnoul, Franz, in: „Der Schlüssel des Lebens – Heilung durch die biologische Therapie nach Prof. Dr. Enderlein", 2005, Verlag Edition Asklepios

Barklayan, Alan E., in: „Parasiten – Die verborgene Ursache vieler Erkrankungen", Goldmann Verlag

DocCheck Flexikon (medizinische Online-Plattform)

Enderlein, Prof. Dr. Günther, in: „Bakterien-Cyclogenie – Prolegomena zu Untersuchungen über Bau, geschlechtliche und ungeschlechtliche Fortpflanzung und Entwicklung der Bakterien", 2. Auflage 1981, Semmelweis-Institut Hoya

Enderlein, Prof. Dr. Günther, in: „AKMON – Bausteine zur Vollgesundheit und AKMOSOPHIE", IBICA – Verlag 1955/1, 1957/2, 1959/3

Felder, Matthias, in: „Dunkelfeldmikroskopie – Vitalblutanalyse in der Naturheilpraxis", 2018, BoD-Verlag, Norderstedt

Gerzen, Andreas und Hesse, Zita in: „Therapiehandbuch Dunkelfeldblutdiagnostik", 2. Auflage 2015, MediNostik-Verlag, Datteln

Gerzen, Andreas, in: „Patientenleitfaden Dunkelfeldblutdiagnostik – Ein Überblick über die Blutdunkelfelddiagnostik und Dunkelfeldmikroskopie", MediNostik-Verlag 2015

Glouhy, A.F. & Hofmann, Ralf, in: „Unser Blut – Spiegelbild des Lebens", 2010, Argo Verlag Ingrid Schlotterbeck

Haefeli, Bruno & Dumrese, Jost in: „Pleomorphismus – Blutsymbionten, Blutparasiten, Blutpilze", Haug-Verlag

Jennrich, Peter, in: „Schwermetalle – Ursache für Zivilisationskrankheiten", 2007, CoMed Verlagsgesellschaft mbH, Hochheim

Krebs, Harald, in: „ Praxis der Sanum-Therapie", Semmelweis-Verlag, 2. Auflage 2000

Lebedewa, Tamara, in: „Blutatlas der Blutzellen und Parasiten des menschlichen Körpers", Taschenbuch Januar 2203, Verlag Driediger

Linhart, Peter, in: „Die unsichtbare Macht des Endobionten – Dunkelfeld-Blutdiagnostik und Isopathie nach Prof. Dr. Günther Enderlein", 1. Auflage 2001, Semmelweis-Verlag Hoya

Prigge-Stein, Renate, Willi, in: „Nativblut-Untersuchung im Dunkelfeld – Bioelektronische Messung nach Vincent – Referate", Arbeitsmappe III, Eigenverlag 1990

Ringelmann R. Heym B., „Parasiten des Menschen" Protozoen, Helminthen und Arthropoden, Steinkopff Verlag Darmstadt

Scheller, Ekkehard Sirian, in: „Candidalismus – Getarnte System erkannt; Gefahren gebannt", 2010, Jim Humble Verlag

Schwerdtle, Cornelia, Arnoul, Franz, in: „Einführung in die Dunkelfelddiagnostik – Die Untersuchung des Nativblutes nach Prof. Dr. G. Enderlein", 1993 bzw. 3. Auflage 2015, Semmelweis-Verlag Hoya

Strunz, Dr. med. Ulrich, in: „Blut – die Geheimnisse unseres flüssigen Organs", 5. Auflage 2015, Wilhelm-Heine-Verlag München

Weigel, Günther, in: „Praxisleitfaden Sanum-Therapie nach Prof. Dr. Enderlein", Semmelweis-Verlag

Weigel, Günther, in: „Praxisleitfaden Dunkelfeld-Vitalblutuntersuchung", 2. Aufl. 2016, Semmelweis-Verlag Hoya

Werthmann, Dr. med. Konrad, in: „Die IV Stufen Therapie in der Isopathie", 2003 ebi-Verlag

Werthmann, Dr. med. Konrad, in: „Rezeptierbuch der Sanum-Therapie", 8. Auflage 2013, Semmelweis Institut Hoya

Zentrum für Gesundheit (www.zentrum-der-gesundheit/bibliothek/ratgeber...)

Glossar

Allergen: eine Allergie hervorrufende Fremdsubstanz

Apathogen: keine Krankheit hervorrufend

Ascit: Schlauchartige Form

Auflösungsgrenze des Dunkelfeldmikroskops: 0,2 Mikrometer (entspricht 200 Nanometer); alles was diese Untergrenze überschreitet, kann im Dunkelfeldmikroskop gesehen werden (sofern vorhanden)

Bakterien: (synonym: Bazillen) Sie haben eine eigene frei in ihrem Cytoplasma – in einem sog. Nucleoid (als Kernäquivalent) - liegende DNA. Es gibt sie in den unterschiedlichsten Größen, Formen und Aufgaben bzw. Funktionen. Manche gehen davon aus, daß wir Menschen mehr Bakterien in uns haben als Organzellen!

Borrelien: schraubenförmige Bakterien, sind im Dunkelfeldmikroskop sichtbar.

C-Candida: camouflierter (versteckter) Candida-Hefepilz. Der Begriff „camoufliert" geht nach allgemeiner Auffassung auf HP S. Scheller zurück. Der C-Candida-albicans.

Chondrit: apathogene Wuchsform aus der Enderlein-Cyclogenie

Dunkelfeldmikroskopie: spezielle Belichtungstechnik des Präparates auf dem Objektträger, bei dem das Präparat hell vor dunklen Hintergrund erscheint

Endobiose: alle aus den Erythrozyten oder Leukozyten herauskommenden pathologischen Formen bzw. Auswüchse

Endo- bzw. Symbiont: Oberbegriff für verschiedene Wuchsformen der Mucor-Pilz-Zyklode

Entzündungen: sind im Dunkelfeldmikroskop vornehmlich an sog. Entzündungsherden (Herdgeschehen) erkennbar, aber leider nicht örtlich lokalisierbar. Häufig können Fäulnisprozesse in Zähnen als Ursache ausfindig gemacht werden.

Erythrozyt: rotes Blutkörperchen mit den Funktionen der Aufnahme und des Transports von Sauerstoff in den Lungen sowie des Ab- bzw. Rücktransports von Kohlendioxid (CO_2) aus den Zellen zur Lunge

Filit: Wuchsform aus verdickten Fili; sie zeigen sich bei Streß aller Art einschließlich oxidativem Streß.

Filum: Fadenförmige Wuchsform

Geldrollen: Erythrozyten, die wie Geldstücke übereinander liegen. Sie können ein Zeichen sein für eine zu geringe Trinkmenge, Streß, Sauerstoffmangel, veränderte Spannungsverhältnisse der Erythrozytenmembran, Elektrosmog u.a.m.

Granulozyten: Differenzierung der Leukozyten (neutrophile, basophile und eosinophile Granulozyten)

Herdgeschehen: (synonym: Herdinfektion) Der Begriff entstammt der ganzheitlichen Erfahrungsmedizin und weist auf im Organismus bestehende Entzündungsherde hin, die sich jedoch nicht orten lassen. Sie zeigen sich im Dunkelfeldmikroskop als Bereiche mit überwiegend zerstörten und belasteten Erythrozyten bzw. -resten, in Kombination mit den verschiedensten Auswüchsen, Asciten und sonstigen Deformierungen und degenerativen Belastungsformen. Das Gesamtbild zeigt erhebliche Belastungsformen und Zerfallsprozesse. Siehe hierzu auch die Hinweise auf den Begriff „Entzündungen" (im Glossar).

Immunantwort: Bildung von Antikörpern als Reaktion auf das Eindringen von körperfremden Mikroorganismen

Kolloide: Als Kolloide werden sehr kleine Objekte bezeichnet

Kulminante: Höchster Punkt eines Entwicklungszyklus

Leukozyten: Zellen des Abwehrsystems (Immunsystems) mit den Unterscheidungen: Lymphozyten (im Lymphsystem gebildet), Granulozyten, Monozyten (sog. große Freßzellen – Makrophagen)

Lymphozyten: Zellen des Immunabwehrsystems, die auf spezielle Abwehraufgaben trainiert sind. Untergruppen davon sind z.B. die B- oder T-Lymphozyten. Weitere Unterteilungen sind: Helfer-, Killer-, Supressor- und Memoryzellen.

Mikrometer: 1 µm (Mikrometer) = 100 Nanometer

Mikroorganismen: synonym Mikroben wie z.B. Bakterien, Viren (sie sind mit bloßem Auge nicht sichtbar)

Monomorphismus (im Gegensatz zum Pleomorphismus): einheitliche Gleichgestaltigkeit in der Entwicklung einer biologischen Form.

Monozyten: sie zählen zum Abwehrsystem. Sie zirkulieren ca. 1 Tag im Blut und wandern dann ins Gewebe, wo sie spezifische Aufgaben übernehmen können und lange Fangarme bilden, um Bakterien einzufangen

Nativblut: natürliches unbehandeltes Blut

Parasitäre Formen: sie sind normalerweise unmittelbar im Blut erkennbar

Pathogen: krankheitserregend

Pathogene Formen: Sammelbegriff für Mikroorganismen bzw. Erreger

pH: pontentia hydrogenii; Kennzeichnung für die Wasserstoff- (H+) – Ionen-Konzentration

Phagozyten: Freßzellen – sie zählen zu den weißen Blutkörperchen und können in den Körper eingedrungene Bakterien und Fremdstoffe unschädlich machen

Pilzformen: die hauptsächlichen Ur- bzw. Basisformen nach Prof. Dr. Enderlein sind der Mucor racemosus, Aspergillus niger, Candida, Mucor mucedo und der Penicillium notatum

Pleomorphismus: Die Vielgestaltigkeit von Mikroorganismen, die im Blut vorhanden sind und je nach Abhängigkeit vom Milieu sich in verschiedene Wuchsformen entwickeln können. Als Vater des Pleomorphismus gilt Prof. Dr., Enderlein. Nähere Erläuterungen zur Entstehung der sog. Aufwärtsbewegung sind in Abschnitt III. 1. Cyclogenie nach Prof. Dr. Enderlein dargestellt.

Protit/Symprotit: Protite sind von Prof. Dr. Enderlein beschriebene pflanzliche Eiweißkörnchen mit einem Hunderttausendstel Millimeter Durchmesser (sh. Franz Arnoul in „Der Schlüssel des Lebens"). Sie beeinflussen danach „den Zustand des Blutes, seine Gerinnungsfähigkeit, die Beweglichkeit und Lebensdauer der Blutkörperchen, die Fließeigenschaft uvm."

Spore: einzellige Fortpflanzungsform bei Pilzen

Symbionten: Bionten/Symbionten = kleinste materiell verdichtete Partikel unseres Organismus. Im Dunkelfeldmikroskop sind sie als kleine weiße Punkte im Plasma sichtbar.

Symbiose: gemeinsames Zusammenleben verschiedenartiger Lebensformen zum gegenseitigen Nutzen; sh. hierzu z.B. unser Mikrobiom im Darm, in dem die verschiedensten Bakterien gemeinsam die Verdauungsarbeit leisten.

Symplasten: vom Organismus für den Abtransport angesammelte (angehäufte) Schlacken- und Abfallstoffe bzw. Zusammenballungen von Bakterien, -trümmer und sonstige Abbauprodukte. Sie können von Leukozyten mit Hilfe ihrer Granula, die sie in den Symplasten ausschütten, aufgelöst werden.

Thrombozyten: sie zählen zu den Blutzellen und haben z.B. die Aufgabe, mit ihren Blutplättchen Wunden zu verschließen – also Aktivitäten im Rahmen der Blutgerinnung

Toxine: giftige Substanzen

Viren: sind aus einer Eiweißhülle und Nukleinsäure bestehende Mikroorganismen. Sie sind im Blut-Dunkelfeldmikroskop aufgrund ihrer zu geringen Größe (< 0,2 Mikrometer) nicht sichtbar

Zyklogenie: bedeutet aus dem Griechischen „Kreis" (cyclos) und „Geburt" (genos). Es handelt sich dabei die von Prof. Dr. Enderlein beschriebene Auf- und Abwärtsentwicklung vom Protit bis zum Pilz und seine Rückentwicklung

Biographien

Beate Daneyko-Mayer, praktiziert seit über 20 Jahren als Heilpraktikerin in ihrer eigenen Praxis im malerischen Radolfzell am Bodensee. Geboren im Jahr 1966 ergänzt Sie ihre Tätigkeit mit über 30 Jahre Berufserfahrungen als Praxismanagerin in allen Bereichen einer fachärztlichen Hausarztpraxis, in der sie umfangreiche Kenntnis für die Betreuung von akut und chronisch erkrankten Patienten erlangte.

Sie war als Referentin zu verschiedenen Themen der Praxisorganisation und Prüferin für das Institut für hausärztliche Fortbildung (IHF) im Bereich der VERAH (Versorgungsassistentin in der Hausarztpraxis) tätig.

In ihrer Laufbahn erarbeitete Sie sich ein beachtliches Wissen in Ausleitungsverfahren, in der Mikronährstoff-Therapie, für die Frauengesundheit mit Fokus auf dem gesamten Hormonsystem, als Schilddrüsentherapeutin nach Dr. Bernd Rieger sowie in der dunkelfeldmikroskopischen Blutuntersuchungsmethode nach Prof. Dr. Enderlein. Sie hatte sechs Jahre die naturheilkundliche Leitung des Heilzentrums Scheller.

Sie ist Referentin für die Dunkelfeldmikroskopie, Radionik, sowie für die Quanten Matrix 2 Punkt Methode und ist als Kursleiterin für Zhineng Qi Gong tätig.

Herbert Weiss

arbeitet als Heilpraktiker in eigener Praxis mit einem breiten Spektrum an Diagnose- und Therapieverfahren. Zu näheren Informationen wie z.B. zu den umfangreichen Zusatzqualifikationen kann auf die Homepage Naturheilpraxis-weiss.com verwicsen werden.